U0295227

起搏器与ICD装置操作手册

[美] 阿明·艾哈迈德

[美] 安德里亚·纳塔莱

[美] 保罗·J·王

[美] 詹姆斯·P·道伯特

[意] 路易吉·帕德莱蒂

主译◎林兆恒　安松涛

Amin Al-Ahmad，医学博士，FACC，FHRS，CCDS，心脏电生理学专家，任职于美国德克萨斯州奥斯汀心律失常研究所

Andrea Natale，医学博士，美国德克萨斯州奥斯汀心律失常研究所执行医学主任

Paul J.Wang，医学博士，美国斯坦福大学医学院医学和生物工程教授

James P.Daubert，医学博士，美国杜克大学医学中心医学教授

Luigi Padeletti，博士，意大利佛罗伦萨大学实验与临床医学系教授

山西出版传媒集团
山西科学技术出版社
·太原·

《起搏器与ICD装置操作手册》编委会

内容简介

  本书作者将起搏器和除颤的基本理论与临床经验相结合，详细介绍了起搏器与ICD装置操作中的相关内容。全书共27章，介绍了起搏与除颤的基础知识、起搏的血流动力学、起搏器与ICD适应证及基本知识和各种通路；描述了导线植入、替代部位起搏、植入时最大化CRT反应及胸下植入的方法；讲述了装置拔除的基本知识、具体操作方法和常见问题。后3章中讨论装置感染后的处理和装置拔除后再植入的时间、远程随访的实施方法、心衰监测服务的创建。全书图文并茂，便于读者理解并更好地在临床中应用，为医生提供了全面系统的起搏器和ICD装置手术操作、术前准备、术中操作、术后处理及相关基础知识和前沿内容，是心内科医生提高实操水平的必备书。

书中涉及操作的部分可以点击链接观看视频：

https://www.wiley.com/legacy/wileychi/al-ahmad/

目　录

1. 如何利用切开通路进入头静脉

Carola Gianni[1], *Pasquale Santangeli[2]*, *Andrea Natale[1]*, *and Amin Al-Ahmad[1]*

1 Texas Cardiac Arrhythmia Institute，St. David's Medical Center，Austin，TX，USA

2 University of Pennsylvania，Philadelphia，PA，USA

自从静脉通路开始应用以来，头静脉就被用作通路。与腋静脉或锁骨下静脉穿刺相比，头静脉通路可以相对容易地进入中心静脉系统，且并发症最少[1]，基本没有气胸的风险。此外，头静脉通路使用的持久性也要优于其他常见通路技术[2]。这是因为头静脉通路能以更缓和的角度进入，与锁骨下静脉通路相比发生锁骨下压迫的风险更低[3, 4]。

有些医生认为头静脉通路可用于所有装置的植入，而另一些则认为仅选择性地用于某些患者。所有医生都应当精通于通过头静脉通路植入装置，尤其是对那些有植入风险的患者，如气胸，以及对植入装置的使用期限特别在意的年轻患者。

本章主要介绍头静脉通路技术及可能遇到的挑战和困难。

手术步骤

在头静脉切开术中，了解三角肌和胸大肌的解剖结构很重要，因为它们的解剖结构与头静脉的位置有关。头静脉走行于三角肌胸大肌间沟，位于肩与胸连接的皮肤表面，大多数人可见并可触及（图1-1）。切口可平行或垂直于肌间沟，务必确保切口足够贴近肌间沟以使静脉通路没有阻碍。太靠内侧的切口会导致头静脉分离困难；恰好位于肌间沟位置的切口会造成患者不适。典型切口为距肌间沟内侧约 1 cm（或 1 指宽），锁骨下方 1~2 cm（或 1~2 指宽）。切口位置太低会导致分离困难，因为最终会有导线走行，如果离腋窝太近，患者就会感到不适。

一旦切口确定，即可开始胸肌筋膜的钝性分离和电凝止血。分离后很容易找到三角肌胸大肌间沟处的脂肪垫，头静脉位于脂肪垫内（图1-2）。使用蚊式钳钝性分离开脂肪垫，一组 Metzenbau 解剖剪用于分离脂肪和识别静脉。在脂肪垫区域，避免应用电凝止血，以防损伤静脉致其无法用作通路。静脉血管通常较细、呈白色，或在某些情况下显蓝色，轻轻提起时通常较扁平。手术过程中要注意避开静脉附近走行的动脉，动脉较好识别，因为它更粗、更饱满，通常呈白色，动脉被触碰时会收缩并且在心脏收缩时可见其搏动。有时动脉的位置使得静脉穿刺具有挑战性；在这种情况下，可使用手术钳或手术镊来移开动脉；避免使用金属钳，因为金属钳的电凝止血会损伤动脉。

使用直角钳剥离静脉周围组织，提起肌间沟使组织不受干扰。拔除干净静脉周围组织，确保手术顺利操作（图 1-3）。使用直角钳，用两根约 10cm 长的非可吸收缝线（0 号丝线或 0 号爱惜邦缝合线）包绕静脉，固定其远端和近端（图 1-4），保证该静脉通路可用。

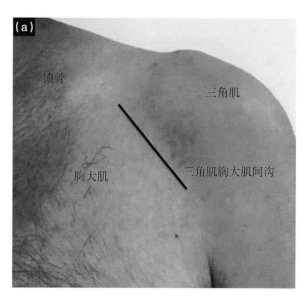
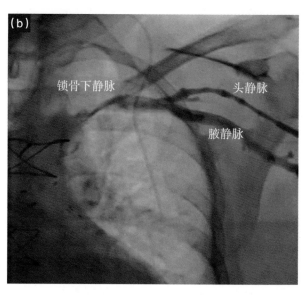

图 1-1 （a）三角肌胸大肌间沟;（b）静脉造影显示骨性标志与头静脉位置关系及腋静脉和锁骨下静脉走行

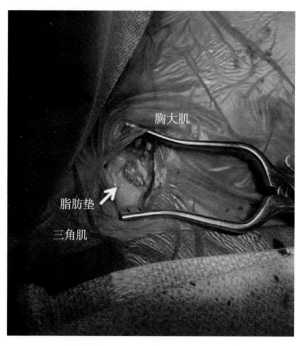
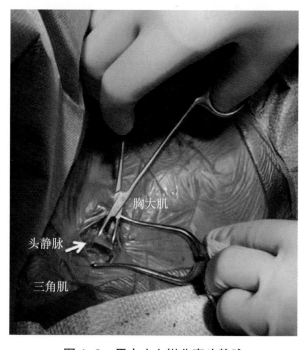

图 1-2 腋静脉在三角肌胸大肌间沟内走行，位于脂肪垫内

图 1-3 用小止血钳分离头静脉

静脉穿刺的技术不止一种，常用的方法是静脉切开术。最好的做法是轻轻提起远端缝线以减少静脉出血（图 1-5），手术刀应选择直叶片（11 号刀），先在水平位置上切开静脉再垂直提起（图 1-6）。需要注意的是，静脉切口不要太大以免影响静脉血管的完整性。此外，要确保切开的是静脉而非血管

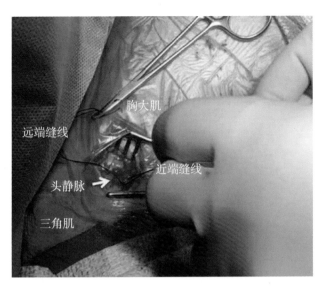

图1-4 缝合线圈在静脉周围以固定远端和近端

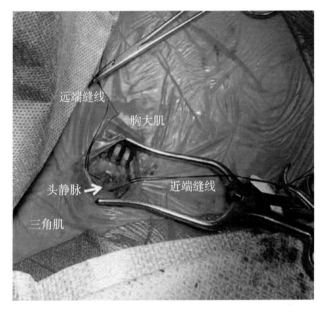

图1-5 提起远端缝线显露头静脉,可用于直接静脉切开术或静脉留置针

外膜。切开成功的典型表现是少量血溢出,可见血管内腔。一旦切开静脉,即将静脉管置于切口边缘用来提起切口边缘以暴露血管内腔。然后,在影像指导下,将导管鞘(4Fr)稍微伸进静脉,亲水性导丝通过导管鞘伸进静脉系统(图1-7)。

另外一种方法是用手术刀和静脉管直接刺入静脉放置留置针或微创穿刺针。留置针通常用于外周静脉通路,而微创穿刺针用于中心静脉通路。一旦静脉留置针通过血管通路,导线即可轻轻伸入管腔。微创穿刺针通过血管通路后,穿刺导线伸进静脉随即扩张(5Fr);之后,通过留置导线或扩张的穿刺针,亲水性导丝即可进入中心静脉系统。

导丝进入后,4Fr导管鞘或留置导线随即拔除,用于传导导线。导线需要支持放置更大的导管鞘,所以刚性尖头将更大的保护导管鞘沿导丝放入内管是最佳选择。同样的导线可用于双腔系统下导管鞘的放置,在这种情况下,第一个导管鞘在植入通路留置导线时尺寸应该更大(图1-8)。在拔除导管鞘后,第二个导管鞘可通过导线植入血管。是否将导丝留在第二个导管鞘内取决于术者的偏好,保留导丝的优点是可保证通路的完好,直到两条通路都放置好。另一种方法是,当第一个导管鞘放置好后,另一个导丝伸进双腔系统随即拔除导管鞘,留下两条独立的导丝在通路内。这种情况下,就没有必要使用尺寸更大的导管鞘了。

潜在的困难和并发症

超重或肥胖的患者常会出现头静脉切开困难,其三角肌、胸大肌间沟通常不易找出,可能导致切口太靠边缘或者太靠内侧。考虑到大量的脂肪层较厚和需要的切口较深,使穿刺变得更加困难。此时,需要术者花时间进行深入触诊,以找到三角肌胸大肌间沟区域,这一步非常重要。典型的操作方法是,术者从患者肩部开始触诊,手指越过三角肌直到胸部,找到最深的部位,这就是三角肌胸大肌间沟。

非常瘦的患者骨性标志比较突出,容易找到三角肌胸大肌间沟,脂肪垫部位可能完全没有脂肪,

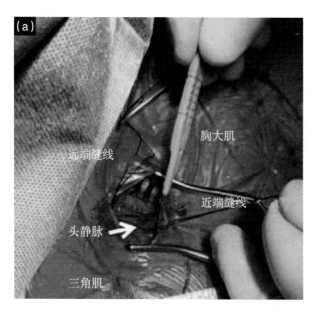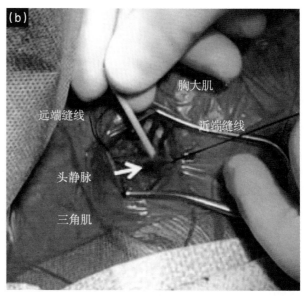

图1-6 （a）用11号尖刀片向上将静脉挑起行静脉切开术；（b）静脉管（黄色）置于静脉保持开放状态以便插入导线

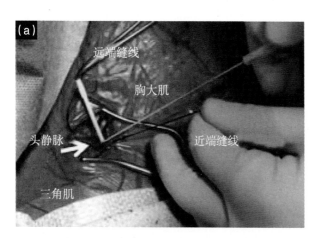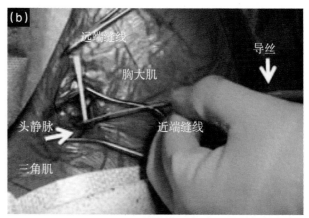

图1-7 （a）4Fr导管鞘植入；（b）亲水性导丝通过4Fr导管鞘伸进静脉，在透视检查下可直接伸进心脏

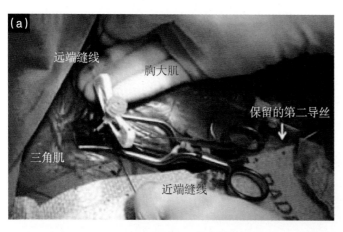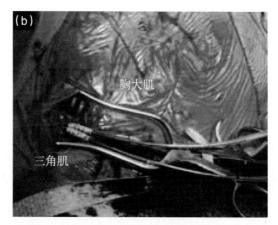

图1-8 （a）近端缝合以限制前方出血；（b）两条通路可轻松放置并在该位置上缝合筋膜

注：第二导丝可随导管鞘插入，该导丝可在第一个导管鞘内插入，随即导管鞘拔除，管腔内保留两个导丝。该导丝可用于第二导管鞘的植入。

对于这些患者，检查胸大肌和三角肌的肌纤维方向会帮助识别头静脉的走行。

有时头静脉会非常细小，不易进入。但静脉细小也可以进行穿刺，通常可以通过这条小静脉放置两条导线。少量应用局部麻醉剂可以增加静脉周期长度，因为有时静脉操作会诱发痉挛。通常，直接在静脉滴几滴局部麻醉剂会有帮助。一旦导丝通过头静脉进入右心房，或下腔静脉，导管鞘也可伸入静脉。在这种情况下，导管鞘的伸入会损伤静脉，但很少导致远期问题。有时导管鞘紧贴静脉袖口使其伸入困难，以及导丝间接触困难。可使用电凝法切开静脉袖口以使导管鞘通过。有时静脉会随逐渐增大的扩张器而扩张，直到导管鞘可以进入。超硬导丝可以帮助导管鞘进入。即使静脉扩张导管鞘进入后，还是会存在一起放入头静脉的导丝互相接触的情况。对于这些患者，要注意拔除导管鞘时不要拉出导丝，并控制好另一条导丝。有时导丝之间的接触会严重影响植入的成功率。在这种情况下，用于第二条导丝的锁骨下静脉或腋静脉穿刺会简化该操作。三条通路装置都可以通过头静脉放置时，一般会倾向于在腋静脉或锁骨下静脉放置较小的那条，通常是左心室起搏导丝。

静脉粗大时，主要的问题是会导致导丝周围出血。出血可导致具有粗大头静脉和高静脉压的患者出现充血性心力衰竭。通常，简单的压迫止血便能够解决问题。有时也需要行荷包缝合。用可吸收缝线小心缝合，注意不要把导丝缝在里面，并避免缝合针损坏导丝。比较恰当的方法是在后出血增多时，先行荷包缝合再放置导丝。

结论

头静脉切开术是放置导丝的简单技术，风险低且成功率高。经验丰富的术者可以操作得和腋静脉或锁骨下静脉穿刺一样迅速。对潜在的困难有了认识后，术者可以用此种方法成功建立通路。

参考文献

[1] Chang HM，Hsieh CB，Hsieh HF，et al. An alternative technique for totally implantable central venous access devices：a retrospective study of 1311 cases. Eur J Surg Oncol 2006；32：90-93. doi：10.1016/j.ejso.2005.09.004

[2] Gallik DM，Ben-Zur UM，Gross JN，et al. Lead fracture in cephalic versus subclavian approach with transvenous implantable cardioverter defibrillator systems. Pacing Clin Electrophysiol 1996；19：1089-1094.

[3] Roelke M，O'Nunain SS，Osswald S, et al. Subclavian crush syndrome complicating transvenous cardioverter defibrillator systems. Pacing Clin Electrophysiol 1995；18：973-979.

[4] Parsonnet V，Roelke M. The cephalic vein cutdown versus subclavian puncture for pacemaker/ICD lead implantation. Pacing Clin Electrophysiol 1999；22：695-697.

2. 胸腔外锁骨下静脉通路

Paul C. Zei[1] and Javid Nasir[2]

1 Brigham and Women's Hospital, Harvard Medical School, Boston, MA, USA
2 Division of Cardiovascular Medicine, Stanford University School of Medicine, Stanford, CA, USA

传统的经静脉通路放置心律管理装置（CRM）需要通过位于右侧心腔的心内静脉系统。考虑到心律治疗装置一般置于胸大肌部位，需要建立上肢静脉系统的血管通路。有几种技术可以开通静脉通路，在剥脱导管鞘技术发展起来之前，几乎所有装置都采用头静脉切开术置入；之后，锁骨下静脉通路更受欢迎。最近，随着经皮胸腔外介入术的发展（如胸腔外锁骨下静脉或腋静脉通路），这类更安全的方法已经成为标准技术。本章着重阐述胸腔外锁骨下静脉通路方法，简单介绍胸腔外腋静脉通路术，头静脉切开术及传统的胸腔内锁骨下静脉通路将在其他部分介绍。

胸腔外锁骨下静脉通路方法有其独特的优势。鉴于脉冲发生器典型的放置位置，这些静脉通路通常可以为导丝进入静脉系统提供最直接和最小的应激反应。与头静脉不同，锁骨下静脉可容纳多条导丝，如果操作正确,就不会有传统的胸腔锁骨下静脉入路方法所固有的气胸和锁骨下压迫的风险。所以，大多数术者都倾向于首先选择胸腔外锁骨下静脉通路。

静脉解剖

腋静脉是上肢静脉回流系统的一部分，也是锁骨下静脉向外的延续，在锁骨内侧称为锁骨下静脉，出锁骨称为腋静脉，通常在大圆肌下缘处经腋腔至第一肋外侧缘处移行于锁骨下静脉。同时，从技术上说，穿过第一肋的静脉部分即为锁骨下静脉的胸外部分，而在临床操作中，多数是指内侧腋静脉，以区别于传统锁骨下静脉通路[1]。这种区别的基本原理是，如果操作正确，胸腔外锁骨下静脉通路与传统锁骨下静脉通路相比，不存在气胸或锁骨下压迫的风险。

典型的静脉造影会显示左上肢静脉解剖（如图2-1）。腋静脉位于第二肋和第三肋之间的肋骨外缘，穿过第一肋到达锁骨下。在男性患者，体重指数高的患者，静脉位置更倾向于头部，白种人更倾向于尾部。在报道中，偏向尾部的腋静脉走行（外侧向内侧）也可见于有充血性心力衰竭病史的患者[2]。作为临床操作，所有解剖和技术上的描述都默认为左上肢静脉系统。对于右侧植入物来说，特殊注意事项会另外说明。

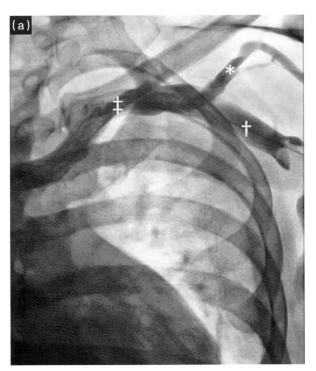 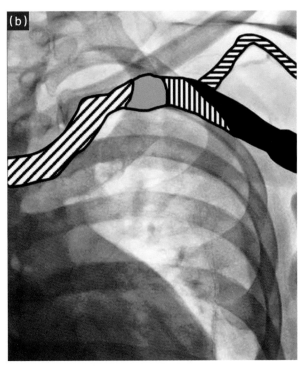

图 2-1 （a）静脉图显示典型的头静脉、腋静脉和锁骨下静脉；（b）头静脉，腋静脉和锁骨下静脉颜色

注：静脉解剖特征为胸腔外腋静脉呈黑色，头静脉呈水平条纹，胸腔内腋静脉呈垂直条纹，胸腔外锁骨下静脉呈灰色，锁骨下静脉呈对角条纹。

胸腔外锁骨下静脉通路

伯德首次提出了通过胸腔外锁骨下静脉进入中心静脉系统，作为胸腔内锁骨下静脉通路失败的替代方法[3]。伯德介绍了自己的胸腔外锁骨下静脉通路手术的经验，共实施了 213 例，成功率 98% 且无并发症[4]。该方法随后于 2001 年在 200 例患者身上进行了评估，将患者随机分为头静脉切开组和胸腔外锁骨下静脉组进行对照[5]。在该项研究中，与头静脉切开组相比，胸腔外锁骨下静脉通路组穿刺成功率更高（99%VS 64%；P<0.001），操作时间更短（86±22VS 98±35min；P<0.01），失血量更少（55±13VS 115±107ml；P<0.01），在并发症发生率方面差异无统计学意义（6%VS 11%，P=0.2）。

在该方法中，表浅静脉走行于第一肋和锁骨外侧缘，能够以较小的角度进入静脉，保证通路更顺畅，并且可消除与偏内侧通路相关的锁骨下压迫，以及与偏外侧通路相关的第二肋疲劳骨折的风险。此外，如果操作正确，气胸的风险不会高于头静脉切开术[5]，因为如果静脉缺失，就会遇到第一肋骨，提供技术基础作为保护第一肋的手段。

知情同意书

患者知情同意书应当包括使用该种技术对于患者的风险和获益的全面评估，应该根据计划的入路方案进行定制，以及与患者详细告知入路相关的并发症，包括气胸、出血、静脉血栓形成、动脉穿刺（包括房室瘘形成及导线断裂的风险）。其他与通路无关的并发症，会在其他章节进行讨论。

气胸风险的评估应因人而异，根据具体情况调整通路技术方案。文献显示，传统的锁骨下静脉通路的气胸发生率为 2%，头静脉、胸腔外锁骨下静脉或胸腔外腋静脉通路的气胸发生率为 1%[6]。据报道，在头静脉和传统锁骨下静脉通路中导致严重气胸需要留置导线的风险分别为 0.2% 和 1.2%[7]。

不同通路技术导致的袋状血肿风险可能类似，这主要与外科手术和患者用药有关（如抗血小板药和抗凝药）；尽管如此，这一风险可能会随着留置导线技术的应用而增加。血胸是与大血管损伤有关的罕见并发症，通过避免内侧的不可压缩针的刺入，该风险可以降低。

通路失败风险的高低与采用的通路技术有关。胸腔内锁骨下静脉通路可导致锁骨下压迫或第一肋和锁骨之间的导管断裂，这可能与锁骨下肌的软组织陷入有关，可通过更靠外侧的静脉通路避免[8]。通路压力也可能会随着胸腔外腋静脉技术的应用而增加，因为需要以极端的角度穿刺并可导致第二肋的疲劳骨折。虽然相关数据不足，但加拿大心律协会回顾分析了 3169 个 Sprint Fidelis 导线数据，并发现腋静脉通路是导线断裂的最主要的危险因子[9]。

术前流程

对于先前植入 CRM 装置的患者，要详细查询病史并进行体格检查。血液透析分流装置或导管的存在可能会妨碍同侧腋静脉通路。同样地，在乳腺切除术中常见的淋巴结清扫和切除术，如果导线置于同侧静脉中，也会增加静脉回流破坏的风险。植入导线的其他禁忌证（相对和 / 或绝对）包括已知的上肢静脉血栓形成，持续的感染，凝血功能障碍和对侧气胸。

如果患者需要添加一个或多个导线至现有的起搏系统，一般首选方法是通过与现有起搏系统同侧的静脉系统添加。但是，导线装置可能会导致慢性静脉栓塞，所以要仔细检查同侧胸部表面以保证侧支血管的表浅静脉可以使用。此外，还要考虑在切除术前行同侧静脉造影，以便于制订手术方案保障其成功进行。这可能包括放弃现有装置，在对侧胸区放置一个全新的装置，导线近端经过胸表面、胸骨、肋骨走行，到达原有装置侧，在原有装置侧行血管成形术，无法进行静脉成形术时，将原有导线撤出。

超声心动图检查可以用来排除存在先天畸形及持续性左侧上腔静脉（如冠状窦扩张）。应对肾功能、凝血功能和电解质进行评估；肾功能不全的患者可以考虑术前预补水和 / 或应用 N- 乙酰半胱氨酸[10]。对于严重肾功能不全患者，要避免在经胸腔外锁骨下静脉或腋静脉通路植入起搏器或植入性心律转复除颤器（ICD）过程中使用造影剂，但是在冠状窦植入导线过程中还是需要使用少量的造影剂。如果经胸腔外锁骨下静脉植入困难及不想使用造影剂，冠脉导线可以通过上肢外周静脉窦植入以显示静脉解剖通路。

用药方面，停用口服降糖药和短效胰岛素；患者禁食期间也可停用利尿剂。一般主张在围手术期持续服用阿司匹林，但如果患者在过去 12 个月内没有经皮冠状动脉介入治疗（PCI）手术史，会建议停用 5 天氯吡格雷，围手术期内还应注意华法林的使用。如果没有明显的需要持续抗凝的适应证，如存在机械心脏瓣膜、肺栓塞、房颤伴高度血栓栓塞风险、左心室血栓，通常会在手术前 3 天停用华法林，出院时或术后 48 小时内重复使用。如果有抗凝的必要原因，大部分术者会在植入装置时使用华法林，INR ≤ 3.0；使用肝素或依诺肝素的患者会过渡到华法林，以尽可能地降低发生袋状血肿的风险。Birnie 等[11]证实用治疗量的华法林取代肝素或依诺肝素可显著降低临床袋状血肿的发生率（3.5%VS 16.0%；$P<0.001$）。一些术者也会为服用新型口服抗凝血剂（NOACs）的患者行植入术，然而相关数据还比较少，严重并发症的概率可能增加[12]。所以大多数术者会在围手术期控制 NOACs 的使用[13]。一般主张在植入术前 2~3 天停用 NOACs，如果术后在 1~2 天没有过量出血就可重新使用。

术前准备

脉冲发生器通常通过胸肌区植入，因此要在该部位做好外科无菌准备。要提前考虑是消毒单侧还是双侧胸肌，以防一侧必须要放弃时可以在另一侧继续手术。在实际操作中，双侧胸区都要做准备。至少中孔（20G 或以下）静脉留置要放置在双上肢远端以便在需要时进行静脉造影。

相对血容量不足可导致静脉干瘪，以及目标静脉变小，可能会增加丢失静脉的风险或者寻找静脉的难度。一般会在通路准备好之前在静脉上应用生理盐水（用量取决于患者状态及禁食时间）。

切口和囊袋的创建

大部分术者会创建一个走行于内侧且平行于三角肌胸大肌间沟的切口，或者在锁骨水平的下方做一个切口，如果是头静脉切开术并且想要伤口更美观的话。前一个切口的优点是可以更好地暴露三角肌胸大肌间沟；缺点是与胸腔外锁骨下静脉切口相比，平行于三角肌胸大肌间沟切口，为避免脉冲发生器的放置位置与腋窝太近，需要在间沟内侧做剥离。也就是说，如果要选择头静脉通路及想要刀口更美观，可以在三角肌胸大肌间沟内侧下方 1cm 处创建一个成角度的切口。

正在进行现有系统的通路升级改造的患者，新切口可以直接覆盖于之前存在的刀口上，或者创建一个全新的切口。尽管可以努力使用一个现有的切口，但如果担心现有疤痕的位置，则可以做一个新的切口。潜在的问题包括之前的切口可能不在静脉通路合适的位置上，装置移动（通常在下方和侧面）导致之前的装置和/或导线通路困难，或者切口周围愈合伤口的软组织不足。除此之外，如果可行的话还是可以在之前的切口上创建切口。切除旧瘢痕或使用其他美容技术，在这里不予讨论。

在决定切口位置、患者准备及静脉造影之后，要用芬太尼和咪达唑仑进行轻度镇静（若没有实施全身麻醉），并在预计的切口沿线浅部和深处注射大量局麻药。用 10 号刀片小心地穿过整个皮层来创建一个光滑的切口。利用 Weitlaner 牵引器和电烙器切口，继续穿过脂肪层和结缔组织直到看见皮肤筋膜，并尽量小心地避免扰乱筋膜。之后会在筋膜表浅处沿入口和缝合处的囊袋底部注射 10~20ml 局部麻醉药，这时可以创建一个放置脉冲发生器的囊袋。虽然一些术者会推迟创建囊袋直到通路安全可行，但我们主张此时就创建囊袋，因为这将保证有足够的时间来评估持续出血这一必须解决的问题。

静脉造影

虽然静脉比较容易定位，但由于存在个体差异，还是应该在行静脉通路术之前行静脉造影以观察静脉解剖位置。然而，胸腔外锁骨下静脉通路只能在透视镜下获得。在 Byrd 研究的 213 例患者中只有

4例需要静脉造影；在 Gardini 和 Benedini 的研究中，250 例中的 245 例患者没有通过静脉造影就成功通路[4, 14]。所以，许多术者会盲目地将缝合针沿着第一肋穿行，直到找到胸腔外锁骨下静脉；如果静脉不易发现，则再行静脉造影术。然而，若存在旧的导线，或怀疑有血管畸形（如超声心动图可见持续性左上腔静脉或冠状窦肥大），或通路不易获得时，则必须行静脉造影。

行静脉造影之前，X 线透视可以帮助定位以保证影像包含椎体内侧、锁骨下方和三角肌胸大肌间沟外侧（图 2-2 a,b）。除了可见胸腔外锁骨下静脉，该定位还可检查持续性左上腔静脉的存在并显示胸腔外腋静脉和头静脉，作为可替代的通路（例如：锁骨前脱落）。术者常常在静脉造影之前将缝合针置于胸肌表面可行的通路处或其附近，以保证在影像检查后、造影剂留在静脉时进行穿刺。

照相装置放置正确后，将造影剂与生理盐水的 1：1 混合液 20ml 注入同侧上肢，随即再注射至少 10~20ml 生理盐水。同侧上肢末梢的更大孔（≥ 20G）的静脉留置用于注射。如果上肢近端可用，应当注意避免头静脉，因为腋静脉可能变得不清晰。当看到造影剂进入胸腔外腋动脉时可用短脉冲透视，之后行影像检查。影像检查时，如果现有导线可用，会将操作移向上腔静脉（SVC）- 右心房（RA）交接处，以保证不存在闭塞或狭窄。造影结果可作为通向静脉的"路线图"。

血管通路

在创建囊袋和行静脉造影之后，再进行胸腔外锁骨下静脉和 / 或腋静脉通路。穿刺针（通常为 18 口径穿刺针或微型穿刺针）应当连接于 10ml Luer Lock 粗头旋口注射器并充满 1~2ml 生理盐水。在囊袋底部选择至少距离外缘 2cm 处的接入点，倾斜表浅进针的同时轻微增加负压直到到达第一肋的外侧缘（图 2-2 c）。内侧接入点的基本原则是确保足够的区域以保障导线到达胸大肌。典型的入射角接近 30 度，会根据体形和解剖位置进行调整，比较瘦的患者或预计会有很长的穿行距离时则应减小角度。如果该区域软组织比较多，则提示静脉位置较深，这时会采取更小的锐角。一旦到达第一肋外侧缘，则将角度变为接近 60 度并继续前进直到触及第一肋，到达第一肋的内缘，或者进入静脉（图 2-2 c,d）。如果没有进入静脉，穿刺针应当慢慢后撤并继续轻微施压。如果静脉被完全刺破，当针撤出时大部分情况会在一瞬间看到，当穿刺针再次进入静脉腔时，撤针时如果没有进入静脉，穿刺针应当重新定位，或者以更小的角度（如果在到达第一肋内缘前没有遇到第一肋）进入，或者位置更偏头侧或尾侧（如果遇到第一肋），直到进入通路。静脉造影时保存的冻结图片可作为解剖指导。一般主张直接通过静脉前壁进入静脉，而不是"完全的"Seldinger 技术。如果不怀疑已经进入并通过静脉的话，后者增加了继续伸进穿刺针并远远超出静脉的可能性，有发生气胸或其他并发症的风险。

此时，移动注射器，导线通过穿刺针进入静脉。如果进入时感觉抵抗不明显，导线可以在没有透视指导下安全地伸进几厘米（图 2-2 d）。一旦导线在静脉中稳定了，X 线透视可用来指导导线通过锁骨下静脉、上腔静脉，然后进入右心房。此时，推荐继续伸入导线进入下腔静脉（IVC）（IVC；前后位时横膈膜下和脊柱右侧，图 2-2 e）。通过横膈膜进入导线可以保证不会在无意中进入动脉系统，可能导致左心室内导线放置错误（图 2-2 f）。此外，在下腔静脉内放置导线不会干扰导线在更安全的位置植入。穿刺针移动时，导线用手术钳固定以避免脱落和 / 或整条导线移入静脉系统，这是一个潜在

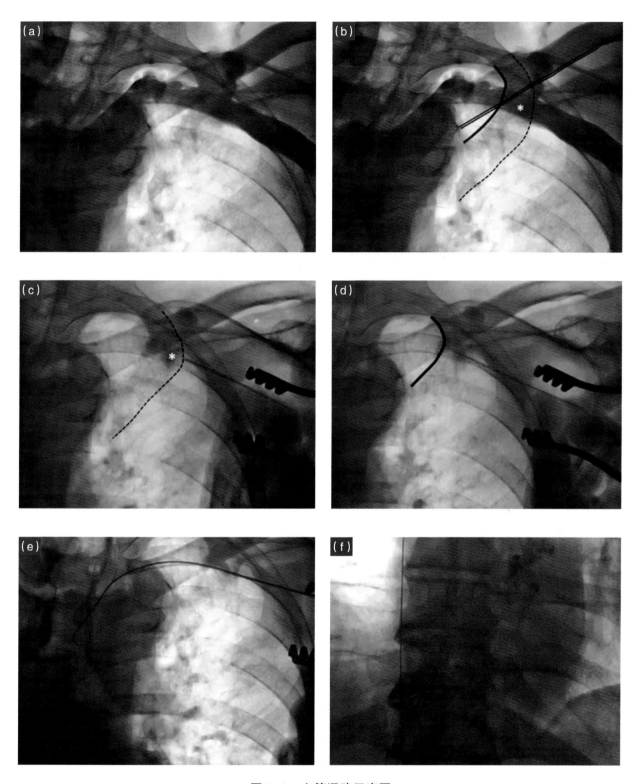

图 2-2 血管通路示意图

注:(a)左上肢静脉造影;(b)胸腔外锁骨下静脉解剖通路用锁骨下缘的双实线标记,第一肋外缘用虚线标记,第一肋内缘用加粗的单实线标记,*号标记为胸腔外锁骨下静脉通路的目的地;(c)第一肋外缘用虚线标记,胸腔外锁骨下静脉用*号标记;(d)穿刺针在第一肋上方,接近其内缘,即加粗的单实线标记处,穿刺针不应通过第一肋内缘,除非想穿过胸腔内锁骨下静脉;(e)获取通路及J形导丝伸入胸腔内锁骨下静脉;(f)J形导丝伸进下腔静脉(前后位观时横膈膜下方和椎体左侧),确保没有无意中进入动脉系统。

的严重并发症。通常用一根长 60cm 的 0.035 英寸（1 英寸 ≈ 2.54cm）含软的防损伤头端的 J 形导丝，但偶尔也会使用 St。当可操作导丝需要穿过狭窄或迂曲部位时可使用 0.035 英寸 Tiger 导丝或 0.025 英寸 Whorley 导丝。一般来说，亲水性导丝不应用于初始通路，因为在穿刺针内以任一角度回撤导丝都可能会切断穿刺针边缘的亲水性涂层。

后续的静脉通路

如果计划用两条或两条以上的通路，则为每条通路设置独立的入口位置，当每个导丝被按顺序放置时可以用保留导丝的方法保持入口位置，或者使用混合方法。一般倾向于在 CS 导线放置时使用混合方法，保留导线技术用于右心房和右心室通路，如果需要的话，CS 导线可单独开辟一个入口；这样做会使导线间的接触影响最小化，同时可以在一定程度上减少独立的穿刺口数量。

如果需要一条以上的静脉入口，建议在最初入口位置的远端保留额外的入口位置，以尽量减少导线缝合过程中导管之间的相互影响和拥挤程度。一般来说，不需要额外的造影剂，因为已植入的导丝可以作为透视标记。独立入口的优点是尽可能减少了操作时导线间接触的相互影响，以及减少腋静脉回流出血。缺点是当穿刺针在每次移动中无意碰触到第一肋内缘时，均有造成气胸的风险。

可选择保留导丝技术。一旦放置通路导丝，同样的位置可以用于随后放置导管鞘，导管鞘孔径要足够大以容纳导线和导丝。然后，导线穿过导管鞘，导丝仍在导管鞘内。一旦导线进入右心房，导管鞘即在定位前拔除以使导线与导丝间的相互影响最小化，并保留导丝用于随后的通路。保留导丝方法可被重复用于之后的通路。虽然保留导丝技术可能通过限制穿刺针通过次数来减小气胸风险，但这种方法也可能同时增加了腋静脉回流出血的风险，并导致操作时导线间的相互影响显著增加。

减小穿刺针通过和避免导管鞘过大的另一个方法是在最初通路位置伸入小号（如 5Fr）导管鞘。一旦扩张器脱落，其余导线通过导管鞘进入静脉系统（所有的通路都再次通过下腔静脉）。导管鞘随即回撤，用于第一条通路的导管鞘延伸进两条原位导丝的其中一根上。优点是允许为每个导线配置尽量小尺寸的导管鞘和最小的穿刺针通过。缺点是操作步骤太多，多条导线通过一个静脉穿刺口可能导致出血发生率更高，且增加了导线间相互影响的风险。

无论使用单独的穿刺还是保留导丝技术，均建议至少在第一个导管鞘进入时，要在透视指导下进行。这样可以确保导管鞘沿通路导丝进入，否则，导管鞘会很容易破坏静脉。这在右侧植入时尤其重要，因为右锁骨上静脉进入上腔静脉的走行更陡，使得导管鞘很难沿着折成角的导丝弯曲。

止血

囊袋血肿的主要原因之一是静脉通路回流出血，尤其是静脉充盈压增高的患者，接受心脏再同步化治疗的患者也是如此。一旦所有导丝都放置在静脉系统，主张在胸大肌穿刺部位包绕缝合线，至少距离肌肉的导线出口 1cm。缝合线夹紧但不会系住，直到导线通过安全度测试。此时，即使不能完全消除回流出血，控制回流出血的缝合线也要紧紧包绕胸大肌出口部位以便使腋静脉的任何回流出血都能最小化。通常使用可吸收缝线，通常用 2-0Vicrgl，其初始止血效果良好且可以避免胸肌或导线的永久性紧张。

胸腔外腋静脉通路

许多术者使用胸腔外腋静脉通路。该通路的穿刺位置位于胸腹外缘,第二肋间隙头侧处（图2-3）。穿刺针的入路角度通常接近45度至90度角。Burri等[15]报道单独使用透视而不做静脉造影的穿刺成功率为61%，做静脉造影的成功率为95%~99%。

该技术的主要优点是使气胸的风险最小化，因为穿刺针永远不会穿过肋骨投射区和肺区。这种方法的显著缺点是在邻近腋窝处放置导线可能会导致患者不适，因为导线和潜在的脉冲发生器可能在腋窝内，受到上肢活动和刺激的影响。此外，穿刺针陡峭的进针角度可能会有诱发导线断裂的风险[11]。

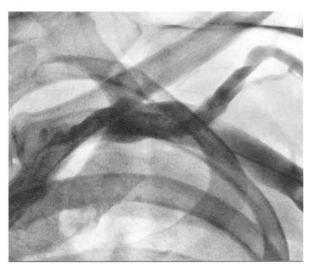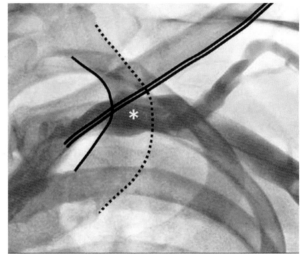

图 2-3 静脉造影显示胸外腋静脉通路的穿刺位置

参考文献

［1］Belott P. How to access the axillary vein. Heart Rhythm2006；3(3)：366–369.

［2］Hsu JC，Friday J，Lee BK，et al. Predictors of axillary vein location for vascular access during pacemaker and defibrillator lead implantation. Pacing Clin Electrophysiol. 2011；34(12)：1585–1592.

［3］Byrd CL. Safe introducer technique for pacemaker lead implantation. Pacing Clin Electrophysiol 1992；15(3)：262–267.

［4］Byrd CL. Clinical experience with the extrathoracic introducer insertion technique. Pacing Clin Electrophysiol 1993；16(9)：1781–1784.

［5］Calkins H，Ramza BM，Brinker J，et al. Prospective randomized comparison of the safety and effectiveness of placement of endocardial pacemaker and defibrillator leads using the extrathoracic subclavian vein guided by contrast venography versus the cephalic approach. Pacing Clin Electrophysiol 2001；24(4 Pt 1)：456–464.

［6］Aggarwal RK，Connelly DT，Ray SG，et al. Early complications of permanent pacemaker implantation：no difference between dual and single chamber systems. Br Heart J 1995；73(6)：571–575.

［7］Kirkfeldt RE，Johansen JB，Nohr EA，et al. Pneumothorax in cardiac pacing：a population - based cohort study of 28，860 Danish patients. Europace 2012；14(8)：1132–1138.

［8］Magney JE，Flynn DM，Parsons JA，et al. Anatomical mechanisms explaining damage to pacemaker leads，defibrillator leads，and failure of central venous catheters adjacent to the sternoclavicular joint. Pacing Clin Electrophysiol 1993；16(3 Pt 1)：445–457.

［9］Birnie DH，Parkash R，Exner DV，et al. Clinical predictors of Fidelis lead failure：report from the Canadian Heart Rhythm Society Device Committee. Circulation 2012；125(10)：1217–1225.

［10］Zagler A，Azadpour M，Mercado C，et al. N - acetylcysteine and contrast - induced nephropathy：a meta - analysis of 13 randomized trials. Am Heart J 2006；151(1)：140–145.

［11］Birnie DH，Healey JS，Wells，et al. Pacemaker or defibrillator surgery without interruption of anticoagulation. N Engl J Med 2013；368：2084–2093.

［12］Kosiuk J，Koutalas E，Doering M，et al. Treatment with novel oral anticoagulants in a real - world cohort of patients undergoing cardiac rhythm device implantations. Europace 2014；16(7)：1028–1032.

［13］Nascimento T，Birnie DH，Healey JS，et al. Managing novel oral anticoagulants in patients with atrial fibrillation undergoing device surgery：Canadian survey. Can J Cardiol 2014；30(2)：231–236.

［14］Gardini A，Benedini G. Blind extrathoracic subclavian venipuncture for pacemaker implant：a 3 - year experience in 250 patients. Pacing Clin Electrophysiol 1998；21(11 Pt 2)：2304–2308.

［15］Burri H，Sunthorn H，Dorsaz PA，et al. Prospective study of axillary vein puncture with or without contrast venography for pacemaker and defibrillator lead implantation. Pacing Clin Electrophysiol 2005；28(Suppl 1)：S280–283. 0003330967.

3. 经皮植入心律转复除颤器

Anil Rajendra and Michael R. Gold

Division of Cardiology, Medical University of South Carolina, Charleston, SC, USA

植入式心律转复除颤器（ICD）于 1980 年首次用于临床，在 1985 年被广泛用于商业领域。ICD 在中止心搏骤停（SCA）和改善高危患者生存方面非常有效。传统 ICD 采用经静脉方法植入心内膜，用于治疗心律失常和除颤。与之前的需要心脏开胸术置入贴片的系统相比，尽管传统 ICD 方法已经取得长足进展，但还是会导致大量的与静脉植入相关的潜在并发症。手术并发症包括气胸、血胸、心脏穿孔、心脏压塞，且长期来看，通路失败和导线故障会导致治疗不当及需要修复通路。装置感染与严重的发病率和病死率相关，需要及时拔除导线，且这一手术也与大量的发病率和病死率相关。

近年来，完全经皮 ICD（Subcutaneous ICD，S-ICD）发展起来，旨在避免经静脉 ICD 的相关并发症。在早期人体试验中，确定了最佳的电极与发生器放置位置，应将发生器置于左侧腋窝外缘，在胸骨左侧进入导线[1]。在发生器中，感知电极的近端邻近剑突，其远端位于胸骨柄交接处。通过导管放置位置可以推导出三个感应向量：首先近端电极，其次远端电极，可选择远端电极到近端电极。在诱发型心律失常研究中，S-ICD 在心律失常鉴别方面显示出高度敏感性（100%）和特异性（98%），比经静脉装置能更好地鉴别室上性心律失常[2]。此外，S-ICD 在植入时心室除颤的测试中取得了较高的除颤成功率[3]。本章旨在介绍最优的患者选择方法和植入技术。

患者选择

S-ICD 已经被批准广泛用于符合先前建立的心搏骤停，即没有起搏器指征的一级或二级预防指南的患者。S-ICD 不适用于心动过缓、室性心动过速或心脏再同步化治疗需要起搏的患者。本装置多用于因多种原因而选择静脉通路的患者：不伴或仅伴有限静脉通路的先天性心脏病患者，血液透析患者，以及有菌血症病史的患者，包括感染性心内膜炎，有经静脉装置全身性或局部感染史的患者。

经静脉 ICD 通路的远期疗效较差[4]。通常需要增加经静脉导线，增加了静脉堵塞的风险，或需要撤出原有导线，这个操作本身具有巨大风险。因此，有较长预期寿命的年轻患者可能获益于皮下通路以避免上述潜在并发症。另一种 S-ICD 适应证是指患有包括离子通道病在内的与猝死相关的遗传疾病，这些患者通常较为年轻且不伴起搏器指征；他们是适用 S-ICD 的另外一个人群，疾病类型包括肥厚型心肌病、Brugada 综合征及长 QT 综合征。

不管候选人合适还是不合适，但大多数 ICD 候选者并不适合这些分类。因此，该装置的患者选择标准在不断变化，还有其他会影响装置选择的因素，如远程监控的需要、电池寿命、涂层，更重要的是患者自身的偏好。

需要对患者进行筛选以保证鉴别与识别出准确的心律失常类型。通路置于皮下，感知向量类似于标准表面心电图的信号，导致其容易过度感应心脏的信号（即 T 波）和杂音。为避免这一现象，测量算法有一个适应 QRS 波振幅和随时间衰减的临界值。为保证测量算法有效，在植入前行皮肤心电图筛查以确保适当的 R 波 -T 波比值。这三个电极置于皮下脉冲发生器和导线电极的位置，而不是传统心电图的位置。如果 R 波 -T 波比值不当，则植入要停止进行，因为患者遭受不恰当冲击的风险正在增加。

植入及准备时的解剖标志

一次完整的经皮 ICD 植入可以在没有透视指导而仅有解剖标志的情况下成功完成。主要标志是左腋窝中线外侧、剑突及胸骨柄交接处。脉冲发生器位于左腋窝中线，伴剑突和胸骨柄交接处的小切口。在皮肤准备之前，心脏头端可通过透视或触诊来识别，因为 ICD 应被置于这一水平。该位置可以在皮肤准备之前用记号笔标记以确保切口处于合适的位置（图 3-1）。

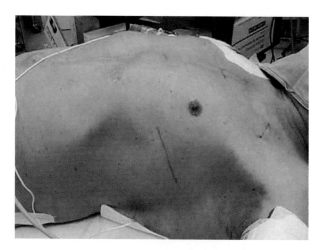

图 3-1　患者左侧影像

注：切口位置（左腋窝、剑突、胸骨柄交接处）在做皮肤准备和覆盖铺巾之前用蓝色笔标记。

准备植入区域时要仔细确定备皮区域，因为此种入路方法的植入区域要比传统经静脉植入区域大。皮肤剪除可以从胸骨右侧至腋窝后部，以及从下颌至上腹部。相同区域应用标准的皮肤洗液进行清洗。重要的是准备足够大的皮肤面积以减少感染的风险。为了改进视觉和经腋窝通路，卷形物或楔形物可被置于患者左侧，以便其轻度抬高或可以应用旋转手术台。左臂处的手术区域边缘需要扩展到臂板上，以保证腋窝不会模糊不清，也不会出现在手术视野内。

皮肤准备工作进行时，应当遵守最大限度的无菌屏障要求以准确显露手术视野（图 3-2）。腋窝至胸骨及剑突至胸骨切迹应当包括在无菌

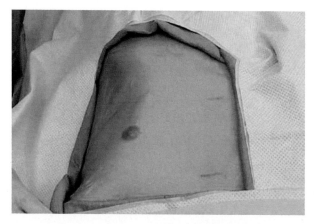

图 3-2　从手术台头端上面观察无菌视野

注：请注意，手术区域很宽需要覆盖铺巾以便进入切口部位。

消毒区域内。左臂伸出到一侧，额外的无菌单需要置于臂部以保持无菌性。

植入过程

患者准备和覆盖充分后，囊袋应置于左腋窝外侧。装置留在心脏头端，左侧腋窝横膈膜水平之上；横膈膜的标志是剑突（装置不低于剑突）。器械放置在腋窝前侧可导致除颤不充分，所以置于腋窝后侧是较好的选择。通常囊袋切口在腋窝外侧并向后方剥离直到获得合适的囊袋尺寸。手术区域存在大量的皮肤血管，需要仔细操作以保证充分止血。和经静脉系统一样，筋膜应当剥离，操作过程要仔细，以免切断筋膜造成大量出血。

一旦囊袋做好，注意力要转移至胸骨沿线更小的切口。应当在剑突左侧做一个约2cm长的切口。但在操作中采取水平还是垂直切口目前尚无一致结论。导线应当置于左侧胸骨边缘，所以切口应位于剑突左侧约1cm。剥离时筋膜应当充分揭开。用2-0号丝线缝合系紧筋膜，另一条2-0号丝线缝合点位于第一次缝合部位外侧1cm的筋膜上。两次的缝合线均应保留在原位，因为它们随后将用于固定缝合套。另一切口位于胸骨柄交接左侧1cm处。触诊胸骨切迹时可发现标记。与之前剑突处的切口一致，皮下组织应被剥离并暴露筋膜。用2-0号丝线系紧筋膜。

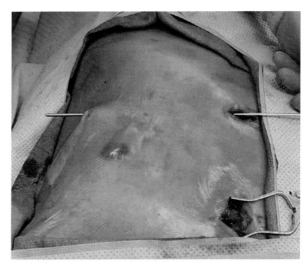

图3-3 套针从剑突切口进入管道直到囊袋外侧

将套管针放置位于筋膜水平剑突处的切口处。套管针沿筋膜外侧进入囊袋外侧下缘，直到突破组织穿透囊袋（图3-3）。套管针末端有一小口，可穿过2-0号丝线。长线应当保留并系于导线末端，以便导线附于套管针。这样，导线会受到套管针的牵拉而移动，然后拉动套管针从手柄处通过剑突切口直到导线也被拉出切口（图3-4）。有一个感知电极位于导线圈近端1cm处。将伴有两条凹槽的套筒附着于感知电极近端1cm处用导线进行缝合。之前系于筋膜的两根缝合线通过缝合套将导线固定于筋膜处。

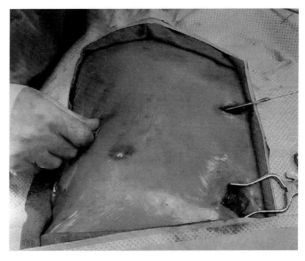

图3-4 导线通过系在套针上的丝线从外侧囊袋拉出伸进剑突切口

套针通过丝线缝合连在导线上，随后再次伸进剑突处切口，但是这次要从头部指向胸骨旁下方的切口。当套针突破胸骨柄处的组织，导线被附着在头端的丝线拉进切口。丝线随即被切断以便导线游离出套针。缝合筋膜的2-0号丝线随后被置于导线末端的孔内，以保证导线固定在筋膜上。

导线沿左侧胸骨边缘走行，穿过外侧囊袋（图 3-5）。在头部的囊袋底部缝合并系紧筋膜。导线置于装置头端，用螺钉固定。系住囊袋筋膜的缝合线通过头端的小孔附着在装置上。然后按常规的形式合上囊袋。经胸骨的更小切口也以常规的形式缝合。

植入的双切口技术

上述技术的导线稳定性较为良好，因为固定在三个位置，很少有空间可以脱落。然而，胸骨旁上方切口明显，因此缺乏美观性。此外，更多的切口增加了感染风险并延长了植入过程。因此，开发了一种在胸骨柄旁交接处减少切口的技术[5]。这一技术用于 39 例患者，平均随访 18 个月。期间没有导线脱落，也没有患者需要修复导线，证明了该技术的安全性和可操作性。

双切口技术消除了胸骨旁上方切口，剑突处的囊袋和切口的形成方式与上面描述的相同。一旦导线通过胸骨旁下方切口系住筋膜，连接导线和套针的缝合线就会被切断。套管装置随后通过 11Fr 导管鞘放置（图 3-6）。套管针沿胸骨左缘向上朝胸骨柄胸骨联合处移动。一旦套针到达标记上方，导管鞘即可通过套针到达该标记。套管装置拔除时导管鞘仍保持固定。导管鞘沿左侧胸骨边缘直到胸骨柄交接处固定。导线完全穿过导管鞘后，到达指定位置，在其位置上方一般可触到导线一端，在该端施加外力使其固定，固定后撤出导管鞘。导线再次沿左侧胸骨旁边缘到达其最终位置。导线附着于装置，切口按上面描述的方式缝合。

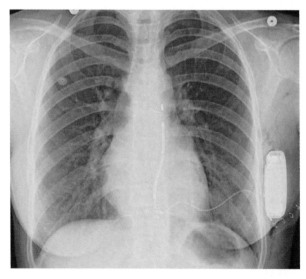

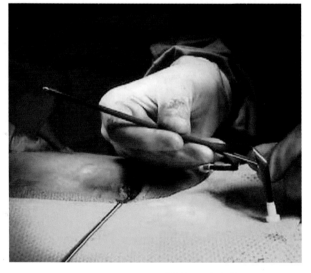

图 3-5　植入 S-ICD 后行的胸部 X 线，显示导线和
装置位置

图 3-6　11Fr 导管鞘通过套管

除颤测试与装置操作

一旦植入 S-ICD，装置即自动选择最优感知向量以避免重复计数和 T 波超敏。如果需要的话可以手动更改。在初始植入步骤最后，心律失常的监测及终止可以用 65J 电击力以保证足够安全的范围（15J）。对于自发性心律失常，装置仅传送 80J 的电击力，伴对于失败冲击的极性自动切换。在经静脉系统中，在类似于室颤区的装置中均设置冲击区。还可以在 170～240 次 / 分钟之间设置一个可选择

的"条件"区域，运用心律识别算法鉴别室性心动过速和室上性心动过速。这一心律失常识别算法应用了类似于经静脉系统的形态学模式匹配，但在 QRS 波群上进行评估的点多达 41 个，以提高分辨率。几项研究均表明，这两个区域的操作显著降低了不恰当电击的发生率[6]。

最后的装置程序选项很少。电击波治疗，可选择的区域和区域内的中断率，以及仅有后电击起搏具有冲击输出功率和极性自动化的编程能力。

结论

S-ICD 是预防猝死的新型除颤装置，对于传统的经静脉植入是一种安全有效的替换方法。尽管植入技术与经静脉通路很不相同，但较容易学习，操作相对迅速和安全。对某些患者而言，S-ICD 是一种可行的、更好的选择。

致谢

感谢 Peter Belott 博士分享了本文中的部分图片。

参考文献

［1］Bardy GH，Smith WN，Hood MA，et al. An entirely subcutaneous implantable cardioverter - defibrillator. N Engl J Med 2010；363：36-44.

［2］Gold MR，Theuns DA，Knight BP，et al. Head - to - head comparison of arrhythmia discrimination performance of subcutaneous and transvenous ICD arrhythmia detection algorithms：the START study. J Cardiovasc Electrophysiol 2012；23：359-366.

［3］Weiss R，Knight BL，Gold MR，et al. Safety and efficacy of a totally subcutaneous implantable cardioverter - defibrillator. Circulation 2013；128：944-953.

［4］Borleffs CJ，van Erven L，van Bommel RJ，et al. Risk of failure of transvenous implantable cardioverterdefibrillator leads. Circ Arrhythm Electrophysiol 2009；2：411-416.

［5］Knops RE，Olde Nordkamp LRA，de Groot JR，et al. Two - incision technique for implantation of the subcutaneous implantable cardioverter - defibrillator. Heart Rhythm 2013；10：1240-1243.

［6］Gold MR，Weiss R，Theuns DAMJ，et al. The use of discrimination algorithm to reduce inappropriate shocks with a subcutaneous ICD. Heart Rhythm 2014；11：1352-1358.

4. 经颈内静脉通路，以及导线植入心脏植入式电子装置

Michael G. Katz and David T. Huang

Division of Cardiology, Department of Clinical Cardiac Electrophysiology, University of Rochester, Rochester, NY, USA

　　有心脏植入式电子装置（CIEDs）的患者需要频繁升级程序。目前研究已经发现，起搏器综合征和心脏再同步化治疗可能会导致更频繁和更早的额外功能性导线植入。同时，患者生存期延长和多个预存导线的存在会提高锁骨下静脉堵塞的发生风险[1]。单独的起搏器或除颤系统的植入是一种可以合理应用的策略。但是，这样做导致了更多的血管内导线和挤满静脉回流的遗弃导线，还有上腔静脉。严重狭窄的锁骨下静脉系统通路会增加一些间接损伤的风险，例如血管损伤、夹层、误入动脉及气胸。

　　与经静脉植入心脏装置相关的狭窄或堵塞通常出现在锁骨下 – 腋窝连接处水平或者静脉通路口。当出现堵塞，且只剩下功能性导线和装置时，在与同一静脉系统明显分离的部位将允许身体同侧血管的植入。颈内静脉分出一个单独的静脉回流丛，在锁骨下系统有多个导线的患者身上明显。经颈内静脉通路可以使植入心脏装置的导线直达右侧心腔。

患者选择与准备

　　经颈内静脉植入导线需要经皮通路进入颈部的血管系统，打开胸腔装置囊袋，通过其进入锁骨，最终将导线经锁骨伸进囊袋。较厚的皮下组织对预防导线在皮下穿过锁骨处导致的腐蚀至关重要。识别前移位的锁骨也很重要，通常见于驼背的老年女性。如果导线意外在锁骨下（而不是在锁骨上）通过，发生严重的血管或臂丛神经损伤的风险会相当高。

　　当怀疑静脉通畅性或异常解剖时，任何预存导线的患者都可以考虑使用静脉造影剂。当显示通过左锁骨下植入装置的患者有外围、左侧闭塞时，行右侧静脉造影有助于评估上腔静脉或无名静脉内是否存在中心闭塞，潜在排除了颈内静脉通路。双侧静脉造影也可能显示对侧中心静脉通路的其他潜在目标。一般在计划步骤之前立即行静脉造影，在患者躺在手术床上之后，消毒准备之前，以保证该解剖结构能代表患者手术过程中的预期定位，并用无菌巾覆盖以便在需要时提供更开阔的手术视野。

　　造影剂染料用于静脉造影，在术前要注意留意肾功能以避免造影剂肾病（CIN）。虽然本章将不讨论 CIN 的病理生理学范围和预防性治疗的证据基础，但还是要考虑到即使是最轻微的剂量（<20ml）

也可以导致患者出现肾功能不全。如果怀疑患者可能患有 CIN，需要根据年龄、慢性肾病、糖尿病、左心室射血分数严重下降（＜40%）[2]等影响因素对患者进行危险程度分级。如果患者有 CIN 的多个危险因素，则手术当天应告知其停用利尿剂和血管紧张素转换酶抑制剂。虽然随机对照试验不能提供在围手术期水合作用最佳类型的相关明确证据，但生理盐水和碳酸氢钠应分别在术前 1 小时和术后几小时应用。

当决定继续经颈内静脉植入导线时，手术部位应已备好并覆盖无菌巾。用氯己定和酒精从装置同侧的胸大肌开始消毒，一直向上到身后发际线和下颌骨处。一旦以上区域消毒完毕，该部位即用手术巾环绕和浸泡了碘仿溶液的无菌透明塑料黏性盖布覆盖。用缝合剪将手术部位周围的无菌巾剪去一部分，使手术部位扩大。用一些封闭的透明敷料来加固新近延伸的手术视野的上缘（图 4-1）。需要特别注意的是，电烙器可能会点燃正在使用的辅助供氧装置，当皮肤不完全干燥时 70% 酒精可能成为燃料，因此要安全隔离上缘以保证无菌和预防手术室火灾。

具体操作可以用标准起搏器仪表盘和两个导线导引包的组合来完成。备一个长柄仪器用来穿通通路是非常有用的，如 Bozeman 子宫敷料钳。此外，也可以利用血管超声来确定静脉通路，具体请见下文。

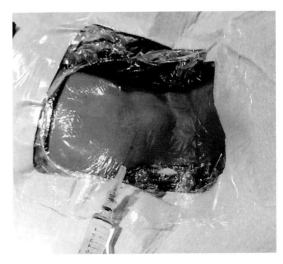

图 4-1　准备足够大的胸部及颈部区域，伴锁骨之上足够的空间（至少两个手指宽）。标准盖布可以通过剪裁部分以允许通过颈部。要注意保证修改的盖布保持无菌，并避免电凝止血时点燃氧气

操作步骤

一旦手术区域和同侧颈部准备完全并覆上无菌巾，颈内静脉通路入口选择在锁骨头部边缘之上约两个手指宽，沿胸锁乳突肌的胸肋部外侧边缘。这种方法有助于避免气胸并使从颈内动脉到颈内静脉保持有足够的距离，同时可以使通路距离最小化。大量的中心静脉研究证明超声指引可以增加第一次导线植入的成功率，并减少并发症的风险。利用血管超声通过无菌套筒使紧邻颈动脉外侧干瘪的颈内静脉清晰可见。在手术区域内充分浸润 1% 利多卡因

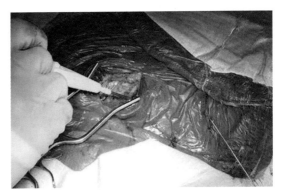

图 4-2　打开囊袋的切口在装置头部，减少了颈内静脉入口部位的通路距离

溶液。利用标准撕脱导管鞘的组件，一个 5cm 长的 18 号针以约 20° 角朝同侧乳头方向刺入皮肤。在获得静脉通路之后，导线的 J 形端通过缝合针伸进颈内静脉，导线的自由端暂时用蚊式钳或微型 Kelly 钳固定。导管鞘延迟放置，作为先前通路的股动脉穿刺技术的结果，避免了颈部解剖结构的变形。

要注意开放装置囊袋。通常，胸部切口位于锁骨尾端边缘下方约 2 个手指宽处。要努力协调装置头部面上方的切口，注意不要使其太靠近尾端。切口部位将允许要插入的导线通路最小化（图 4-2）。

通路始于中心、内侧及囊袋边缘的头部。为了避免皮肤腐蚀和出血并发症，在筋膜层和锁骨之上通过非常重要，并要尽可能多地覆盖皮下组织。为了控制通路入口并使其可视化，电凝止血可以只在所需的入口处做一个小痕迹（图 4-3）。伴朝向前方的弯曲角度（如朝向天花板），Bozeman 钳用来撑开入口并钝性分离皮下组织以创建锁骨之上的通路，朝向固定导丝的皮肤入口方向。手术钳向上弯曲以防止无意进入肌肉或锁骨下（图 4-4）。一旦仪器到达锁骨，手术钳的角度随即朝下（如朝向地面）以符合锁骨的解剖曲线。当通路通过锁骨上方，手术钳再次转向上方或前方，直接朝向保留在颈内静脉的 J 形导丝部位。

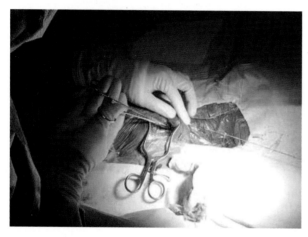

图 4-3　用电刀在囊袋顶部划开一个小口，然后做通道，一直延伸到胸肌筋膜前

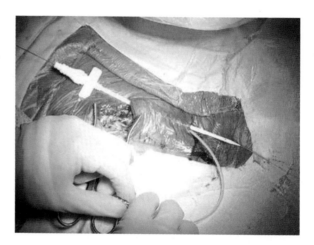

图 4-4　Bozeman 钳被用于从囊袋发出的通路，穿过锁骨，直到导丝从颈内静脉穿出

股动脉穿刺技术随后完成，撕脱导管鞘和扩张器一起通过 J 形导丝伸进颈内静脉。一旦位置固定，导丝和扩张器即被整体拔除，将导管鞘留在颈内静脉，导线随后插入导管鞘并以与传统通过锁骨下 - 腋静脉通路经皮植入类似的方式在胸部囊袋内植入。暂时拔除导线的硅胶层，Iris 剪可以沿表层的纵向切口移动，注意不要损伤导线的绝缘层。

此时，导管鞘仍未被破坏，当 Bozeman 钳从囊袋插进新的通路时，可保护新植入的导线免受损伤，伴曲面向上。手术钳的头端应当在导管鞘进入皮肤的地方退出。用手术刀做一皮肤切口可以对手术钳头端不能轻松地从皮下组织和皮肤表面退出时有所帮助。导管鞘一端用手术镊控制，然后通过通路拉回囊袋。最终导线进入颈内静脉导管鞘部位并伸入囊袋，导管鞘随后被破坏并撕脱。

当导管鞘和扩张器足够容纳导线尾端时（7Fr 起搏器导线的 9Fr 导管鞘或 9FrIS-4 ICD 导线的 11Fr 导管鞘），经股动脉穿刺方法被再次利用，穿过通路，越过导丝，从囊袋头部边缘进入并从新建立的颈内静脉导线插入点退出（图 4-5），导线与扩张器再次被整体拔除。植入导线的自由端应当紧紧贴近导管鞘头端。一旦终端在导管鞘内安装牢固，导线即可以通过通路被导管鞘拉回囊袋，轻柔地牵拉导线会导致皮肤表面形成的环路减少并平稳地塞入皮下，最终导线进入颈内静脉，通过皮下穿过锁骨，进入囊袋。最初从导线拔除的硅胶圈或许能够在导线退出囊袋时再次应用于导管自由端，导线通过硅胶圈固定于胸肌筋膜，允许足够松弛以使导线固定在头端，囊袋随后以常用方式关闭，止血后可在颈内穿刺部位使用少量的外科皮肤黏合剂。

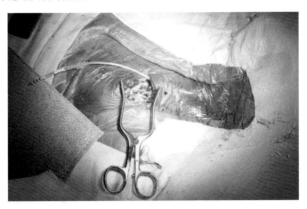

图4-5 一旦标准 J 形导丝被 Bozeman 钳从通路里拉出，导管鞘随即伸入导丝，穿过通路，当扩张器和导丝都被拔除时，导线终端可以固定于导管鞘的自由端

远期结果

鉴于经腋静脉和锁骨下静脉通路外周闭塞的存在，我们发现经颈内静脉通路植入导线具有安全、直接且持久耐用的优点。美国罗彻斯特大学从 2000 年到 2011 年随访了 14 例经颈内静脉植入导线的病例，其中 7 位患者仍在使用并被我们持续随访，均具有良好的阈值、感知和手术结果。目前还没有颈内部位或锁骨上被腐蚀的报道，没有患者不适的记录。5 位患者随后被其他机构继续随访，也没有出现问题的报道。两根导线被拔除，其中一根的拔除原因是植入 2 周后出现了装置感染，另一根植入左心室的导线鉴于其较高的夺获阈值和存在单独冲击导线破裂的风险，在无并发症的情况下被拔除。这两根导线都在植入后很快就被利用简单的牵引力拔除了。导线穿过锁骨并进入颈内的迂曲通路，通常禁止使用可伸缩的共轴或利用激光拔除导管鞘。

鉴于大多数患者会经历装置升级的负担，通过颈内静脉增加导线的能力将会为现有系统同侧植入修复系统提供机会。重要的是，已经证明该技术很安全且具有更长的生存期，并可以避免过度的血管扩张和 / 或充气。

参考文献

［1］Lickfett L，Bitzen A，Arepally A，et al. Incidence of venous obstruction following insertion of an implantable cardioverterdefibrillator：a study of systematic contrast venography on patients presenting for their first elective ICD generator replacement. Europace 2004；6(1)：25-31.

［2］Mehran R，Aymong ED，Nikolsky E，et al. A simple risk score for prediction of contrast - induced nephropathy after percutaneous coronary intervention：development and initial validation. J Am Coll Cardiol 2004；44(7)：1393-1399.

5. 左心室导线植入

Shrinivas Hebsur[1] and Edward Platia[2]

1 Michigan Heart and Vascular Institute，Ann Arbor，MI，USA
2 Medstar Washington Hospital Center/Georgetown University，Washington，DC，USA

静脉通路

不论是植入新的双心室起搏系统还是升级现存的双腔系统，获得静脉通路都是必须事先考虑的问题。强烈建议为每条导线设置单独的通路，这将有助于增加导线的可操作性和定位。至少，用于左心室导线的通路应当是独立的。如果冠状窦通路在直接进入的情况下导线放置顺利，那么单独通路的需求可能看起来是保守的。鉴于成功的冠状窦导线植入存在更多潜在挑战，以及为了保证导线自由度最大化，最好是选择独立的静脉通路，以便更容易地操作导管鞘、指引导管和导线。如果通过锁骨下方式获得静脉通路，左心室指引导线必须在锁骨下肌、肋喙突韧带和肋锁韧带之间周旋。腋静脉或头静脉通路将会使左心室导管系统更容易操作，因此将其推荐为用于左心室导线植入的通路部位。

如果目标血管的静脉通路难以获得，可以采用简单的办法如静脉注射液体，抬高患者大腿或者牵引患者手臂。另一个选择是利用颈内静脉通路。这项技术最适用于当装置在右侧，而左侧颈内静脉姿势使得左心室导管穿过不同弯曲存在困难时。建议在超声指导下选择血管。一旦导线植入冠状窦的预期位置，可能以经皮下方式通过，使用标准钝器测量位于锁骨下窝的脉冲发生器（表 5-1）。

表 5-1　导线放置顺序

右心室导线优先	左心室导线优先
优点：	优点：
●允许备用起搏	●导管鞘和指引导线操作更简单
●三尖瓣和室间隔荧光标记	●冠状窦不会被右心室导线阻碍

尤其是已存在通路或静脉系统介入的患者，行静脉造影以确定血管开放程度非常重要。对于静脉系统中至重度狭窄的患者，可以考虑静脉成形术。

每个介入医生都有自己的偏好，先放置右心室导线通常是有帮助的。有几点优势，包括支持起搏和为定位冠状窦提供标记。

冠状动脉窦导管

左心室导线植入的基本平台装配包括外部指引导管和内部可伸缩导管，可用于建立目标静脉通路。如果使用短的 9Fr 血管通路导管鞘，指引导管通常为 9Fr 导管鞘伴 7~8Fr 内部导管鞘，可传导 5~6Fr 导线。表 5-2 显示了一些基于术者偏好和患者解剖结构的指引导管。大多数指引导管允许以更大的曲度以靠在右心房的游离壁上，并充当支点，以便于导管朝向冠状窦。对于存在严重心房扩张的患者，每个产品均能提供更大或更长曲度（图 5-1）的指引导管用来辅助通路。一些导管伴随两个曲度，主要的弯曲较大，使导管可以靠在右心房，较小的弯曲在后方平面，可以更容易地通过后方结构，如冠状窦。许多术者选择不使用内部可伸缩导管，依靠外部导管或使用 0.035 英寸软导丝探得冠状窦。

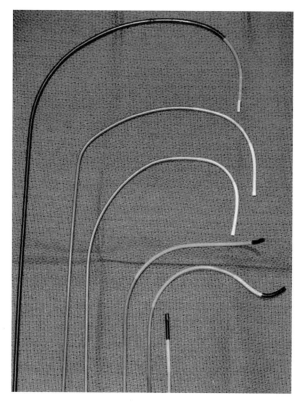

图 5-1　不同导线产品的曲度

一些术者使用可偏转头端电生理导线作为可伸缩导管，尤其是在困难的情况下非常有用。内部导管也是制造商特有的，有许多不同类型，一些可操作性强或具有可偏转性。内部导线也可以作为标准冠脉造影导管，如 Amplatz 或多用途导管。

表 5-2　外部指引导线

品牌：产品系列	提供的导管类型
德国百多力：Selectra	直形、标准、延长、右侧 Amplatz，MP
波士顿科学：Acuity Break - Away	直形、标准、延长钩、右侧 Amplatz，MP
Pressure Products：SafeSheath CSG	标准、大号、90°。（注意这是撕脱导管鞘） 扩张器可成 45°、90°、180° 角
美敦力：Attain Command	直形、标准、XL、多用途、Amplaz、右侧、可偏转 Attain Prevail® 可操作
圣犹达：CPS Direct	直形、宽形、X 宽、135°、115°、右侧 CPS Luminary™ 可偏转

冠状静脉解剖

左心室导线植入需要术者具备充足的心脏解剖知识，尤其是有关冠状窦周围结构或冠状窦的开放和闭塞，以及冠状窦和其多个分支的一般形态。冠状窦位于右侧房间隔的后下方，开孔尺寸为 5~10 mm。冠状窦的瓣膜是 Thebesian 瓣，覆盖窦口面积各有不同。下腔静脉瓣嵴是界嵴的强壮肌肉延续，位于下腔静脉的开口处，止于房间隔，恰好位于冠状窦口的后方。突起的下腔静脉瓣嵴可以阻碍或误导从冠状窦发出的指引导管。通常患有扩张型心肌病的患者，冠状窦的近端和开口部分更向头部突出，使置管的角度更尖锐并使冠状静脉中间和远端部分的弯曲度更大。

X 线可以帮助定位冠状窦口，冠状窦位于房室间的脂肪垫上。利用右前斜位透视可以定位脂肪垫，从而帮助定位冠状窦水平。标准前后位透视时，开口位于脊柱的左缘，横膈膜上方 1cm。放置右心室高电压导线的优点之一是在标准前后位，电击线圈的近端边缘通常位于冠状窦开口的下方。

尽管冠状静脉回流的解剖变异很多，但了解正常解剖仍将有助于介入医生找到左心室起搏的最佳部位（图 5-2）。起搏的最佳部位应当是左心室的后外侧和底部。左前室间（AIV）沿左前降动脉支走行，走行于左心室前外侧，有一些小的第二和第三分支走行于更外侧，此处可能为起搏的最佳部位。在右前斜位，左前室间静脉是最常见的前静脉，中间心脏静脉通常在冠状窦口附近以 90° 角走行或者有独立的开口。这一静脉沿后降支走行于后方并穿过心尖，有时，中间心脏静脉的分支可以流向左心室后外侧。

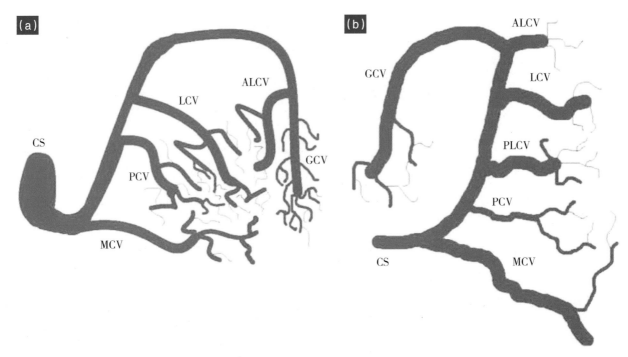

图 5-2 左心室起搏部位

注：（a）冠状静脉丛在右前斜位的投影 ALCV：前外侧心脏静脉；CS：冠状窦；LCV：外侧心脏静脉；MCV：中间心脏静脉；PCV：后侧心脏静脉；（b）左前斜位 GCV：心脏大静脉；PLCV：后外侧静脉。在左前斜位，分离不同的外侧静脉分支比较容易。右前斜位投影对于后侧分支的选择最有帮助。注意，从 MCV、PCV、LCV 及 ALCV 发出的第二分支可以提供适当的起搏位置。

通常，左心室导线放置的目标是后外侧或左侧边缘心脏静脉。在前后位或右前斜位，外侧静脉可见于中间心脏静脉和左前室间静脉之间。左后外侧静脉走行于冠状窦口内 1~2cm。左前斜位（LAO）是心脏外侧的最佳视角，可以看到这一静脉的走行。在许多左心室导线的植入过程中，根据解剖位置，三大主要静脉中的任何一条都可能是导线植入的合适位置，灵活与细致在手术方法上非常重要。

冠状窦穿刺

从三尖瓣处使用回撤法是最可靠的接近冠状窦的方法。三尖瓣位于冠状窦前方，由于下腔静脉瓣的存在，从右心房后入法是不可取的。如果走行部位太靠下，冠状窦瓣容易闭塞开口。注意不使用导丝伸进指引导管会导致组织创伤，甚至还会在无意中剖开冠状窦，推荐始终将导丝伸进导管。

通常，最可靠的方法是在透视指导下推进传送系统穿过三尖瓣，然后缓慢拉回，逆时针扭转 20°~30°。这会使导管自然地向后方和头部偏移。当进行这项操作时最好是有助手在旁轻柔地伸进和回撤导丝，直到导丝进入冠状窦。左前斜位观可以证实导丝确实在冠状窦内而非在右心室流出道，并且应显示导丝穿过脊柱向左走行。可以在进行该操作时使用少量造影剂，帮助确定冠状窦口。建议主刀医生将双手置于导管上以达到更好的控制，同时由助手注射 2~4ml 对比剂。同样地，伸进导丝时心室异位的存在给术者提供了导丝不在冠状窦内的线索；而导丝可能在右心室流出道内。一旦导管位于冠状窦口内，血管造影导丝可以缓慢伸进冠状窦内侧。除非穿过导丝，否则伸进导管时冠状窦可能会被剖开。

冠状窦通路存在的困难

冠状窦口可能变扭曲，尤其是右心衰和右心房扩张的患者。通常，开口位置的移位率会更高，静脉系统严重弯曲的可能性也更高。可以选择使用可偏转导线技术，向静脉选择器注入造影剂，或者晚期静脉相的冠脉造影成像。通常需要创造性和灵活性，以及需要更换多种导管鞘、导管和内部导管。大曲度的和更小曲度的导管鞘如 Medtronic 3D 可以允许通过下腔静脉瓣，因为两者可以自然后弯以通过冠状窦。如果冠状窦仍无法通过，则可将坚硬的导管从股静脉放置到达冠状窦，该导管可以帮助打开闭塞的冠状窦瓣。

在一些情况下，指引导丝可以轻松伸进冠状窦，但是更硬一些的指引导管不能伸入，并会将指引导丝推出。这时，内部软头导管可以通过导丝放置，将起到轨道作用使指引导管轻松伸入。Amplatz 导管是一种非常常用且简单的内部导管，可以很容易地适应冠状窦的形状。

冠状窦造影

一旦指引导管进入冠状窦，即可取出内部导丝，并开始造影准备。6Fr 双极起搏导管通过指引导管伸进冠状窦近端。需要注意的是双极起搏导管要比传统的指引导管硬得多。如果操作时不加注意，伸进该导管时就会切开静脉窦。一个方法是伸进双极起搏导管刚好到达指引导管前缘，随后撤出指引导管，释放双极起搏导管头端，气囊中充入 1.5ml 空气以形成冠状窦近端闭塞。在这里再次建议静脉造影时需要有一名助手。主刀医生要保持导线稳定,助手在透视指导下注射造影剂。由于静脉丛较为浑浊、需要提高可视化,建议至少使用10ml的半强度造影剂,行静脉造影时至少需要两个造影体位(图5-3)。

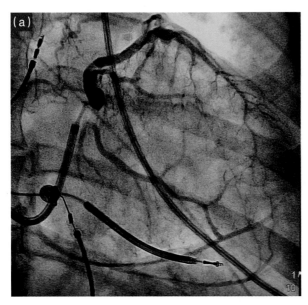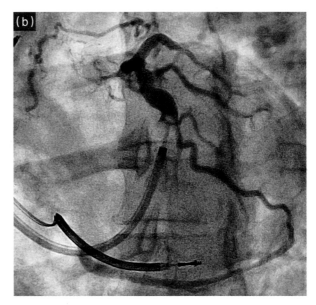

图 5-3　静脉造影的两个体位

注:(a)右前斜位造影。注意小的外缘静脉,在大量瘢痕患者身上非常常见。有一条后期充盈的显著的后外侧静脉,被选择为目标部位。另外,请注意冠状窦口与右心室高压线圈近缘的关系。(b)左前斜位造影。由于位于气囊近端,可见小的外侧静脉和后外侧静脉后期充盈。

　　鉴于冠状动脉解剖,潜在的狭窄无法通过一次简单的注射达到效果。同样地,目标血管的正确通路只有在多个体位仔细观察之后才能被发现。要一直拍摄到造影剂不可见,如果静脉造影时间被缩短,血管旁支可能会变得不明显,这会导致无法选择最佳的左心室导线放置部位。在造影尾声,气囊要泄气,这时可见多条近端血管。没有理想的外侧或前侧心脏靶点的患者,中间心脏静脉的远端分支清晰可见。最后,如果气囊对着侧支开口处,那么直到气囊泄气才会清晰可见。

　　对于近端冠状窦较大的患者,标准1.5ml空气注入双极起搏导管将不足以闭塞血管。这将导致远端血管丛不完全浑浊。可以进行双极起搏导管双气囊操作,但必须非常小心,因为血管损伤的风险会增加。

　　对于某些患者,即使拍摄了多个血管灌注影像,目标血管仍不清晰。可能的原因是严重狭窄、缩小或缺少良好侧支静脉。在所有情况下都可能需要远端造影。远端血管往往太小而无法安全地行闭塞性静脉造影。当良好的侧支静脉不可见时,术者必须寻找中间和大心脏静脉的次级和第三分支,因为它们通常形成侧支循环以引流外侧心肌。在这种情况下,可以使用5Fr软头静脉选择器,随着静脉选择器通过指引导管鞘,内部导管穿过导丝伸入,导丝类型的选择将取决于部位及整个手术过程的情况,使用一个多样化的工具包会有所帮助。亲水涂层导丝,可以通过轻微狭窄或弯曲的部位。较硬的导丝,可以用来拉直静脉中的弯曲。使用硬导丝的主要缺点是操作困难,需要使用类似于冠脉介入手术中所使用的扭矩装置。但是伴有更多的弯曲度,这些导丝存在与导管相同的问题。

导线放置

左心室导线系统植入的最终目的如下：

1）导线伸进目标静脉，不管它有多小，多扭曲或距离多远。

2）最低起搏阈值可能不伴膈神经捕获的证据，有极好的双心室起搏时间。

3）将导线拔除可能导致的风险降至最低。

因为没有完全相同的患者，也就不可能开发出满足以上三种要求的导线。于是，市场上才出现了多种类型的导线可供选择。随着导线设计的国际标准的出台，几乎任一左心室导线都可以放置于脉冲发生器内（图5-4）。

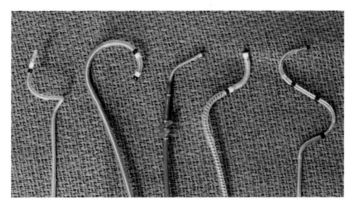

图5-4　左心室导线类型

静脉造影完成时，术者会对目标血管的大小，导线系统必须导航哪些曲线，以及导线需要走行多远有一个初步认识。在冠脉再同步化治疗（CRT）出现时，大部分左心室导线是钢丝驱动的。对电生理学家来说，钢丝驱动的左心室起搏与右心室和右心房导线植入相类似。使用钢丝驱动导线的优点是钢丝的硬度可以使弯曲的静脉变直，以保证导线更容易通过。钢丝驱动导线也更大，可能更适合那些拥有较大、更近端的目标血管的患者。对于右心室和右心房导线，钢丝可以帮助操纵转角。与跨导丝导线相比，钢丝驱动导线更难伸入更尖锐的角度。当钢丝不断伸入导线时，导线头端会变得非常硬，所以需要保证导线头端在造影下始终可活动，并且当遇到阻力时不会继续伸入。使用钢丝时，当它伸进左心室导线后一定不要使之弯曲，因为这样做可能会导致导线与绝缘体的损伤。跨导丝技术已经用于介入心脏病学领域。如今，许多导线都提供了这种部署方法。标准0.014英寸亲水血管造影导丝可以通过扭矩装置操纵急性转角。这些导线通常根据左心室导线的使用情况前置或后置。

根据目标血管的一个内部静脉选择导管可用来配置导线。当目标血管以较小的角度脱离主静脉干时，静脉选择器可以通过外部导线伸缩以使导线更容易传送。图5-5显示了目标静脉在90°弯曲处脱离的静脉造影。内部导管有许多品牌和种类可适应不同角度。在这种情况下，可使用远端90°角弯曲导管。

在CRT初期，只有单极左心室导线可用。单极导线从左心室导线头端起搏至右心室环。通过更好的导线设计，大多数左心室导线可以提供双极导线。有一些情况是，当选择了远端的或小的静脉时，需使用单极左心室导线，因为它们更小。如果使用双极左心室导线，那么了解两极之间的距离就很重要。鉴于大静脉不能正确固定导线位置，导管需要植入小的远端分支，但是如果近端导线相隔距离很远，还是可以引起基础起搏。当导线远处末端的目标部位是最佳起搏点时，更小间隔导管可以使用。最终的左心室导线位置应当在后外侧基底部以提供最优的再同步化治疗（图5-6）。

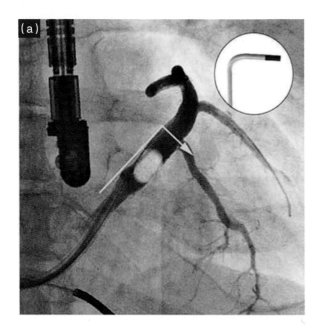
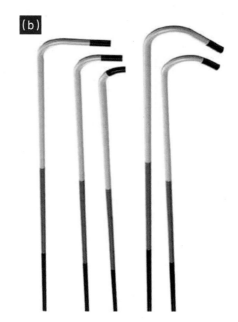

图5-5 （a）左前斜位闭塞性血管造影（b）导线类型

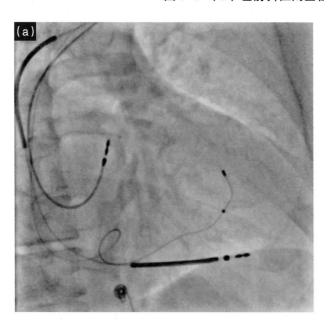
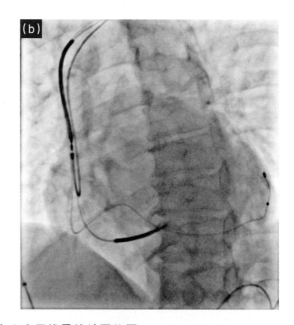

图5-6 右前斜位静脉造影中的左心室导线最终放置位置

一旦左心室导线到达预期位置，钢丝或导丝随即从导管中撤出。它通过鳄鱼夹连接到起搏系统以评估阈值。即使在低输出起搏时，探测膈神经捕获和横膈膜刺激也非常重要。膈神经捕获存在于3%~26%的进行CRT的患者，通常是修正手术操作或是结束CRT治疗的原因[1]。如果有膈神经捕获或高起搏阈值的证据，则应尝试不同的起搏配置。如果仍对结果不满意，则必须修改起搏位置。

左心室导线有非常高的拔除率，随之许多公司开发了大量新的策略以将导线固定在血管壁上。导线直接靠着血管而非肌肉，以保证它不会旋进去。许多导线有独特的操作曲度，如 J 形、开瓶器形或螺旋形。对于大的近端静脉来说，近端曲度增加了稳定性。当导丝或钢丝伸进导线时，曲度变直，钢丝拔除后成型。因此，钢丝拔除后检查起搏阈值很重要，因为起搏特征可以随导线形状的改变而发生改变。一些导线在末端有尖头突出，可以帮助导管对抗静脉。美敦力 Starfix 导线有多个突出的射频不透明部分，与导线呈 90 度角。它们与血管壁相对，常常有组织生长，稳定性非常好。但是当导线需要拔除或修复时会有一些麻烦（表 5-3）。

表 5-3　用于冠状窦解剖的左心室导线

目标血管	左心室导线
小的	● 波士顿科学：Acuity Spiral™ 2.6 Fr 导线头端，单极 ● 圣犹达 QuickFlex μ.™ 4 Fr 导线头端，可操作 ● 美敦力：Attain Ability 4396™；双极，头端固定 ● 德国百多力：Corox OTW - S BP；硅胶螺纹帮助固定
扭曲的	● 美敦力：Attain Ability 4196™/4296；静脉再选择兼容导线 ● 波士顿科学：Acuity™ 可操作左心室导线 ● 圣犹达：QuickFlex™ u 左心室导线：4.0 Fr 头端，S 形末端 ● 德国百多力：Corox OTW - S BP。可操作导线
大的	● 圣犹达：Quartet™；10 个不同的起搏配置 ● 美敦力：Attain StarFix™；大侧叶，延伸至 24 Fr ● 波士顿科学：Acuity™ 可操作导线 ● 德国百多力：Corox OTW - L BP；允许充分接触的额外曲度

传送平台的拔除

在努力完成定位冠状窦和在合适位置放置导线的工作之后，最后一步可能是最重要的，传送平台的拔除。尤其是在 CRT 的早期，在更好的技术和工具发展起来之前，导线拔除经常在最后步骤发生。除了 Pressure Products Worley 导管之外，大多数外部指引导管被切片工具拔除。安装在导线和传送系统上的切割工具的示例见图 5-7。为了确保起搏导线不会移动，导线安装在指引刀具上。一只手（通常是右手牢牢固定在刀具上方，另一只手保持恒压拉回指引导管。导管进入身体时，保证作用力的方向与导管的自然方向同轴非常重要。如果不是这样，导管内就会产生不良扭矩而使导线拔除。当导管回撤时会被切断。建议第二术者在导管拔除囊袋时进行观察，立即抓住左心室导线以保证其不会移动。

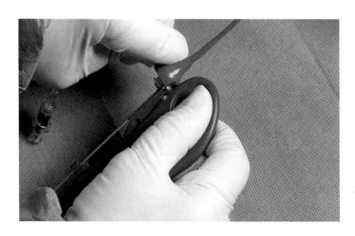

图 5-7 左心室导线置于切开工具上，右手牢牢锁住该部分，左手拖拽指引导管穿过刀片，切断导管鞘。由波士顿科学提供

关于导管拔除有两个主要问题需要认识到。首先是了解导管上潜在的存储扭矩。如果指引导管被深深植入到冠状窦或者存在导管需要被导航的弯曲，那么当导管从冠状窦拉出时，可以导致导线移动甚至完全脱出。导管研发正在致力于解决这一问题。当导管被切断时，扭矩会立即因为内部编织芯的缠绕而消失。另一个更常见的问题是，当导管被拉回切片机时，导管上没有恒定的压力。这是因为与导管远端部分相比，靠近止血阀的导管近端部分有更高的阻力。当切割阻力发生变化时，常导致导管从切开机械上滑出，会使导线拔除，更糟的是，导线可能被刨切工具偶然切断。制造商们致力于研发阻力尽可能低的阀门部分，以及阻力系数尽可能小的导管。

CRT 的并发症

重要的是要注意左心室导线可能带来的许多并发症，以此来满足患者的期望。了解并发症及其各自的发生率同样可以帮助找到最佳的降低风险的方法。

即使预防性应用了抗生素，但起搏器和植入式心律转复除颤器（ICD）之间的装置感染率仍为1%左右；对于CRT，这一风险发生率稍微升高，约为2%。这种情况的出现有很多原因，但是最重要的影响因素是时间。囊袋保持打开的时间越长，感染就越有可能发生。在CRT中，难以通过目标血管时，囊袋可能暴露几个小时。即使对于经验最丰富的介入医生来说，持续改善效率仍将会帮助降低感染发生率。与ICDs类似，囊袋血肿更常见于CRT，发生率在2.2%左右。即使是不需要外科抽吸的血肿，也可以增加总感染风险。所以在囊袋闭合之前应当始终保证及时有效地止血。

植入任何装置都有引发气胸的风险。与双腔装置相比,增加冠状窦导线所增加的气胸风险微乎其微。几个大型注册研究和Mate分析表明风险发生率为0.51%~1.2%[2]。慢阻肺的患者,非常瘦或过度肥胖的患者,以及年老患者的气胸风险会有所增加。降低风险的策略是避免盲目通过血管,预先行静脉造影,保留导丝,以及使用头静脉切割术。

左心室导线脱落风险在手术刚结束后比较长一段时间的发生风险要高，其他类型的导线情况类似。不同研究得出的发生率有所差异，但在2.9%~10.6%的范围内，而单腔和双腔装置的发生率低于1%。如果冠状窦导线没有旋进，并仍受制于通过几个弯曲而增加的扭矩，并发症的发病率更高也就不足为奇。

因此，在最初植入过程中，冠状窦导线位置稳定非常重要。导线应位于足够小的静脉分支以对着静脉壁放置。

冠状静脉是薄层心外膜结构，有被导管、导丝、气囊或导线操作损伤的可能。穿孔或者夹层的发生率为2%。尽管有导致严重心脏压塞的风险，但比冠脉介入手术治疗时要少得多。血液倾向于从高压区流向低压区，冠状静脉的压力通常很低，意味着如果发生穿孔，液体会从心包回流进冠状静脉。在大的穿孔或严重静脉高压背景下，心脏压塞或严重心包积液更有可能发生。据报道，需要心包抽吸的概率约为1%（图5-8）。气囊膨胀时要一直在透视下监测，保证通过导丝伸入导管。尤其是使用钢丝驱动的左心室导线，务必仔细且稳定地伸入，因为这有更大的造成血管损伤的倾向。

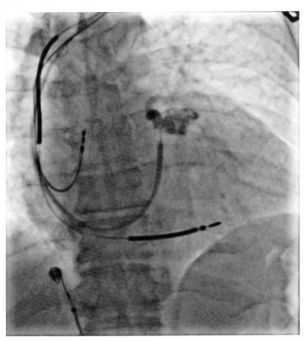

图 5-8 冠状窦局部破裂

注：在左心室导线植入过程中，冠状气囊不随导线伸进，导致了冠状窦局部破裂。在注射造影剂的过程中，在破裂部位远端有心包膜着色。患者血流动力学稳定，在随后几分钟，导线植入成功进行，不伴有任何显著的临床后遗症。

参考文献

［1］Huizar JF，Kaszala K，Koneru JN，et al. Comparison of different pacing strategies to minimize phrenic nerve stimulation in cardiac resynchronization therapy. J Cardiovasc Electrophysiol 2013；24(9)：1008-1014.

［2］van Rees JB，de Bie MK，Thijssen J，et al. Implantation - related complications of implantable cardioverter - defibrillators and cardiac resynchronization therapy devices：a systematic review of randomized clinical trials. J Am Coll Cardiol 2011；58(10)：995-1000.

6. 如何在奇静脉放置导线

Jason S. Bradfield [1], *Daniel H. Cooper* [2], *Noel G. Boyle* [1], *and Kalyanam Shivkumar* [1]

1 UCLA Cardiac Arrhythmia Center, Ronald Reagan UCLA Medical Center, Los Angeles, CA, USA

2 Cardiovascular Division, Department of Medicine, Barnes – Jewish Hospital, Washington University School of Medicine, St. Louis, MO, USA

使用现代除颤系统时，植入式心律转复除颤器（ICD）除颤阈值测试（DFT）期间除颤失败极少发生。确实，DFT 测试失败非常罕见，其曾是 ICD 植入的标准组成部分，现在在很多中心不再常规应用于一级预防植入。低除颤失败率很大程度上要归功于过去三十年来经静脉 ICD 技术的发展。

在这段时间内，从多个室颤诱导的广泛 DFT 发展到有限的室颤诱导的"安全边界"测试，最终发展到现在阶段，许多医生由于反复发生室颤的风险超过了室颤的益处从而推迟了 DFT。此外，紧急性手术中的 DFT 结果与真实的除颤成功率之间的相关性仍不明确。术中的 DFT 结果可以被许多因素所影响，包括延长的手术时间、全身麻醉的使用和反复的室颤诱导。

不管这一临床趋势如何，医生仍然要面对个别患者在植入时或在室速/室颤恰当治疗后，被记录为除颤失败。失败的除颤更常见于伴有非缺血性病变的心肌病的年轻、超重患者。当除颤失败发生时（图 6-1），必须掌握增加除颤成功率的技术。介入医生必须拥有介入的工具和技术处理这些罕见情况，为有生命危险的心律失常患者提供最佳的保护。

除颤失败的最初选择包括优化程序，如改变电击向量（编程近端线圈、反极线圈、"凉性奇静脉反极线圈"）和运行双向波形的倾斜度。如果最初步骤改变不成功，可以重新评估初始的 ICD 导线位置，并且要考虑右心室导线修复。移动导线至一个更头端的位置可能会增加电击向量。此外，ICD 发生器可以放置在肌肉下的位置以修改电击阻抗。

早期数据显示了关于 DFT 的双线圈 ICD 导线较单线圈导线的优势。然而，随着 ICD 技术的发展，这一优势不再明显，并且对于严重心脏肥大的患者，近端线圈通常位于心房腔内，导致能量分流到心房血池，可能潜在增加了 DFT。此外，在激光导线拔除时代，很多中心都越来越少地使用双线圈导线。由于存在上腔静脉 – 右心房交界处撕裂的风险，因此双线圈导线在抽出时的危险性更高，尤其容易发生在更年轻的患者群体中。

其他可选择的方法包括皮下阵列或心外膜修补植入。这些技术或涉及外科手术方法（心外膜修补术），或涉及额外切口和钝性分离（阵列皮下阵列植入），可能需要另一种外科手术方法到达目标区域。另一种工具是没有固定机制的单线圈导线，最初被设计用于上腔静脉（用于单线圈右心室导线的患者）或冠状窦以改变电击向量。然而，冠状窦的放置提高了对于稳定性和移位的担忧，同时限制了介入医生在 CRT 治疗中放置冠状窦导线的能力。

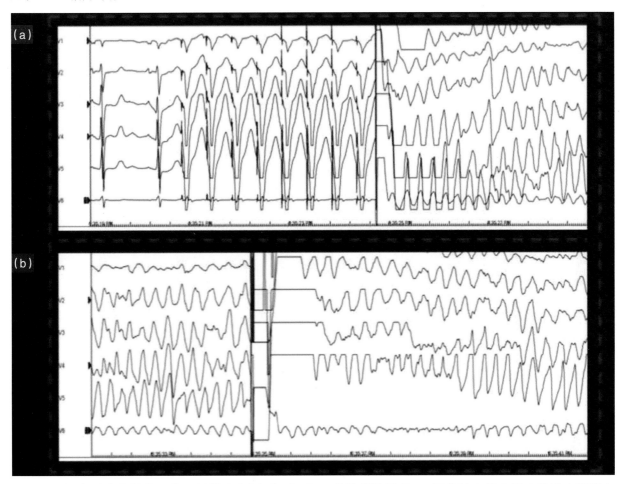

图 6-1 （a）诱发室颤的心前区导线心电图；（b）以 41 焦除颤失败的 26 岁非缺血性心肌病的重度肥胖患者心电图

奇静脉线圈植入术是近年发展起来的被称为可以优化 DFT 的一种可替代技术。我们团队于 2004 年首次提出了用单线圈导线进行奇静脉导线植入[1]，随后报道了一系列病例[2-4]。奇静脉导线放置（左心室后方）可以改善电击向量，包括更多的左心室心肌。

奇静脉解剖

奇静脉走行上升于第一腰椎或第十二胸椎水平，从肾静脉和腰椎静脉接收静脉回流。向脊柱右侧走行，呈弓形穿过右支气管主干汇入上腔静脉。基于希腊词根，奇意味着"不成对"，因为它仅走行于身体右侧，在左侧没有对应的部分。尽管如此，半奇静脉是奇静脉的左侧分支，基于解剖变异和相对的分支大小可被用于该项技术。术前胸部 CT 扫描可以评估静脉大小和左心室的相对位置；但我们的经验发现 CT 扫描不是必需的。

植入技术

静脉通路（腋静脉或锁骨下静脉）由每个医生的偏好决定，可通过改良的Seldinger技术获得。9Fr长（25~40cm）的撕脱导管鞘通过0.035英寸150cmTerumo滑行导丝或者Wholey滑行导丝伸进上腔静脉和右心房的交界处（图6-2）。导管鞘回撤，最初的通路通过导丝连接奇静脉。30°右前斜位血管造影有利于保证导丝的后入方向。如果不成功，5Fr或6Fr JR4冠脉诊断导线通过导丝穿过外部导管鞘，JR4血管造影导线直接后置，导丝伸进奇静脉。如果导丝不能轻松通过，可以注射造影剂以定位奇静脉口并显示静脉最初部分的迂曲度，前后位观和左前斜位观证明导丝相对于ICD导线在左侧（图6-3）。前后位和左前斜位是最有效的视角。左前斜位尤其可以证明导丝在心脏左侧而非在心脏右侧。

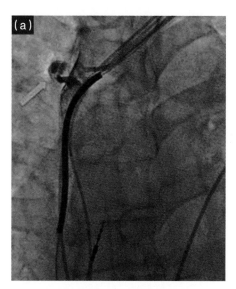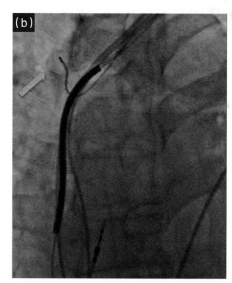

图6-2 （a）造影剂在后方注射进奇静脉（橘色箭头）；（b）导丝在造影剂注射指引下伸进奇静脉

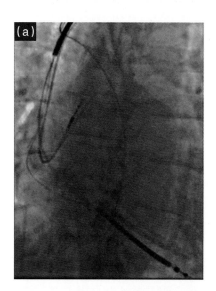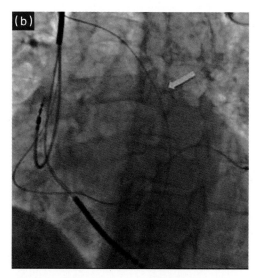

图6-3 奇静脉导丝接合的影像（a）前后位；（b）左前斜位

导丝应在横膈膜下方远端推进以获得支撑，JR4导线随后可以通过导丝伸进奇静脉，外部导管鞘通过 JR4 伸入（用作轨道）。如果不使用内部导线，第二个导丝将穿过外部导管鞘以提供推进外部导管鞘的额外支持。然而，如果不使用内部导管鞘，则务必要注意仅将导管鞘推进到奇静脉的开口处，因为以侵略性的方式将导管鞘伸入迂曲的奇静脉入口处可能会导致静脉破裂或穿孔。建议使用内部导管鞘以允许外部导管鞘远端伸入奇静脉。重要的是，当外部导管鞘仅位于奇静脉入口处时，在静脉内操作导线的能力可被限制。一旦获得通路，静脉造影可以帮助评估奇静脉解剖（图6-4），这可能会有所不同。

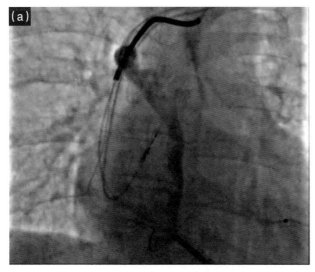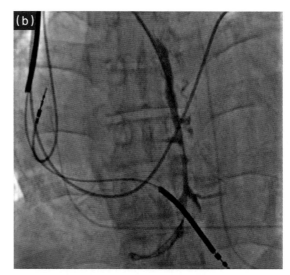

图 6-4　两位患者行导线植入前的奇静脉造影（a）相对粗的静脉；（b）更细小的静脉

在 JR4 导管和导线拔除后，被动固定除颤导线或特殊设计的不固定导线可以通过外部导管鞘伸进心脏下方边缘（图6-5）。最常用的导线是 Medtronic 6937A 导线（58 或 65cm 长），最初投入市场时用于上腔静脉或冠状窦放置，如今已经适用于奇静脉植入。标准被动固定单线圈 ICD 导线的使用已经介绍过了。最好是尽可能远地伸入导线，因为当撕脱导管鞘拔除时，导线可能会稍微回缩，因为其没有主动固定。如果在远端植入，那么在定位太远而不能提供最优的电击向量时，导线可以轻松回撤。如果放置得太近，在导管鞘支持撤出后再伸进导线可能会有困难。植入后导线的主要运动比较罕见，尽管已经描述了针对这些罕见病例的可替代的固定技术[5]。

奇静脉导线可以连接到标准 DF1 装置的上腔静脉端口的 ICD 发生器上。如果使用了双线圈右心室导线，那么上腔静脉线圈应该覆盖上。之后可重复 DFT。因为导线生产厂家不同，可以使用奇静脉左心室线圈和同等配置的奇静脉右心室反极线圈，也可以使用同等配置的"奇静脉反极线圈"，这种反极线圈是在右心室线圈外通过编程获得的（图6-6）。

右侧植入变异

鉴于涉及 ICD 发生器的最佳电击向量较少和所冲击向量包含的左心室质量也很少，提高 DFT 用于右侧 ICD 植入的风险更高。因此理论上来说，这项技术用于右侧系统可以有更多获益。当奇静脉导线植入从右侧进行时，长 9Fr 导管鞘的较短版本（25cm）联合 JR4 冠脉诊断导线使用可以使体外导线数量减到最少。

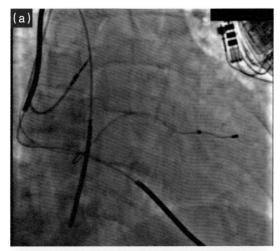

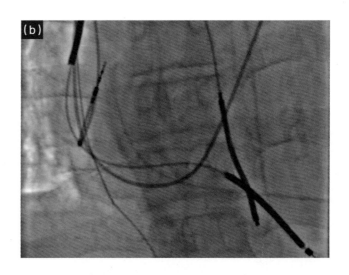

图6-5 奇静脉导线最终放置部位（a）右前斜位；（b）前后位；（c）左前斜位

注：左前斜位视图证实奇静脉导线在左心室左侧，但是右前斜位和前后位视图证实导线仍位于更后方的部位，将需要一个理想的电击向量。

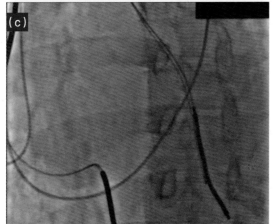

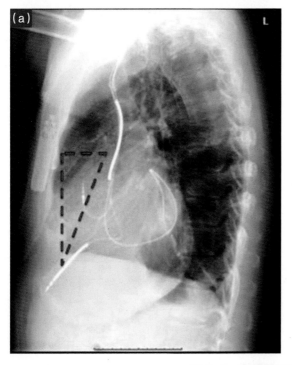

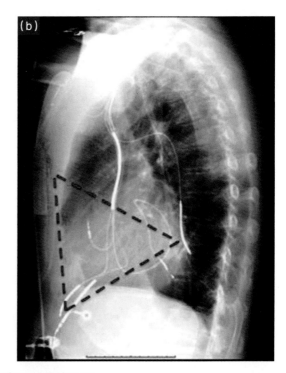

图6-6 奇静脉线圈植入后电击向量的改进

注：（a）结合右心室和上腔静脉线圈的标准向量，以及植入式心律转复除颤器发生装置。在该结构中，最小的左心

室心肌层被合并到电击向量中;（b）伴大量左心室心肌的改进过的电击向量合并入电击向量（三角）。

典型病例

55 岁老年女性，非缺血性心肌病病史，射血分数 10%，双心室 ICD 植入后因继发于单形性室速再次行 ICD 治疗，在最大装置输出（36J）下仍有间断除颤失败的证据显示。患者接受了 DFT，尽管测试在多个配置下进行，包括反转极性、冷罐技术和波形调优，DFT 保持升高仍需要多个外部电击。患者接受了将右心室导线修复至更向心尖的位置，这对 DFT 并没有积极的影响。因此，奇静脉线圈被植入，导致患者 DFT 值从 >35J 下降至 15J。

局限性

对于提高 DFT 而言，已发表的奇静脉导线植入的病例经验仍相对局限。我们中心和其他中心的临床经验均是正面结果，但不是所有患者的 DFT 结果都会下降。奇静脉虽然为后置结构，但仍占左心室体积的右侧大部分，因此这一技术可能不会在所有病例上都成功。当 DFT 结果在发表的病例系列中较低时[1-3]，需要更大型的研究来证实这些发现。

当心内膜炎或需要 ICD 导线拔除的系统性感染发生时，奇静脉导线的加入会增加必须拔除的额外导线和线圈，并可能会增加与导线拔除相关的风险。血管损伤和出血的风险大概类似于无名静脉中的导线或线圈。但是，关于这些导线拔除的数据仍相对有限。

植入奇数线圈或导线并将导线连接到 ICD 发生器的上腔静脉口的选项对于较新的 ICD 导线技术是不可行的，该技术将带有或不带有上腔静脉线圈的右心室使用"串联"配置 (DF4) 整合到带有起搏 / 感应导线的单个近端组件中。用这一新的导线技术，将不可能再增加奇静脉导线，因为没有上腔静脉口可用。直到最近，如果应用 DF4 导线，增加奇静脉导线之前需要将右心室导线修改为 DF1 的导线。但是，已经发布可帮助奇静脉增加到 DF4 导线上的新转接器[5]。该转接器（Medtronic 5019 HV 转接器）在 DF4 连接器一端呈 Y 形结构，不包括上腔静脉线圈，另一端有两个独立的连接器用于连接 DF4 导线及奇静脉（通过传统的 DF1 连接器）。

结论

当发现 DF1 测试升高时，在植入时将奇静脉导线增加到现有的 ICD 系统或新的系统，对介入医生来说是有价值的工具。不同于皮下阵列或心外膜贴片，奇静脉导线植入提供了持续减低 DFT 的能力，不需要额外工具或皮下阵列放置准备或经外科通路进入心包膜。此外，还存在手术后不适，以及与替代手术相关的围手术期感染的风险，而奇静脉线圈植入的额外风险是最小的。

对于记录的高阈值患者来说,增加奇静脉导线是安全、有效和相对容易的减低 DFT 的方法(图 6-7)。

装置要求：
- 0.035 英 寸，145cm 长 的 Wholey 指引导丝或 Terumo 指引导丝；
- 9Fr 长，止血功能的撕脱导管鞘；
- 5 或 6 FrJR4 Medtronic 6937A 导线，58~65cm 长。

备用：
Medtronic 5019 HV 分离静脉注射造影剂。

获得腋静脉或锁骨下静脉通路

将长导管鞘通过导丝伸入上腔静脉 – 右心房交界处

回撤导管鞘寻找奇静脉

目标：奇静脉进入上腔静脉略高于右主支气管

如有需要，伸进 JR4 导线以帮助后方导丝直接进入奇静脉

造影剂可以用来标明入口和近端弯曲

将 JR4 通过导丝伸进奇静脉，然后随着外部导管鞘利用 JR4 作支持

如不需要 JR4，则使用第 2 根导线支持

拔除 JR4、导丝和指引导线，在横膈膜水平尽可能远地伸进导线到头端

导管鞘会使奇静脉变直，预计导管鞘拔除时会有些收缩

必要时，剥离导管鞘并回撤导线以优化位置。保证缝合套管安全

插入发生器的上腔静脉口。覆盖上腔静脉右心室导线的连接处并放置到囊袋内

图 6-7　奇静脉导线植入分步示意图

参考文献

［1］Cesario D，Bhargava M，Valderrabano M，Azygos vein lead implantation：a novel adjunctive technique for implantable cardioverter defibrillator placement. J Cardiovasc.

［2］Cooper JA，Latacha MP，Soto GE，et al. The azygos defibrillator lead for elevated defibrillation thresholds：implant technique，lead stability，and patient series. Pacing Clin Electrophysiol 2008；31：1405–1410.

［3］Seow SC，Tolentino CS，Zhao J，et al. Azygous vein coil lowers defibrillation threshold in patients with high defibrillation threshold. Europace 2011；13：825–828.

［4］Bar - Cohen Y，Takao CM，Wells WJ，et al. Novel use of a vascular plug to anchor an azygous vein icd lead. J Cardiovasc Electrophysiol 2010；21：99–102.

［5］Lim HS. Overcoming the limitations of the DF - 4 defibrillator connector. Innovations Cardiac Rhythm Manage 2013；4：1205–1207.

7. 替代部位起搏：植入技术指南

Michael C. Giudici

University of Iowa Hospitals，Iowa City，IA，USA

第一批经静脉起搏导线没有任何主动固定结构，出于需要，导线被放置在右心室顶点（RVA）处。患者被限制活动很长一段时间，直到瘢痕组织在导线周围形成使其保持在适当位置。即使随后在引线头端添加尖齿，脱落也很常见。

第一批心房导线预制成 J 形和小尖齿，出于需要和设计要求，通常放置在右心耳（RAA），导线拔除在心房比心室更常见。

随着 20 世纪 80 年代后期积极固定导线的发展，导线拔除率显著下降，植入物也不再只限制在右心室顶端和右心耳部位。

20 世纪 80 年代和 90 年代，程序性刺激室性快速性心律失常的电生理学治疗得到长足发展。临时起搏导线放置于右心室尖部（RVA）和右心室流出道（RVOT），并进行刺激以诱发室性心动过速。

1991 年，荷兰的 Carel DeCock 博士决定将超声心动图装置带进电生理学实验室，评估起搏 RVA 和 RVOT 时的血流动力学。他发现与 RVA 起搏相比，RVOT 起搏的心指数改进了 17%[1]。这一发现导致了此后大量研究者对永久导线的更进一步研究，并一直持续到现在。

除了 RVOT 起搏，20 世纪 90 年代还进行双心房起搏试验[2]，巴赫曼束起搏，希氏束起搏[3]，以及冠状窦口起搏[4]。双心室起搏或心脏再同步化治疗（CRT）出现于 20 世纪 90 年代后期，之后一段时间由于其他可替代的起搏部位出现，它的影响变小。

随着研究的继续进行，RVOT 起搏（现在被称为右心室间隔部起搏）的更多益处已经被发现。本章研究了巴赫曼束、希氏束和右心室间隔永久导线植入技术，并讨论了每个部位对于患者的潜在优势。

巴赫曼束起搏

巴赫曼束位于窦房结和房室结之间的三条连接纤维的前面[5]，在它转向后方并朝房室结向下走行之前，横跨房间隔内顶部的前方（图 7-1，7-2）。窦房结是心传导系统中仅有的不在间隔附近的主要部分。这导致了心房不对称活动（先右后左），形成老化和心房纤维化的问题，并可能导致房颤。

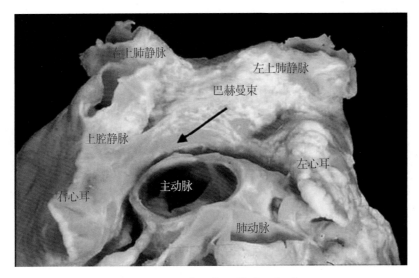

图 7-1　心脏上表面的病理标本

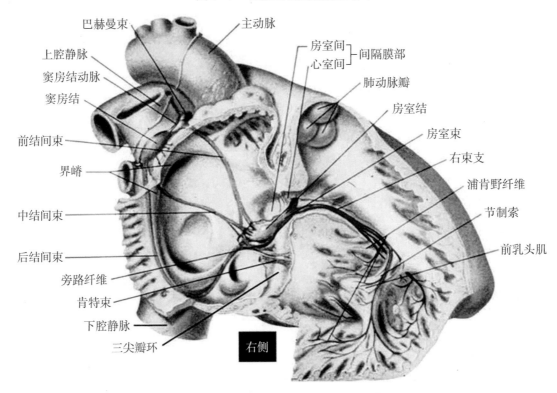

图 7-2　心脏传导系统的剖视图

BB 起搏导致了更快、更对称的心房活动，从而导致更短的 P 波持续时间。一项多中心研究显示，相较于 RAA 起搏，BB 起搏患者在心房颤动负担方面下降明显[6]。此外，BB 起搏已经显示出可改善 CRT 期间左心房和左心室之间的收缩耦联[7]。

技术

BB 起搏通过使用固定螺旋或可伸缩导线来完成。导线伸进心房处，在这里笔直钢丝转为 J 形钢丝。根据心房大小，短曲线可能优于长曲线，将钢丝顶端弯曲成小曲度有助于导线直接在内侧进入间隔（图

7-3）。如果心房是空的，简单旋转导线及逆时针转动钢丝，使其进入房间隔，并将导线的头端固定于房间隔顶部前方（图 7-4）。如果心房更小，可能有助于导线穿过三尖瓣并回撤入心房，同时保持逆时针扭矩，因为导线沿着间隔处到前面顶部或心房。通常在透视下以前后位视角进行这些植入操作，随后将透视移动到左前斜位 45°角，可以显示导线从右侧指向高位房间隔。

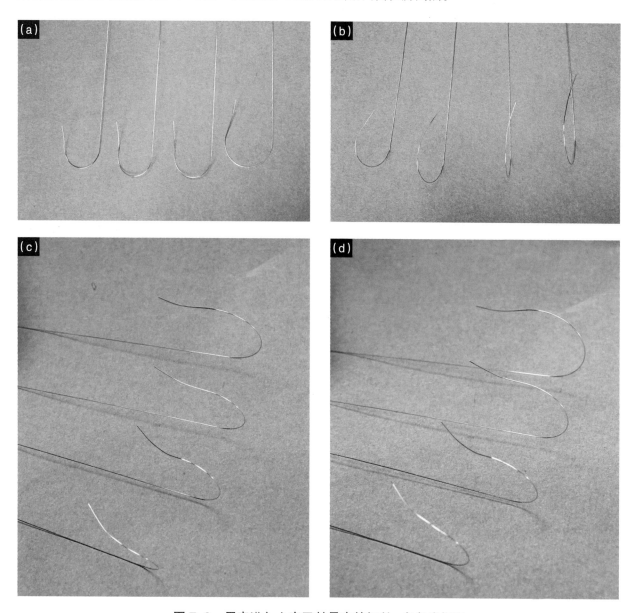

图 7-3　用来进入心房巴赫曼束的钢丝：多角度视图

一些介入医生可能发现可伸缩导线难以沿间隔保持固定，因为容易滑入右心耳。如果滑入了右心耳，解决方法包括：延伸一个或两个螺旋结构的旋转方向使导线抓住组织，延长整个螺旋结构并将其作为固定螺旋导线使用，转变为固定螺旋导线，或者使用指引导管引导导线。

需要注意的是许多患者存在卵圆孔未闭，起搏导线在被拉至房间隔上时可以穿过左心房（图 7-5）。如果 X 线透视没有发现这一情况，导线将撑开卵圆孔并形成持续分流。

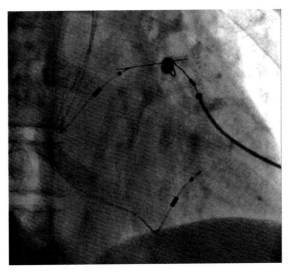

图 7-4　在巴赫曼束和房间隔的起搏导线

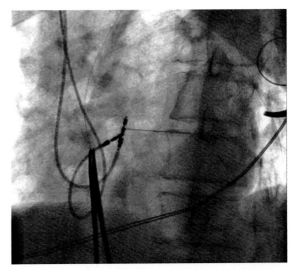

图 7-5　穿过未闭卵圆孔的起搏导线，注意它在左前斜位观垂直于屏幕

希氏束

在传导完整的患者中，希氏束起搏导致了正常的左心室同步激活伴窄的 QRS 波群。与其他心室起搏位置如心尖或间隔部相比，希氏束要更精确得多，因此也更耗时。在 Deshmukh 等的原始研究中[3]，单腔起搏的平均操作时间（包括 12 个患者中的 10 例房室结消融）为 3.7±1.6 小时。

技术

操作步骤包括通过股静脉或锁骨下静脉放置希氏束导线，并精细绘制相关区域以识别最大希氏潜力。永久性起搏导线通常通过使钢丝成形为与第一曲线正交并对准内侧的次曲线来定位。然后将起搏导线引导到在三尖瓣上方的膜性室间隔中，最大的希氏尖峰部位（图 7-6,7-7）。与巴赫曼束起搏一样，固定螺旋导线可能是有利的，因为其在固定之前不太可能滑出原位。操作过程中，1 或 2mm 的误差对于窄 QRS 波的实现与否有很大影响。完成真正的希氏束起搏和获得正常的、窄 QRS 波成功率的提高，可能与导线固定期间增加了更多转向以保证更深地渗入组织有关，还可能与使用了更长的螺旋导线有关。

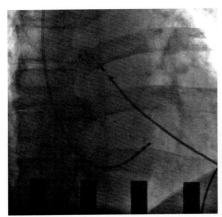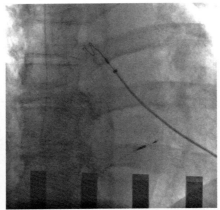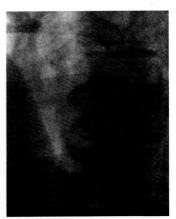

图 7-6　右前斜位透视影像显示希氏束电极的最终位置

注：AbL-cath：消融导线；Hx-map：希氏束定位导线；PPM-L：永久起搏器导线（图片由 P.Deshmukh，MD. 提供）。

希氏束起搏存在高起搏阈值和导线移位的问题。为了安全起见，一些介入医生将在间隔或心尖部位植入次级心室导线，在心房口使用有希氏束导线，在心室口使用有右心室导线的双腔装置。然后将这一装置设定为 DDIR 模式，右心室导线仅在需要时起刺激作用。

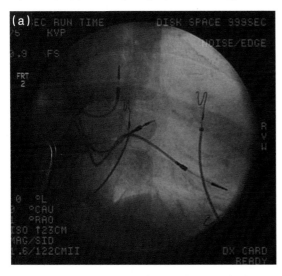 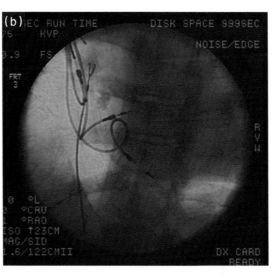

图 7-7　永久性希氏束导线放置的（a）右前斜位视图；（b）左前斜位视图（图片由 R.Hoyt，MD. 提供）

右心室流出道（间隔部）起搏

自从 de Cock 进行早期研究以来，人们对右心室间隔部起搏产生了大量的关注度。已经有大量小型研究显示右心室间隔部起搏可以增加心输出量[1, 8-10]，使 QRS 波变窄[9, 11]，使二尖瓣和三尖瓣关闭不全发生率降低[11, 12]，房颤病情进展更慢[13] 及更好地长期保持左心室功能良好[14]。一项研究[15]甚至显示右心室间隔部的起搏改善了伴有房颤快速传导的患者起搏器心室率调节算法的性能。

由于这些和许多类似研究的结果，许多介入医生已经应用右心室间隔部起搏作为标准处理方法。目前正在进行更大型的随机试验，将更多关注于右心室最佳起搏位置的优化[16]。

技术

右心室间隔部起搏最常见技术是通过三尖瓣伸入主动固定起搏导线，或者通过回撤钢丝并使导线脱垂通过瓣膜或是导线钢丝呈足够的曲度以使导线伸进右心室。一旦穿过三尖瓣，导线会伸进右心室流出道，穿出后进入肺动脉（PA）（图 7-8）。一旦进入肺动脉，一个特殊形状的钢丝（图 7-9）即伸进导线头端，并通过小的前后、回撤和前进动作将引线带下隔膜，直到导线掉到推进和固定的节制索下方（图 7-10）。钢丝呈一个大的弯曲形以防止导线落至心尖，头端的一个次级曲线将导线头端引向间隔处。笔者更倾向于在右前斜位的浅处

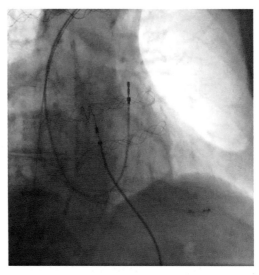

图 7-8　肺动脉起搏导线的右前斜位视图

（20°～30°）监控导线位置,这样可以很好地描绘出右心室,可以轻松看到导线降至节制索(图7-11)。为了证实间隔放置而不是右心室游离壁,移动透视至左前斜位45°,导线应当直接指向屏幕并向右转入间隔处（图7-4）。

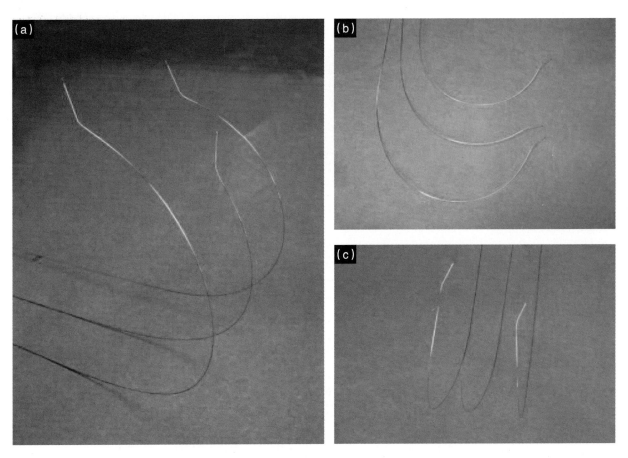

图7-9　用于中隔导线放置的钢丝（远端弯曲使导线指向右心室间隔）

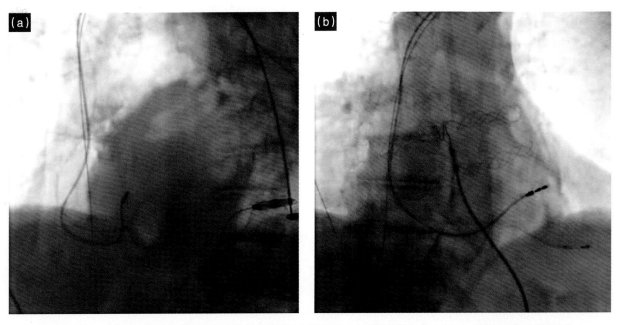

图7-10　导线右前斜位视图显示其从间隔部走行至（a）节制索上方,（b）间隔固定处的下方

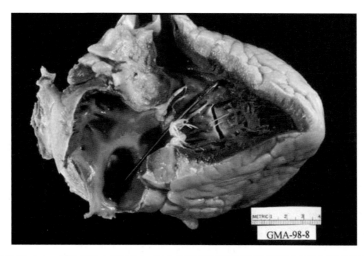

图 7-11　病理标本显示右心室间隔起搏导线恰好位于节制索下方

　　和巴赫曼束和希氏束起搏一样，一些介入医生更喜欢固定螺旋导线，因为可以更容易以小的增量下降至间隔处，而不是下降到低于预期水平，可能需要多次尝试最佳定位和重塑导线钢丝。

　　这些技术也适用于 ICD 导线。研究显示右心室间隔部 ICD 导线放置是安全的[17, 18]，并且传感和除颤阈值均较好[19, 20]。

结论

　　和我们所做的大多数事情一样，可替换位置起搏的发展和学习也是在进行中前进的。通过花费时间在心房手术学习这些技术，操作中会非常快地获得较短的 P 波间期及较短的房内传导延迟，有利于抑制房颤，并在 CRT 下可见左心房 – 左心室更好的同步。在心室内，将使 QRS 轴正常化，使 QRS 波变窄，保持左心室射血分数，以及减少核扫描时灌注损伤的发生率。

参考文献

［1］de Cock CC，Meyer A，Kamp O，et al. Hemodynamic benefits of right ventricular outflow tract pacing：comparison with right ventricular apex pacing. Pacing Clin Electrophysiol 1998；21(3)：536–541.

［2］Saksena S，Prakash A，Ziegler P，et al. Improved suppression of recurrent atrial fibrillation with dual - site right atrial pacing and antiarrhythmic drug therapy. J Am Coll Cardiol 2002；40(6)：1140–1150；discussion 1151–1152.

［3］Deshmukh P，Casavant DA，Romanyshyn M，et al. Permanent，direct His - bundle pacing：a novel approach to cardiac pacing in patients with normal His - Purkinje activation. Circulation 2000；101(8)：869–877.

［4］Delfaut P，Saksena S，Prakash A，et al. Long - term outcome of patients with drug - refractory atrial flutter and fibrillation after single - and dual - site right atrial pacing for arrhythmia prevention. J Am Coll Cardiol

1998；32(7)：1900–1908.

[5] de Micheli Serra A，Iturralde Torres P，Aranda Fraustro A. About the specialized myocardial conducting tissue. Arch Cardiol Mex 2013；83(4)：278–281.

[6] Bailin SJ，Adler S，Giudici M. Prevention of chronic atrial fibrillation by pacing in the region of Bachmann's bundle：results of a multicenter randomized trial. J Cardiovasc Electrophysiol 2001；12(8)：912–917.

[7] Suzuki T，Osaka T，Kuroda Y，et al. Potential benefit of Bachmann's bundle pacing on left ventricular performance in patients with cardiac resynchronized therapy. Circ J 2012；76(12)：2799–2806.

[8] Giudici MC，Thornburg GA，Buck DL，et al. Comparison of right ventricular outflow tract and apical lead permanent pacing on cardiac output. Am J Cardiol 1997；79(2)：209–212.

[9] Mera F，DeLurgio DB，Patterson RE，et al. A comparison of ventricular function during high right ventricular septal and apical pacing after His - bundle ablation for refractory atrial fibrillation. Pacing Clin Electrophysiol 1999；22(8)：1234–1239.

[10] Victor F，Mabo P，Mansour H，et al. A randomized comparison of permanent septal versus apical right ventricular pacing：short - term results. J Cardiovasc Electrophysiol 2006；17(3)：238–242.

[11] Lewicka - Nowak E，Dabrowska - Kugacka A，Tybura S，et al. Right ventricular apex versus right ventricular outflow tract pacing：prospective，randomised，long - term clinical and echocardiographic evaluation. Kardiol Pol 2006；64(10)：1082–1091；discussion 1092–1093.

[12] Hemayat S，Shafiee A，Ora Ⅱ S，et al. Development of mitral and tricuspid regurgitation in right ventricular apex versus right ventricular outflow tract pacing. J Interv Card Electrophysiol 2014；40(1)：81–86.

[13] Parekh S，Stein KM. Selective site pacing：rationale and practical application. Curr Cardiol Rep 2008；10(5)：351–359.

[14] Tse HF，Yu C，Wong KK，et al. Functional abnormalities in patients with permanent right ventricular pacing：the effect of sites of electrical stimulation. J Am Coll Cardiol 2002；40(8)：1451–1458.

[15] Tse HF，Siu CW，Lau CP. Impact of right ventricular pacing sites on exercise capacity during ventricular rate regularization in patients with permanent atrial fibrillation. Pacing Clin Electrophysiol 2009；32(12)：1536–1542.

[16] Da Costa A，Gabriel L，Romeyer - Bouchard C，et al. Focus on right ventricular outflow tract septal pacing. Arch Cardiovasc Dis 2013；106(6–7)：394–403.

[17] Giudici MC，Barold SS，Paul DL，et al. Right ventricular outflow tract placement of defibrillation leads：five year experience. Pacing Clin Electrophysiol 2004；27(4)：443–446.

[18] Lubinski A，Lewicka - Nowak E，Królak T，et al. Implantation and follow - up of ICD leads implanted in the right ventricular outflow tract. Pacing Clin Electrophysiol 2000；23(11 Pt 2)：1996–1998.

[19] Mollerus M，Lipinski M，Munger T. A randomized comparison of defibrillation thresholds in the right

ventricular outflow tract versus right ventricular apex. J Interv Card Electrophysiol 2008；22(3)：221–225.

［20］Crossley GH，Boyce K，Roelke M，et al. A prospective randomized trial of defibrillation thresholds from the right ventricular outflow tract and the right ventricular apex. Pacing Clin Electrophysiol 2009；32(2)：166–171.

8. 如何在植入时使 CRT 反应最大化

Attila Roka[1], *Gaurav Upadhyay[2]*, *Jagmeet Singh[3]*, *and E. Kevin Heist[3]*

1 Cardiovascular Institute of the South, Meridian, MS, USA
2 Heart Rhythm Center, University of Chicago Hospital, Chicago, IL, USA
3 Cardiac Arrhythmia Service, Massachusetts General Hospital, Boston, MA, USA

植入前的评估

需要评估心力衰竭的严重程度、左心室射血分数（LVEF）和 12 导联心电图，以确定 CRT 植入的指征[1]。为了优化患者选择，应当在操作之前解决诱发心衰和心肌病变的潜在可逆因素（如不可控制的高血压、缺血、不恰当治疗）。

尽管接受 CRT 植入的大多数患者至少有中度严重心力衰竭，当患者不稳定时要小心进行治疗操作。容量超负荷和肺充血可能限制患者仰卧位时的治疗时间，还会增加手术相关风险。大多数介入医生倾向于手术时采用清醒麻醉，因为这样做可以将围手术期并发症降至最低。然而，对于伴重度心力衰竭或合并症的患者，麻醉科会诊可能需要考虑全身麻醉。

多个成像形态可以评估左心室的不同步性，尽管机械不同步评估在预测 CRT 反应上存在争议。超声心动图是评估 LVEF 最常见的形式，但它也可以用于评估右心室功能不全、瓣膜病理学及心室间或室内传导延迟。尽管这些可能有助于识别更高的无应答风险，但仍然没有足够的数据去阻止那些基于 QRS 波形和左心室功能不全而成为 CRT 候选人的患者进行治疗。心脏 MRI 也可以用来评估可能影响治疗结果的不同步性和瘢痕负担。

冠状静脉解剖的评估

经静脉左心室导线定位常局限于冠状静脉的解剖。冠状窦解剖结构的影像研究可能有助于决定患者是否适合行经静脉植入，并为冠状窦通路做准备，尽管这些不是常规操作。

尤其是常规冠脉造影时，造影剂注射后的延迟影像可以显现出冠状窦及其主要分支的解剖结构。尽管该技术不能评估出冠状窦的末端分支，但影像图片可能用于识别冠状窦口的透视标记以指导置管，并评估是否存在更大的侧支。

心脏 CT 静脉造影提供了冠状静脉解剖的详细视图。冠状静脉解剖的预植入评估可缩短 CRT 植入的操作时间。其他用途包括识别最新的机械激活区域，以用于目标左心室导线的放置和膈神经走行的可视化。手术过程中的 CT 影像可以与透视影像、电解剖标测融合在一起，提供良好的指导。造影剂过敏或严重肾功能不全可能会妨碍 CT 成像的使用。CT 与电解剖标测融合需要特殊的硬件和软件支持。

心脏 MRI 也可以被用于评估冠状静脉。此外，该技术可以描述最新激活的区域、瘢痕区，以及一般的瘢痕负担。在缺血性心肌病中，只有不到 15% 的完全心肌梗死和缺乏显著后外侧瘢痕与反应良好有关。禁忌证包括严重肾功能不全、先前植入了非 MRI 兼容硬件、不能配合长时间检查的患者。

小型研究发现，尽管这些高级的影像形式提高了植入成功率和应答率，但常规使用成本效益较差，适用于预期解剖困难或经历过失败植入的患者。

经静脉左心室导线植入

CRT 的标准方法是植入三个血管内导线用于心脏激活：右心室、右心房和一根心外膜左心室导线通过冠状窦进入冠状静脉（图 8-1，8-2）。虽然这是最常用的方法，但它依赖于高度可变的静脉解剖结构。左心室导线植入失败最常见原因是导线不能插入冠状窦或者静脉解剖不适合此法。在几乎所有 CRT 植入病例中，都会在导线插入冠状窦后获得静脉造影，使用封堵器球囊和手动注射造影剂。要注意避免冠状窦充盈不全，因为其他适合导线植入的侧支可能被忽略。

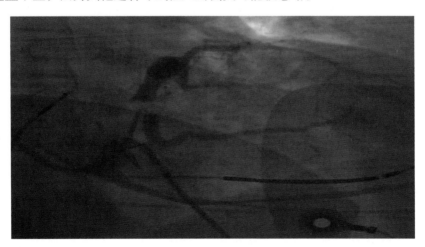

图 8-1　冠状窦

注：使用封堵器球囊和手动造影剂注射行静脉造影，冠状窦体完全被球囊封堵，静脉甚至小分支都清晰可见。接近封堵器位置的后静脉，通过侧支循环充盈。

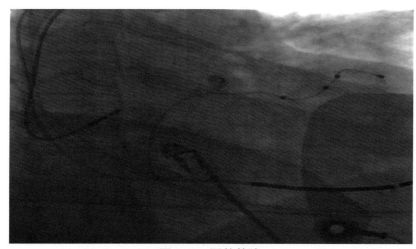

图 8-2　冠状静脉

注：后外侧静脉被用于左心室导线植入，四极导线被置于一个稳定的楔形部位。通过近端电极对之间的起搏实现基底 – 中后外侧 LV 节段的刺激。

即使冠状窦合适，不恰当的左心室导线位置、高起搏阈值或膈神经激活都可能阻碍左心室起搏。目前在经验丰富的中心进行植入的成功率在 90% 以上，尽管存在如前所述的问题，其中的一些植入会涉及不达标的左心室导线定位。

第 7 章详细说明了左心室导线植入技术。欧洲心律协会（EHRA）和心律学会（HRS）已经发表了经静脉 CRT 植入推荐方法的指南[1]。通常应当首先放置右心室导线，因为操作其他导线时它有更少的移位可能性，提供了关于三尖瓣位置和右心房尺寸的信息，如果冠状窦植入时右束支出现机械性损伤，还可以用于后备起搏，这可能导致先前有左束支传导阻滞（LBBB）的患者出现短暂的完全性房室传导阻滞。

大部分现有左心室导线是低端配置（5Fr 或更小）的双极或四极导线，导线通过指引导丝传送到目标静脉。或者可以直接使用钢丝将导线推进到静脉中，导线通常细且足够灵活，以保证至少能伸入冠状静脉的基底至中间部分。四极冠状窦导线允许多个起搏配置，为避免膈神经刺激或高阈值部位提供选择。它也可以保证远端导线位置更稳定，仍然允许在需要时在近端电极上起搏。在一项使用这些导线进行急性超声指导的 CRT 优化研究中，与双极对照组相比，22 例患者于术后 6 个月时在纽约心功能（NYHA）分级和左心室射血分数方面显示改善[2]。在涉及 13 个国家 63 个中心的 1068 名计划行 CRT 治疗的心力衰竭患者的 MORE - CRT 研究中，发现四极导线也是安全的。进行 CRT 治疗的患者以 1∶2 的比例随机分为双极导线组和四极导线组。第 6 个月时，与双极对照组相比，四极导线组患者更大可能地避免了手术过程中和手术后的左心室导线相关并发症，差异显著（85.97%VS 76.86%），这一优势的主要驱动因素是手术中的并发症发生率（5.98%VS 13.73%）。

四极导线还可以通过兼容的脉搏发生器实现多级左心室起搏。44 名接受 CRT 植入的患者随机接受双心室起搏或多级起搏。对每一位患者来说，指定起搏模式的最佳起搏配置基于术中压力 – 体积循环测量而设置。3 个月之后，50% 的双心室起搏患者和 76% 的多级起搏患者均有反应（收缩末容积减小 ≥ 15%）。与传统的双心室起搏组相比，多级起搏组在收缩末容积减小、射血分数增加、与基线相关的 NYHA 分级降低方面均更显著。

对于目标静脉狭窄的患者可以应用球囊血管成形术。在植入过程中观察到冠状窦夹层时血管成形术可作为一种抢救手段，否则会妨碍下一步的导线植入。穿孔与压塞的风险较低。在目标区域没有合适的冠状静脉解剖的患者，可以考虑使用扩张和侧支静脉。借助这些介入技术的通路，植入成功率可能高达 99%。一项单中心的回顾分析显示 3.5% 的患者需要进行左心室导线植入的静脉成形术。其中，有 77% 的冠状静脉、13% 的锁骨下静脉、10% 的瓣膜结构在冠状窦或 Marshall 静脉内。环状结构的膨胀压力较高（16 ± 3atm），但是并发症罕见。大多数情况下，应用 3 mm 直径的短球囊。

高起搏阈值或膈神经刺激可能需要完成电极放置，该部位用传统固定装置可能无效。因为会有晚期导线失败的高风险存在，故不推荐用保留钢丝的方式固定导线。然而，导线远端附近植入的冠脉支架可能会使新位置保持固定。针对用支架固定冠状窦导线的 312 例患者的大型单中心研究显示，该方法长期安全有效，可预防导线拔除。95% 的患者由于手术中导线不稳定或膈神经刺激而放置了支架，仍有 5% 的患者由于先前导线脱位需要放置支架，金属裸支架在最接近近端电极处植入 5~35mm，导线没有机械性损伤，也没有发现冠状窦穿孔。在一项平均为期 28.4 个月的随访中，在 4 例患者中出现了左心室起搏阈值的显著增加，有 2 例患者需要再次手术（0.6%），18 例患者发现膈神经刺激，7 例患者进行了消融导线血管内再次放置，在 3 例患者中，导线在首次植入 3~49 个月后发生了脱落但不伴发并发症（由于感染或心脏移植）。

目标左心室导线放置

CRT 的目的是降低心室间和心室内不同步的血流动力学结果。左心室导线的最佳位置被认为是在双心室起搏导线至心室激活时间减少最大的部位，在没有显著电机械解耦或延迟的情况下，可能导致机械的不同步化减少。

即使在左束支传导阻滞的患者中，心室激活形态和机械不同步化的分布仍有很大的可变性。临床操作中，经静脉植入期间的细节绘制不可行。通过心内膜和外科心外膜通路植入导线可能有更大的潜力用于个体化目标起搏，方法包括电、机械和解剖参数。

解剖定位仍然是最常见的用于获得最佳导线位置的方法。针对左心室的目标，"节段" 是一种常用的左心室导线放置策略，以基底 – 中后外侧 – 外侧区域为目标。在前瞻性随访 15.1 ± 9.0 个月的 115 名接受 CRT 治疗的患者中，心尖电极放置显示较差（心衰住院治疗、心脏植入术或全因死亡率的联合终点），心尖组的无事件生存率显著较低：52% VS 79%，在心功能（NYHA）分级和左心室逆转重塑的改善率方面也都更低。心尖处放置的左心室导线在 REVERSE 和 MADIT - CRT 试验中出现了更糟的临床结果。COMPANION 和 MADIT - CRT 研究显示了外侧、前位和后位左心室导线位置之间的反应相当，而 REVERSE 试验的患者受益于外侧导线位置。51 名进行 CRT 治疗的患者证明了导线间距离的重要性；左心室和右心室导线头端分离被术后前后位和侧位 X 线透视确定。在侧位 X 线片上校正的直接左心室 – 右心室导线间距与 delta dP/ dt 显著相关，在侧位片上急性血流动力学反应者校正的水平导线间距更大；其他参数与血流动力学变化不相关。

另一个选择是争取最大的电延迟以提高 CRT 的疗效[3]。一些基于心内电图的算法已经被研究用于引导左心室导线放置，测量左心室导线电延迟（LVLED，Q-LV）可以通过在冠状静脉内移动左心室导线来识别不同位置的晚期激活区域。在一项对 52 例患者的研究中，发现 LVLED 可预测 CRT 的反应（在 6 个月时 LVESV 下降 >15%，图 8-3）。

由于临床症状的改善是机械功能改善的预期结果，因此伴最大机械延迟的目标区域也可以用于指导 CRT。超声组织多普勒成像（TDI）和带标记的 MRI 也可以用于指导 CRT。一项评估该技术以识别最新激活左心室区域作用的研究包括了 244 名进行 CRT 治疗的心衰患者。以在左心室的中心短轴图像处获得的径向应变 - 时间曲线为基础，最频繁的最新激活区域是后部（36%）和外侧（33%）。在最近的机械激活部位起搏会使 CRT 治疗 6 个月后出现良好的超声心动图反应，且长期随访期间预后良好。

影像研究可能基于预期的优化机电效应帮助选择左心室起搏的特殊部位。超声心动图（TDI 或组织同步影像）可识别伴显著机械性延迟的左心室部位，在这些部位起搏可能导致更大的左心室重塑和改善临床结果。目前，没有足够的数据支持急性血流动力学测量在目标导线植入过程中的作用。

随机 TARGET 研究评估了目标左心室导线放置对于 CRT 结果的影响[4]。220 位患者接受了基线超声心动图斑点追踪二维径向应变成像，然后被随机平均分为两组。在 TARGET 组，左心室导线置于收缩峰的最近部位，伴 ≥ 10% 的振幅以表示瘢痕。在对照组，患者进行了标准的无引导 CRT，根据左心室导线到最优部位的关系对患者进行分类，有协调的（在最优部位），毗邻的（在 1 个节段以内），或远离的（大于 2 个节段）。主要终点在 6 个月时下降 ≥ 15%，次级终点是临床反应（NYHA 改善

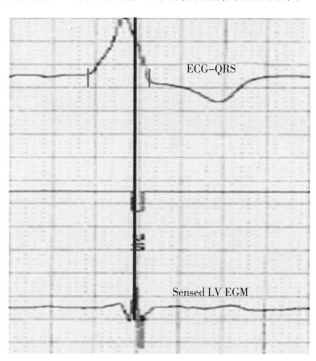

图 8-3　用电延迟优化左心室导线放置。QRS 波起始与感知到左心室信号（Q-LV），以及可以在定位导线时测量 Q-LV 与 QRS 的时间比率（LVLED）LVLED 显示与 CRT 治疗期间的临床效果有关

≥ 1）、全因死亡率，以及综合全因死亡率和心衰相关的住院治疗。在 TARGET 组中，6 个月时有更大比例的应答者（70% VS 55%）。与对照组比较，TARGET 组患者有更高的临床反应（83% VS 65%），以及更低的联合终点率。

多位点或多极心室起搏（超过一个左心室导线）可能为更多同源心室激活提供更大获益，还需要更多的临床数据以评估其是否优于双心室起搏。

随机 TRIP - HF 研究比较了三位点与双位点双心室起搏的影响。在一项多中心、单盲、交叉研究中，纳入了 40 名中至重度心衰患者，平均左心室射血分数为 26%，永久性房颤伴慢心室率。34 例患

者成功植入了 CRT 装置，该装置连接一个右心室导线和两个左心室导线，插进两个独立的冠状窦分支内。3 个月的双心室起搏后，患者随机分为用一根右心室和两根左心室导线（3-V）刺激组或用一根右心室导线一根左心室导线（2-V）常规刺激组，刺激 3 个月后再相互交换。主要研究终点是心室再同步化的质量（Z 比值）。次级终点包括逆转左心室重塑、生存质量、6 分钟步行距离（6MWD）及手术相关死亡率和发病率。在 2-V 组与 3-V 组未观察到在 Z 比值、生存质量和 6 分钟步行距离方面有显著差异。然而，3-V 组可见明显升高的 LVEF（27% VS 35%），更小的 LVESV（157 VS 134）和直径（57mmVS 54 mm）。实验结果还需要在更大的 CRT 治疗群体中进行验证。

其他左心室导线植入术

在 CRT 治疗的最初病例中，左心室导线通过开胸术外科手段植入，这种方法死亡率相当高，需要全身麻醉且所需康复时间较长。外科放置电极的长期电稳定性低于经静脉通路的电极放置。然而，该方法不需要透视指导，不受限于静脉解剖，允许视觉识别最近收缩的部分，并且可以防止膈神经刺激。大部分外科植入可以通过局限的开胸术完成。手术是在心脏跳动的情况下使用单肺通气进行的，在腋中线前方的第 4 或第 5 肋间隙行 2~3 英寸切口。肺被向后推，心包在膈神经前方被打开，标测左心室以确定最佳起搏部位，并使用一个心外膜导线放置装置以连接电极。导线通过隧道至发生器部位，通常位于左锁骨下方。这一技术安全可操作，其优点与经静脉 CRT 相似。在 33 位患者的功能和超声心动图参数显示相似的改善，VO2 峰值延迟发作有所改善。作为小型开胸术的替代方法，电视辅助胸腔镜也可以用于导线植入。

伴心内膜刺激的双心室起搏可能会提供比心外膜刺激更均匀的心室内再同步。经间隔入路技术可以用于在左心室植入传统的心内导线，以达到心内膜刺激的目的。左心室的心内膜表面可以用 EP 导线或导线本身进行标测以定位最适合导线植入 – 电解剖标测的位置，用于精确识别左心室最新的刺激区域。该技术的主要缺点是未知的远期血栓栓塞风险，因此需要长期抗凝。在对一系列病例中的 6 位患者平均超过 85 个月的随访中，1 位患者在 3 个月时发生左心室导线脱位，需要再次介入；1 位患者在抗凝药意外中断的情况下发生短暂性脑缺血发作。这些患者术后需要立即全程抗凝，增加了围手术期出血并发症的风险，二尖瓣损伤和心内膜炎是罕见却严重的并发症。

经心尖心内左心室导线植入也在病例系列中进行了研究。该技术将微创外科手术方法与心内膜起搏的假定优势相结合，在具有广泛的心外膜粘连以致无法进入心包腔的患者群体中使用。在全身麻醉诱导和选择性支气管插管后，左心室尖通过经胸超声心动图定位，随后行小型左侧开胸术。利用 Seldinger 技术穿刺左心室尖，腔内插入自动固定导线，用荷包缝合控制出血，导线在透视指导下通过导线进入最终部位。由于经心尖心内导线植入不涉及二尖瓣，因此发生二尖瓣心内膜炎的可能性很小。导线在皮下通过囊袋连接到发生器，需要长期抗凝。该技术的优点是心内膜节段的可获得性不受冠状窦解剖的限制和不存在膈神经刺激。

右心室导线植入

右心室起搏或起搏/除颤导线的最佳位置尚不明确。在参加 REVERSE 研究中,有 346 位患者使用了活动(CRT)手臂,分析终点(死亡和首次心衰住院治疗)未发现右心室心尖导线放置和非心尖部导线放置存在显著差异。Khan 等[4]也分析了右心室导线植入位置对 CRT 结果的影响。在 131 位 CRT 患者中,左心室导线优先置于外侧或后外侧,右心室导线置于间隔处或右心室顶点。在 6 个月的随访中 LVESV 的平均降低值(RVS VS RVA:$-23.3 \pm 16\%$ VS $22.1 \pm 18\%$;$P = 0.70$)或应答率(58.2% VS 57.9%;$P = 0.97$)没有显著差异。这一研究还发现左心室位置与预后相关:如果将其放置在最新收缩的起搏节段(由二维散斑追踪径向应变成像决定),则应答率较高(76.1% VS 36.7%;$P < 0.001$),该差异不受右心室导线放置位置的影响。

当在非心尖部位放置 ICD 导线时,提高除颤阈值是常见的考虑因素。Reynolds 等[5]在一项针对 33 位患者的前瞻性随机研究中发现右心室流出道和右心室心尖部位没有显著差异(RVA,9.8 ± 7.3 J;RVOT:10.8 ± 7.2 J;$P = 0.53$)。

植入时的装置优化

已经有大量的针对 CRT 治疗后房室和室间超声心动图优化的研究,结果发现 CRT 治疗总体上取得了不同程度的成功。超声心动图 CRT 优化的操作在各个植入中心之间的差异仍很大,因为最佳的方法和时间尚不可知,并且该技术也相当耗时。就在最近,研究者主张在植入时进行心电图优化。方法学的焦点在于改变左心室偏移时间以使起搏的 QRS 间期最小化同时保持左心室预激的证据(通常由 V_1 导线出现 R 波证实)。早期证据表明室间间期的心电图优化可能是改善 CRT 反应的一种简单、经济有效的方法。新的替代方法正在研究中(响应 CRT,自由),如自动化 CRT 优化。

心房颤动

房室结消融通常推荐用于伴永久和/或持续房颤及心室率增高导致双心室起搏减少的 CRT 治疗患者[6]。SPARE Ⅱ 研究是一项前瞻性、多中心的观察研究,根据固有心律(窦性心律或房颤)将患者分组。在最初 2 个月,房颤组服用优化了的阴性变时药物。如果心室起搏 $\leq 85\%$,推荐 AVJ 消融。有效者被定义为不需要心脏移植就能存活下来的患者及植入 12 个月后 LVESV 下降 $\geq 10\%$ 的患者。包括 202 位患者在内,其中 156 位(77%)为窦性心律,46 位(23%)有房颤。药物优化后,只有 28% 的房颤患者需要 AVJ 消融。窦性心律组 53% 为有效者,房颤组比例为 48%($P =$ NS)。在房颤患者中,不做 AVJ 消融的患者有效率为 48%,做消融术的有效率为 46%($P =$ NS)。三个组的 LVESV 均有下降。房颤患者的死亡率高于窦性心律患者:21% VS 5.7%($P < 0.05$)。

装置升级

新的指南强调了已经植入起搏器的患者进行 CRT 的重要性,可以避免起搏诱发的不同步和重塑[1]。

瘢痕或静脉堵塞（图 8-4，8-5）可能会给现有装置的升级带来困难。这些患者的围手术期风险更高：在 REPLACE 登记中，对于正在升级到 CRT 装置并在现有导线上增加新的心内膜左心室导线的患者，6 个月的主要并发症发生率为 18.7%。锁骨下静脉栓塞风险与导线植入数量有关，在 CRT 治疗患者，这一风险高达 30%。通过上肢静脉注射行锁骨下静脉造影是一个简单有效的技术，以评估升级之前或导线修复之前的静脉解剖，如果同侧植入可行，可以行静脉成形术，否则导线要从对侧部位经通道进入装置囊袋。

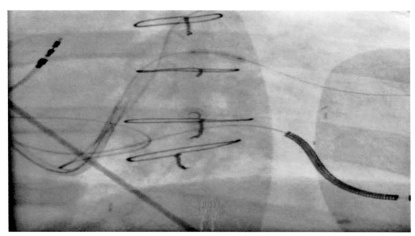

图 8-4　CRT 系统纠正

注：缺血性心肌病患者进行早期系统修正，冠状窦导线从外侧静脉拔除，新的导线植入前外侧静脉。当反应较小时，可增加新的导线植入外侧静脉，但受限于近端部分的严重狭窄。应用球囊血管成形术，尽管膨胀至 18atm，但狭窄仍未解决。

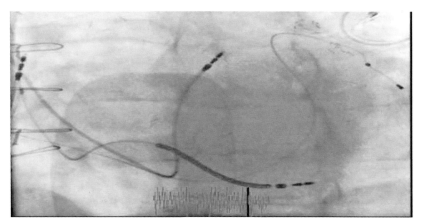

图 8-5　"三心室"起搏

注：右心室导线加入右心室流出道位置以形成伴两根右心室导线和一根左心室导线的"三心室"起搏。

围手术期和术后期

　　介入医生应该做好准备以处理最常见的 CRT 植入并发症：植入左心室导线失败（需要采用可替代植入方法）、囊袋血肿、血胸或气胸、冠状窦夹层、心脏穿孔或压塞、心外刺激、完全性心脏传导阻滞、左心室导线移位、充血性心力衰竭加重和急性肾功能衰竭。围手术期总的并发症发生率在 4% 左右，从初期 CRT 试验的 28% 下降到 4%。

最佳的术后住院时间未知，大多数中心会在植入后日夜不间断观察患者。尽管双心室起搏后致心律失常的概率极低，但其可以导致 ICD 电击或猝死的非常严重的并发症。且要在患者出院前纠正可能会发现的不理想的双心室起搏（心搏融合、频繁早搏、房性心动过速伴快速心室率）。

植入后不久要进行药物治疗的纠正，心动过缓不应该成为 β 受体阻滞剂滴定过程的限制因素，轻微低血压的患者也可以应用血管转换酶抑制剂（ACEI）。随着心衰和充血症状改善，利尿剂的用量可以减少，尽管这可能会在植入后的几个月内发生。

结论

CRT 的效果取决于合适的患者选择、理想的导线植入、装置编程及最大限度地降低围手术期和手术后并发症的风险。尽管大型随机试验继续确定可能受益于 CRT 的患者群体，但仍有相当一部分患者仍无恰当的应答，基于循证医学的围手术期护理和可替换植入通路技术可能提高 CRT 的疗效并降低并发症的发生率。

参考文献

［1］European Heart Rhythm Association；European Society of Cardiology；Heart Rhythm Society；Heart Failure Society of America；American Society of Echocardiography；American Heart Association；European Association of Echocardiography；Heart Failure Association，Daubert JC，Saxon L，et al. 2012 EHRA/HRS expert consensus statement on cardiac resynchronization therapy in heart failure：implant and follow - up recommendations and management. Heart Rhythm 2012；9(9)：1524–1576.

［2］Calò L，Martino A，de Ruvo E，et al. Acute echocardiographic optimization of multiple stimulation configurations of cardiac resynchronization therapy through quadripolar left ventricular pacing：a tailored approach. Am Heart J 2014；167(4)：546–554.

［3］Gold MR，Birgersdotter - Green U，Singh JP，et al. The relationship between ventricular electrical delay and left ventricular remodelling with cardiac resynchronization therapy. Eur Heart J 2011；32(20)：2516–2524.

［4］Khan FZ，Virdee MS，Palmer CR，et al. Targeted left ventricular lead placement to guide cardiac resynchronization therapy：the TARGET study – a randomized，controlled trial. J Am Coll Cardiol 2012；59(17)：1509–1518.

［5］Reynolds CR，Nikolski V，Sturdivant JL，et al. Randomized comparison of defibrillation thresholds from the right ventricular apex and outflow tract. Heart Rhythm 2010；7(11)：1561–1566.

［6］Yin J，Hu H，Wang Y，et al. Effects of atrioventricular nodal ablation on permanent atrial fibrillation patients with cardiac resynchronization therapy：a systematic review and meta - analysis. Clin Cardiol 2014；37(11)：707–715.

9. 如何进行胸下装置植入

Gurjit Singh and Claudio Schuger

Cardiac Electrophysiology, Henry Ford Hospital, Detroit, MI, USA

自从心脏装置发生器兴起以来，已经从腹壁缓慢地扩大到左胸部位置。起搏器由于尺寸较小，传统上一般放置在胸前区域。随着双极起搏和更小的起搏发生器的发展，除儿科患者外，临床对于肌肉下植入的关注度更少了。更早的腹内 ICD 植入通常置于肌肉下，主要是审美的原因。随着胸部植入的主动式 ICD 装置的出现，鉴于较早时期的 ICD 系统的庞大体积，发生器放置在肌肉下变成主流方法。从那时起，除颤技术的重大进步，如双相波形、更小且有效的电池系统及电容体积的显著减小，已经使更小的发生器变成可能，所以肌肉下植入的需求显著减少。尽管如此，这种手术技术仍有其独特优势，对于即使是目前大小的发生器也可能出现腐蚀和皮肤坏死风险的患者，有时候也有更大的审美优势。

20 世纪，各种手术技术已获得的长足发展主要是相关领域的心脏外科医生推动的。早期有必要使用全身麻醉，因为切口多且随之而来的疼痛明显。起搏器和除颤仪的植入可以在电生理实验室于镇静或全身麻醉状态下使用最少的附加工具安全地进行。在 Lipscomb 等[1]关于肌肉下植入的研究中，将 12 位全麻患者与 33 位局部麻醉患者进行比较，结果显示患者在知觉和疼痛方面无显著差异（表 9-1）。

表 9-1 胸下装置植入的优势与风险

胸下植入指征

● 缺乏皮下组织
● 既往腐蚀病史
● 美容因素
● 小儿植入
● 既往感染和明显的皮下组织清创术，对侧部位植入的禁忌证
● 旋弄综合征

肌肉下植入的优势

● 提升美感
● 导线脱位率更低
● 旋弄综合征发生率更低
● 腐蚀率更低

胸下植入通路的并发症或缺点

● 出血风险和血肿的发生率增加
● 可能会出现胸肌功能损伤
● 导线破裂的风险增加
● 发生器置换困难
● 出现侧向迁移至腋窝的问题
● 手术后疼痛更严重

导线植入的静脉通路

胸膜下植入的静脉通路与皮下通路相似，一些介入医生推荐在与囊袋相同的平面获得静脉通路，因为担心从浅表到更深的肌肉下组织穿过平面时导线压力增加。通常，在皮肤切开之后首先产生肌肉下的囊袋，然后在皮下平面进行静脉通路。当使用胸膜下入路就像皮下入路时，通过锁骨下静脉、腋

静脉或头静脉入路通常同样成功。

技术

熟悉胸部、锁骨和腋窝区域的局部解剖对装置植入至关重要。植入可以在左侧或右侧进行，但由于与除颤效果相关的问题，更倾向于左侧植入。需要在外部识别的主要浅表区域是锁骨、喙突、三角肌胸大肌间沟、三角肌及胸大肌。

胸肌区主要由胸大肌和胸小肌在胸腔前面包绕，下面是前锯肌，外侧是背阔肌（图 9-1）。胸大肌是一组扇形肌肉群，起源于三个主要部位：锁骨、胸骨和斜腹肌腱膜。锁骨部来自锁骨的后内侧袢，并且呈扇形向外侧伸入双层肌腱的椎板中。胸肋束起源于胸骨和上六肋软骨，横向延伸形成圆形腋前褶。所有这些肌束最终聚集到腋窝，插入肱骨的二头肌沟。在胸肋部和锁骨部之间有一个清晰的平面，可以将其分开以形成一个囊袋。锁胸筋膜是位于胸大肌后方的致密纤维膜，其上缘裂开包围锁骨下肌，并且横向形成厚束以连接肩胛骨的喙突，当向下追踪时，分开包围胸小肌。腋动脉和臂丛神经在胸锁筋膜下方的腋窝深处走行。腋前壁由胸锁筋膜和胸肌组成。胸大肌下方为胸小肌，起源于第 3、第 4 和第 5 肋表面，插入肩胛骨

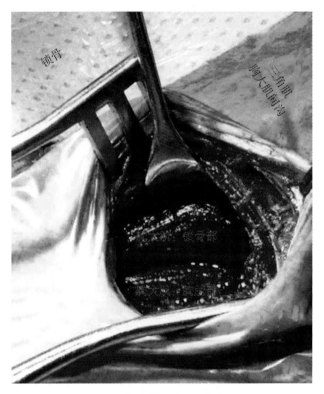

图 9-1　左胸植入切开胸大肌图

喙突。头静脉、胸肩峰动脉及外侧胸神经走行于锁骨和胸小肌上缘的胸锁筋膜。胸肌通过起源于臂丛神经内侧干和外侧干的内、外侧胸神经获得神经供应，内侧胸神经走行于锁骨下方和胸小肌下方，远处分支穿过胸小肌供应胸大肌下部，外侧胸神经起源于臂丛外侧支，走行于胸大肌下方，分布于胸大肌的大部分区域。外侧或内侧胸神经损伤可导致胸肌群的完全萎缩。

胸大肌和胸小肌之间的平面为各种切开术提供了一个完美的入口，包括前胸下通路、外侧、腋前，以及乳房下通路以创建肌肉下囊袋。

前胸下通路

前胸下通路是最为广泛接受和直接的技术。患者披上手术单为皮下通路做准备，植入侧手臂不需要外展。从锁骨中线开始在锁骨下方 3 cm 处做一个直切口，并横向延伸至三角肌胸大肌间沟中终止。使用电烙术和钝性方法进行解剖，皮下组织由 Weitlaner 牵开器保持拉紧，解剖皮下组织和脂肪，直到

可见前胸筋膜。然后解剖该筋膜以暴露胸大肌,可见纤维脂肪带用来区分该肌肉的胸肋部和锁骨部(图
9-2)。在 Metzenbaum 剪或弯曲的动脉钳帮助下,将胸大肌的这两部分钝性分离。此时,可以通过插
入手指以弧形从一侧向另一侧游离来轻柔地分离两个头。在处理肌肉组织时应特别小心,因为尽管使
用了烧灼器,但有时仍很难控制出血,因此有导致血肿形成的风险。鉴于没有主要的阻力,可以直接
在两个头创建囊袋,这种方式不同于皮下方式。胸大肌锁骨部通常会覆盖胸肋部几厘米,初始解剖需
要在锁骨部下方向上扫描以形成一个平面。通过在下方弯曲手指,可以使平面向肌肉的胸骨段下方延
伸。同样需要注意的是,不要损伤位于胸小肌前方的胸肩峰神经血管束。导线连接脉冲发生器,在进
行抗生素洗涤后将发生器置于囊袋中。推荐脉冲发生器用不可吸收 0 号缝合线固定在下层组织。一旦
发生器位于囊袋,即使用间断的 vicryl 缝合线将两个肌肉头相互连接起来(图 9-3)。然后使用标准三
层技术缝合创口。

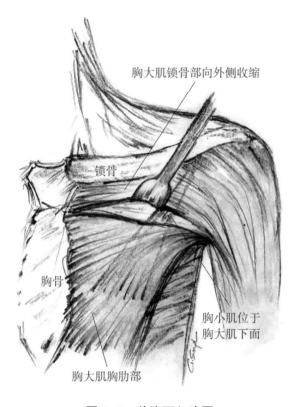

图 9-2　前胸下入路图

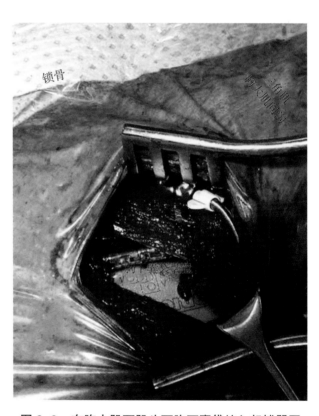

图 9-3　在胸大肌两肌头下胸下囊袋植入起搏器图

胸下外侧通路

除了初始皮肤切口和胸大肌锁骨部的收缩,该技术与前胸下通路类似。最初的皮肤切口是在锁骨
下方几厘米处的三角肌胸大肌间沟中进行的,用 Weitlaner 牵引器和电烙器,切口深入直到可见胸大肌,
然后切开胸肌筋膜,探索胸大肌与三角肌的关系。此时,胸大肌锁骨部的外缘向下内侧收缩,通过手
指钝性分离肌肉下平面(图 9-4)。囊袋在下内侧创建通常需要更大的内侧切口以避免外侧移位和腋窝
处脉冲发生器的干扰。

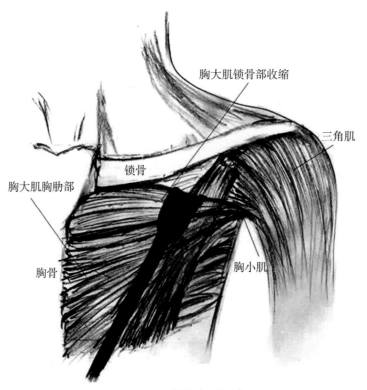

胸大肌锁骨部收缩

三角肌

锁骨

胸大肌胸肋部

胸骨

胸小肌

图 9-4　胸下外侧入路

腋前外侧通路

该技术可进一步分为单切口和双切口技术。

● 单切口技术

患者取仰卧位，覆盖手术单，手臂外展。腋静脉通路需要仔细和细致的腋窝无菌准备。局部麻醉浸润皮肤后，沿胸大肌外侧缘在腋前线上或多或少地垂直切开一道切口。加深切口，直到显露肌肉，并在腋下胸大肌后方进行解剖，胸大肌外缘向内侧收缩以使下方结构可见（图 9-5）。在胸大肌和胸小肌之间创建平面，钝性分离在内侧进行以创建囊袋。要注意控制肌肉出血，因为动脉通常在胸大肌腹侧下方走行。静脉造影剂推荐用于该技术，因为静脉通路在胸大肌下方的同一平面。使用超长针获得腋静脉或锁骨下静脉通路，脉冲发生器置于囊袋内，腋前软组织的外侧头使用间断缝合接近胸大肌，要避免将胸大肌与胸小肌一起缝合，否则会限制上肢运动。

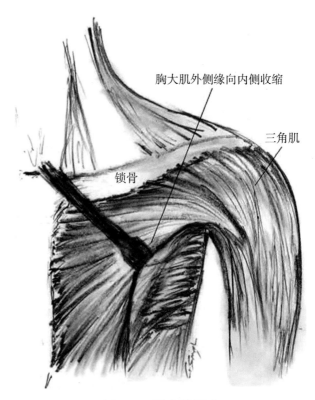

胸大肌外侧缘向内侧收缩

三角肌

锁骨

图 9-5　腋窝前通路

另一个胸下单切口技术已经被 Hammel 等介绍过[2]，初始皮肤切口平行并在三角肌胸大肌间沟内侧。通常在胸前平面获得静脉通路，然后沿纤维方向在三角肌沟下方 2~3cm 处分离胸大肌纤维，形成肌下囊袋。进行钝性分离，在胸大肌和胸壁之间创建平面以形成肌下囊袋。

● 双切口技术

正如 Foster[3] 描述的那样，这项技术需要两个独立的切口用于静脉通路和胸下囊袋。患者仰卧位手臂外展，在锁骨内侧和外侧 1/3 的交界处，先做一个位于锁骨下方并与之平行的 2~3cm 的小切口。该切口深入直到可见胸肌筋膜。随后通过常规技术进入锁骨下静脉或腋静脉通路，并在透视下将导线送入各自的腔室。使用不可吸收缝合线将导线固定于下面的筋膜和肌肉，于胸大肌外侧端后方沿腋前线做一个 5~7cm 的垂直切口。切口继续深入直到可见胸大肌，然后尝试在胸大肌和胸小肌之间定位平面并通过钝性分离创建囊袋。

研究者已经提出了另一种方法可以将前锯肌的后侧附着部分离到肋骨（胸大肌边缘的外侧），可以将锯肌的筋膜层与胸大肌完美接近以避免发生器移位到腋窝中。在分离锯肌之后，沿肋间筋膜的前表面进入胸下腔。创建囊袋后，导线通过各种通路进入囊袋，创口用普通术式缝合。再次推荐将脉冲发生器固定到下层组织以防止移动，而且应避免导线在发生器下缠绕，否则会导致靠近骨性胸腔的容器磨损。如有需要的话，腋窝切口的好处是可以在除颤阈值升高的情况下为其提供放置皮下贴片或线圈的可能性。

乳内植入

乳内植入方法通常需要两个切口，一个用于静脉通路以放置导线，另一个用于发生器。在男性的乳晕复合体下方 5 cm 处和女性的乳房皱褶处做一个 5~7cm 的皮肤切口，切口延伸至胸前筋膜。胸大肌下缘可以被识别并向内侧收缩以确定胸大肌和胸小肌之间的平面。有时，需要使用电烙器切开肌肉分离胸大肌外侧附着部和前锯肌，随后形成囊袋以容纳装置，用 24Fr 胸管作为通道装置将导线引入囊袋中。

Roelke 等人报道过另一种使用 20 cm 长的心包穿刺针的技术。穿刺针直接伸进锁骨下切口的上方，J 形导丝穿过后，穿刺针拔除。使用保留导丝技术，放置 2 个 10Fr 引导扩张器穿过，导线经此装置被引入肌肉下囊袋。

皮下与胸下植入的对比

Worldwide Jewel 研究员团队进行了迄今为止最大规模的评估皮下与胸下植入的并发症发生率的研究，比较了 604 例皮下植入和 396 例胸下植入。研究者发现皮下植入组操作时间更短，导线移位率更高，但是有趣的是，肌肉下通路组出现了更多的囊袋腐蚀，这是一个惊人的发现，研究者解释说这可能与患者较轻的体重和更小的体表面积的选择性偏差有关。总的来说，两组之间的无并发症发生率没有明显差异（4.1% VS. 2.5%；$P = 0.1836$）[4]。

理论上人们担心的是使用肌肉下方法会增加导线压力，因为导线通常会在肌肉周围弯曲然后深入肌肉，这可能会由于肌肉收缩产生的反复压力而出现问题。在 Bernstein 等的研究中[5]，分析了 Medtronic Sprint Fidelis 导线失败的预测因素，肌肉下植入在单因素和多因素分析中都为显著预测因素，使导线破裂的风险增加了 14 倍。

除颤阈值和有效性

Iskos 等[6]研究了使用活动容器配置脉冲发生器对肌肉下与皮下位置的影响。比较了 20 位接受胸下植入的患者和 46 位接受皮下植入的患者，发现两组在高电压除颤通路中有一个小的 3~4 欧的阻抗差异（皮下组的阻抗较高）。基于活动容器的解剖位置，没有记录表明成功除颤所需的能量存在显著差异（9.9 ± 3.8 VS 7.4 ± 3.3 J；$P = 0.057$）。

发生器置换

由于发生器的肌肉下特性，发生器置换可造成严重障碍，需要大量的解剖和电烙术以解除发生器的负担。此外，如果不对细节进行适当的注意，在解剖过程中总会出现明显的肌肉出血问题。在解剖期间也应该注意避免损伤外侧胸神经和动脉结构。没有主要研究对比皮下和肌肉下发生器置换后的结果。Kistler 等[7]报道了胸下植入的经验，在胸下位置的起搏器更换发生器期间没有遇到重大问题。

结论

心脏装置植入已经成为心脏电生理实验室的常规操作，主要利用皮下胸前入路。发生器罐的小型化导致了胸下方法使用减少，当某些特殊情况如缺少重要的皮下组织或需要更好的美观度时还是需要使用胸下方法。肌肉下装置的植入可以通过几种方法完成，前胸下通路最简单也最直接。总的来说，除了在发生器置换时需要明显切开之外，使用肌肉下技术尚无重大长期问题的报道。

参考文献

［1］Lipscomb KJ，Linker NJ，Fitzpatrick AP. Subpectoral implantation of a cardioverter defibrillator under local anaesthesia. Heart 1998；79(3)：253–255.

［2］Hammel D，Block M，Geiger A，et al. Single - incision implantation of cardioverter defibrillators using nonthoracotomy lead systems. Ann Thorac Surg 1994；58(6)：1614–1616.

［3］Foster AH. Technique for implantation of cardioverter defibrillators in the subpectoral position. Ann Thorac Surg 1995；59(3)：764–767.

［4］Gold MR，Peters RW，Johnson JW，et al. Complications associated with pectoral cardioverter defibrillator implantation：comparison of subcutaneous and submuscular approaches. Worldwide Jewel Investigators. J Am Coll Cardiol 1996；28(5)：1278–1282.

［5］Bernstein NE，Karam ET，Aizer A，et al. Right - sided implantation and subpectoral position are predisposing factors for fracture of a 6.6 French ICD lead. Pacing Clin Electrophysiol 2012；35(6)：659–664.

［6］Iskos D，Lock K，Lurie KG，et al. Submuscular versus subcutaneous pectoral implantation of cardioverter - defibrillators：effect on high voltage pathway impedance and defibrillation efficacy. J Interv Card Electrophysiol 1998；2(1)：47–52.

［7］Kistler PM，Fynn SP，Mond HG，et al. The subpectoral pacemaker implant：it isn't what it seems! Pacing Clin Electrophysiol 2004；27(3)：361–364.

10. 装置拔除

Sean D. Pokorney[1], *Donald D. Hegland[1]*, *and Patrick M. Hranitzky[2, 3]*

1 Duke University Medical Center，Durham，NC，USA
2 Texas Cardiac Arrhythmia，Austin，TX，USA
3 WakeMed Heart and Vascular Center，Raleigh，NC，USA

背景

起搏器和 ICD 的植入率随着时间的推移已经有所提高[1]。不幸的是，心脏植入电装置（CIED）的感染率也随着时间的推移有所提高，由于在合并症较多的老年患者中植入装置，由此导致的感染发生率接近 2%~3%[1, 2]。植入了更多高感染率的装置会促使导线拔除率需求的增加。

根据患者对导线的纤维化反应，随着时间的推移，导线周围会形成疤痕组织。使用简单的牵引力且无须先进技术即可将导线拔除称为导线外植体，适用于植入时间小于 1 年的典型导线[3]。导线植入时间大于 1 年或者即使小于 1 年但导线周围出现更多瘢痕组织，需要导线拔除术[3]，通过使用锁定钢丝、股静脉捕抓器、切割工具、可伸缩导管鞘和激光导管鞘以拔除导线。锁定钢丝和激光拔除导管鞘辅助装置可实现 90%~97% 手术完成的高成功率。尽管住院死亡率可能高达 2.2%，发生主要并发症的风险接近 2%[4-7]，但手术过程的死亡率可低至 0.3%。在大型中心，随着时间的推移，导线拔除的安全性有所改善，甚至已经证明该操作在超过 80 岁的患者中是安全的[6, 8, 9]。

导线拔除方案的制订必须因人而异。Telectronics Accufix 固定心房的 J 形导线与可能导致心房撕裂的导线断裂风险有关，但是拔除的围手术期死亡率为 0.4%，所以与不拔除导线的策略相比，导线的广泛拔除可能会增加死亡率[10]。在导线失效的情况下，导线拔除的替代方案是采取"封顶弃置"策略，通过在导线末端放置导线端盖，用不可吸收的缝合线固定导线端盖，并植入新的导线连接到发生器，以接管封盖和废弃导线的功能。很难确定导线封盖的定量风险，但相对于封顶弃置，已经证明拔除导线可降低长期装置感染率[11]。患者的特异性因素和患者个体意愿对于导线管理决策非常重要。REPLACE 注册研究评估了与添加新导线的起搏器或 ICD 再植入操作相关的手术并发症发生率，并报道了在经历非心脏再同步化系统修复的患者中有 11% 的主要并发症发生率[12]。

已发表的关于导线拔除的主要不良事件相对较少。在当代环境中的导线拔除（LExICon）研究中，仅有 20 例主要不良事件，体重指数小于 25kg/ ㎡是唯一与较高的主要不良事件发生率相关的患者特征[6]。一项针对 32 例主要不良事件的单独研究发现，女性性别是与较高的主要不良事件发生率相关的唯一患者特征[5]。一项对 2176 条拔除的 ICD 导线（82% 双线圈）的研究表明，双线圈 ICD 导线的拔除与单线圈导线相比，主要并发症的风险更高[13]。另一项对 1385 条 ICD 导线（67% 双线圈）的拔除研究发现，与单线圈相比，双线圈的 ICD 导线与更高的 30 天全因死亡率相关［约为 4% VS 2%，校正后优势比（OR）=2.7；95% 置信区间（CI）为（1.6~4.5），$P < 0.001$］[7]。该回顾性分析有 54 个主要不良事件，多变量模型确定以下特征与主要不良事件相关：脑血管疾病病史［校正后 OR = 2.2；95% CI 为（1.1，4.4）］，射血分数约为 15% 或更低校正后 OR = 2.0；95% CI 为（1.1，5.0）］，有事件患者的血小板计数较低，平均值为 178000，无事件患者平均值为 197000［校正后 OR=1.7；95%CI 为（1.0，2.5）］，INR ≥ 1.2［校正后 OR = 2.7；95% CI 为（1.2，5.7）］机械装置使用［扩张器或可伸缩导管鞘：校正后 OR = 3.4；95% CI 为（1.9，6.2）］或动力导管鞘［校正后 OR = 2.3；95% CI 为（1.1，4.9）][7]。然而，样本量过低，无法在低事件发生率的情况下利用相关变量来开发重大主要不良事件的预测模型。例如，年龄越大，不良事件发生率越高，既往行胸骨切开术的患者发生导线拔除相关主要不良事件的风险较低。

适应证

囊袋感染、感染性心内膜炎及隐匿性革兰阳性菌血症都是装置和导线完全拔除的 I 级适应证（表 10-1）[3]。菌血症或感染性心内膜炎患者应当进行影像学检查，以评估导线相关赘生物的存在和大小。鉴于赘生物会在经皮介入导线拔除过程中出现栓塞而导致脓毒性栓塞，因此如果患者存在导线相关的赘生物 >2cm 就应考虑进行开放导线拔除[14]。也就是说，AHA 科学声明和 HRS 共识声明都报道，经皮去除赘生物 >2cm 的导线的决定应该视个体情况而定，因为没有强制开放式手术切除截断规则，并且在许多情况下，活动性心内膜炎患者开胸或胸骨切开的相关风险可能比经皮穿刺期间脓毒性栓塞相关的风险更大[2, 3]。

表 10-1　导线拔除适应证

适应证	分级	证据分级
感染		
● 感染性心内膜炎	I	B
● 囊袋感染	I	B
● 隐匿性革兰阳性菌血症	I	B
● 持续的隐匿性革兰阴性菌血症	IIa	B
● 表浅或切口感染	III	C
● 非 CIED 源菌血症和抑制抗生素计划	III	C
顽固性慢性疼痛	IIa	C
血栓 / 静脉瘀滞		
● 导线血栓和临床重要的血栓栓塞事件	I	C
● 计划的支架手术诱捕导线	I	C
● 伴症状的 SVC 狭窄	I	C

续表

适应证	分级	证据分级
● 需要额外导线、静脉闭塞和对侧静脉通路禁忌证	I	C
● 双侧锁骨下或 SVC 闭塞	I	C
● 需要额外导线、静脉闭塞和没有对侧静脉通路禁忌证	Ⅱa	C
导线相关指征		
● 危及生命的心律失常或来自导线的直接威胁	I	B
● 导线干扰 CIED 功能	I	B
● 导线干扰恶性肿瘤治疗	Ⅱa	C
● 被遗弃的功能性 CIED 导线可能会干扰	Ⅱ*	C
● 不被使用或未来有潜在威胁的导线	Ⅱ*	C
● 单侧 >4 根导线或通过 SVC>5 根导线的非功能性导线	Ⅱa	Ⅱa
● 有助于行 MRI	Ⅱb	C
● 其他 CIED 操作时的非功能性导线	Ⅱb	C
● 异常导线放置	Ⅲ	C
● 预期寿命 <1 年的功能性多余导线	Ⅲ	C

注：CIED 心脏植入的电装置；SVC 上腔静脉。Ⅱa 用于非功能性导线，Ⅱb 用于功能性导线。

　　装置感染是导线拔除的最常见原因，第二个常见的原因是导线失效。非功能性导线是拔除的Ⅱa级适应证。关于 ICD 导线失效率的报道各有不同，但据报道，ICD 导线植入 2 年时失效率可高达 10%，5 年时为 15%，8 年时为 40%，尽管在目前使用的大部分 ICD 导线中实际失效率是在下降的[15]。历史上讲，56% 的导线失效是由于绝缘缺陷导致的，但是也可能由 ICD 导线导体组件出现问题所致。传统上，绝缘故障表现为导线阻抗的下降。由绝缘故障引起的导体元件暴露导致电气故障的风险增加，可以表现为感知过度、感知下降、起搏阈值升高、起搏阻抗增加或造成电短路，阻止高压快速治疗的实施。有着高于预期失效率的导线可能会给出导线警告，警告导线会引起患者的注意，并对患者的生活质量有负面影响，即使他们不存在直接影响发病率或死亡率的警告导线表现。电正常 ICD 或被警告的起搏导线的拔除具有Ⅱb级适应证，可以拔除这些有可能在未来造成伤害的功能性导线。

资格要求

　　2009 年的 HRS 共识声明建议，进行 ICD 或心脏起搏器导线拔除术的医生必须具备一定资格，手术要在至少进行过 75 次拔除手术医生的监督下进行，且手术医生至少主要操作过 40 个导线拔除手术。在进行了 40 例导线拔除手术之后，医师应每年至少操作 20 例拔除手术以保证该技能的熟练。在手术过程中要进行经食管超声心动图的检查。手术可以在手术室或者电生理实验室进行，只要保证高质量的影像指导，以及有心胸外科医生、体外循环医生在场，体外循环装置要随时待命以保证患者发生诸如上腔静脉撕裂、心脏撕脱、心脏穿孔并发症时能快速地进行急救胸骨切开术和心肺分流术。心胸外科医生应熟悉患者病情和导线拔除时常见的并发症类型，以及针对这些损伤及时的补救措施。

装置拔除准备

　　与任一手术操作一样，病史采集、体格检查及术前知情同意书的签署都很重要。考虑到不良事件会随着医疗中心和装置拔除数量的变化而变化，重要的是要获知术者所在医院的手术结果情况，包括胸骨切开风险、手术相关死亡率和30天死亡率、需要外科修复的心脏或血管损伤风险，以及导线拔除的替代方案（封顶弃置失效导线，抗生素抗感染，开放的拔除手术）。心胸外科医生和麻醉团队也应该进行病史查询与体格检查，包括探索血管通路选择（排除血管通路口，透析移植物，透析瘘或透析通路导线），以便整个手术团队能知道患者在发生并发症时的特征。术前装置咨询对于了解患者是否依赖起搏器及在手术时是否需要进行临时起搏也是同样重要的。

同样地，术前进行胸部 X 线检查对于排除拔除医生可能不知道的遗弃硬件的存在及对快速识别导线特征以确认其与病例记录的型号相匹配都十分重要（例如，主动固定与被动固定装置及单线圈与双线圈 ICD 导线）。术前进行前位和侧位胸部 X 线检查有利于：①明确导线位置（包括排除疏忽的动脉导线植入，提供血管通路角度和植入方法的洞察力及跟随导线通路排除异常血管结构，如持续性左上腔静脉）；②评估导线断裂；③导线线路外部评估；④评估先前失败的尝试拔除操作证据，这些尝试可能会增加当前计划的操作难度（如识别看起来被拉过或者搜出位置的被遗弃的导线，识别由于先前试图拉出导线但未成功拔除导线的高压线圈）。

病史和装置审查的一个重要部分是审核现场所有导线的数量、特性和停留时间，包括废弃的导线。需要知道所有导线的特性，不仅是要被拔除的导线，因为有时在拔除过程中可能会无意中破坏非目标导线并可能需要拔除或替换；有时可能在拔除非目标导线后，才能拔除目标导线。一旦确定了导线供应商和型号，就可以使用多种资源来帮助描述导线固定机制、导线直径、线圈数量、线圈周围的涂层或回填，以及建议的激光导管鞘尺寸[16]。

手术前实验室检查应该包括完整的血细胞计数、完整的代谢生化检验、凝血酶原时间（PT）/INR，及部分促凝血酶原激活时间（PTT）。应知患者血型并完成交叉配血，并应考虑在手术室内准备好红细胞，以便立即输血。口服抗凝剂或抗血小板药如 P2Y12 抑制剂，应该在手术前一段时间停药，以使该药物的药效消散（如停用氯吡格雷5天，停用 Xa 因子抑制剂至少2天，停用华法林直到 INR<1.5）。

手术前需做心电图检查。如果患者有潜在的左束支传导阻滞，右束支传导可能会被右心室导线拔除时的机械接触力打断，所以术者可以考虑在手术开始时放置临时的起搏导丝或在拔除过程中发生完全性心脏阻滞时备好临时可用的导丝。

术前需做超声心动图以确定是否存在瓣膜病变、三尖瓣反流、基线心包积液、右心功能和肺动脉压，排除导线的高负荷血栓，排除在拔除导线时可能导致反常栓塞的卵圆孔未闭或房间隔缺损，以及射血分数。经胸和经食管超声心动图可能有助于鉴别菌血症或心内膜炎的赘生物。拔除前的胸部 CT 可能有助于识别导线穿孔和导线粘连静脉或心脏结构的患者（图 10-1），因为有数据表明这些患者的手术时间更长，并发症的风险更高[17]。在有潜在冠心病风险的患者中，如果必须行胸骨切开术的话，可以考虑术前通过心脏介入或者冠脉 CT 造影行冠状动脉造影，以便于心胸外科医生了解冠脉解剖和/或之前的冠脉旁路解剖（如静脉移植物和左乳内动脉的状态）。术前影像检查有助于预测困难，制订手术计划和评估手术风险、镇静风险及必要时可能进行的胸骨切开急救的风险和挑战。

导线拔除手术

在开始手术前，可选择所需的 Brady 起搏参数（如对于无起搏指征的患者选择 VVI 40 或对于起搏器依赖的患者选择 DOO70），并禁用快速疗法，以防止电烙器噪音引起的不适当的冲击。要确保所有需要的用品均已就位，并可随时用于手术本身及并发症发生时的胸骨切开术。需要将患者固定住，并从双侧股静脉区域准备到双侧锁骨，以允许股静脉通路、装置囊袋通路及需要急救时允许行胸骨切开术。虽然除了桡动脉线和 Foley 导线外，心胸麻醉师可以选择放置颈内三腔血管通路导线，但也应该考虑放置股静脉通路，以便在上腔静脉（SVC）撕裂的情况下传导血液，或用于放置临时起搏线、圈套器或 SVC 闭塞球囊，在需要时可以作为 SVC 修复的桥梁，以及在正中胸骨切开术出现任何困难时用于外周旁路的股动脉通路。例如，这可能对于既往有胸骨切开术史的患者非常重要。可以最大限度减少股血管通路（如将 4Fr 微穿刺导管鞘用

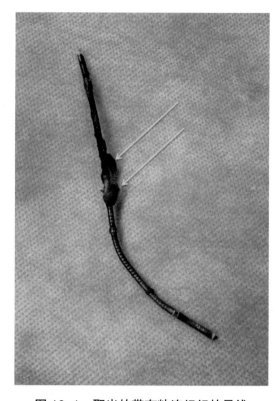

图 10-1　取出的带有粘连组织的导线

于股静脉和股动脉），希望可以尽量减小血管通路的风险和减少导管鞘的拉回时间，但是小型导管鞘仍然有利于外周旁路套管的快速增大。也可以使用直接可视化的股静脉切开术放置外周旁路套管。建立股静脉血管通路的方法应根据患者和心胸外科医生的需求来进行个体化处理。手术过程中需要一条动脉管路用于精确地监测血流动力学。如果手术室内没有，就应迅速应用包装好的红细胞（4 个单位），以防出现并发症，并且应该立即使用细胞保护技术。在开始治疗之前检查心脏边界和肋膈角是有用的，并且这些图像可以在该病例治疗期间用作分别评估心包积液和血胸的参考。

当进入起搏器或 ICD 囊袋时，重要的是使切口足够长（记住瘢痕组织收缩，因此拔除切口通常需要比装置植入的瘢痕更长）且足够高以提供接近平行于（或略高于）腋静脉 / 锁骨下静脉入口的角度，但仍要距离装置发生器足够近以允许撤出，以及接近缝合环。从静脉切开位置下方拔除使其很难与拔除工具保持共轴。当电烙器接近装置和导线时，可以考虑沿着包膜的平面进行解剖，将整个发生器和导线作为一个整体拔除，以便于完整的包膜切除术的进行。囊袋中瘢痕组织和钙化的程度对于导线周围瘢痕与粘连的负担和构成来说具有指导意义。

在导线进入胸肌的那一点，对要拔出的导线施加轻微的牵引力，并沿导线以"凝固"模式推进电烙器以使其通过胸肌释放，这通常是有帮助的。一旦解剖面穿过胸肌，在接近中心静脉血管结构之前，则可见血管前脂肪垫。通过使用电烙器创建该解剖面，食指也可以在这个区域向前通过导线直接进行解剖。这样做的目的是创造开放的空间，以防止这些点通过胸部解剖打开。

在准备导线时，重要的是每个病例都应以同样方式进行手术，以便所有步骤都以正确的顺序进行而没有越过任何步骤。首先，导线需要被切开并释放到它们的缝合环。应注意尽量减少可能破坏目标拔除导线完整性的导线牵引力，以及最大限度地减少对要保留导线的电烙器灼伤和牵引力。尤其适用于通常最脆弱也最难替换的左心室导线。重要的是要记得电烙器可以熔化硅胶，聚氨酯样化合物可以分解，简单的牵引力即可拔除导线。

在要拔除导线的缝合环上切割和去除缝合线后，应最大限度地将缝合环拉出到囊袋外，以便在切割导线时取下缝合环，避免发生被遗忘及被拔除的护套推入中央静脉血管系统的风险（请记住在某些导线上可能有多个缝合环）。接下来，插入清理钢丝，尝试清除导线管腔中的所有碎屑。如果清理钢丝不能前进，则尝试将导线置于温和牵引下，同时收回和推进清理钢丝，以试图绕过障碍物。如果由于管腔内的血液或感染性物质导致管腔无法清除，则用湿盐水纱布擦拭清理钢丝，将清理钢丝尽可能靠近导线头端插入。

如果导线是主动固定导线，使用固定螺旋夹或止血钳以图回撤螺钉。当试图回撤固定螺钉时，将清理钢丝留在原位，有助于改善向固定螺钉传递扭矩及保持管腔的完整性。X线检查可以帮助决定固定螺钉是否撤回，重要的是不要将固定装置过度回撤至装置断裂的程度，因为这可能会影响导线的完整性。大部分现代 ICD 和起搏器导线有旋转装置，可允许逆时针旋转 15~20 次而不会断裂。如果在拔除旋转工具的情况下在钉上回旋，则固定结构可能仍然完好无损，但是如果没有回旋，则固定装置可能会断裂。

清理钢丝拔除之后，导线可以被大剪刀在连接部分区域下方剪断，应至少保留 5 cm 导线在其进入胸肌的位置之外。通过用 15 号刀片沿圆周切割并在外绝缘层上施加手动牵引力，应从引线的切割端去除 2~3cm 的外绝缘层。对于起搏导线，可以将超出缠绕中心腔的导线展开并用大剪刀剪断。对于 ICD 导线，高压导线可以联结在一起。接下来，可以将锁定钢丝放置到位，用 X 线透视确定锁定钢丝一直伸到导线头端。如果锁定钢丝没有前进到导线头端，则通过交替前进和后退对导线施加轻微的牵引力，以使锁定钢丝尽可能靠近导线头端。锁定钢丝应该至少能够前进到清理钢丝所达到的最远点，如果锁定钢丝不能到达导线头端，可以考虑使用其他较小的锁定钢丝以尽力到达导线头端。通常情况下，最好有一个不那么结实的锁定钢丝一直到头端，比一个无法到达头端的更重型的锁定钢丝要好。当锁定钢丝位于最佳的可到达位置时，应当使用锁定钢丝固定装置。对于能够回撤的锁定钢丝，要确保熟悉回撤过程，以便在拔除过程中不会无意中回撤锁定钢丝。

如果导线是主动固定的，并且螺钉没有首先回撤，那么可以将止血钳放置在中央导线上，并使用锁定钢丝，在 X 线透视下尝试逆时针转动 5~7 圈以确定固定螺丝是否回撤，注意旋转超过 5~7 圈可能导致导线完整性受损和 / 或使其扭结和扭曲。

在应用锁定钢丝固定装置后，可以在距外部绝缘层切割处 1~2cm 用高张力缝合线（如 Ticron）将其固定在外部绝缘层。线结应系得足够紧以看到凹痕陷进外部绝缘层，但是应尽量减少多余的线结，以避免线结通过拔除导管鞘时遇到困难。接下来，在线结与切断绝缘层之间的外部绝缘层放置三个半套结。如果是高压导线，则可以在打结的高压导线之间放置额外的高张力缝合线，缝合线可以绑在距高压导线的打结处约 1 cm，在缝合线结和高压导线中的结之间放置三个半套结。

可替换的导线准备包括使用：① BulldogTM 固定装置，②一个仅在外部绝缘层不固定的锁定钢丝。尽管许多导线可以轻松被拔除，无须花时间和精力来保护外部绝缘层和 / 或高压导线，但术者必须根据手术方法和患者特征来决定需要使用何种导线准备方法。如果是外部导体，如用 Riata 导线（图 10-2），那么高压导线可以在透视下单独牵引进行测试，以确定哪根是外部导线。外部高压导线可以打结在一起，并以与导线的其他固定组件分开的高张力缝合线进行固定。

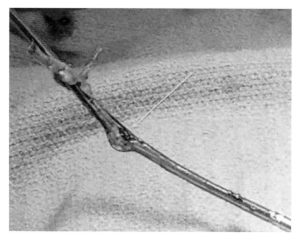

图 10-2　有外部导体的 Riata 导线

有一些工具可以用来帮助安全拔除（表 10-2）。当使用激光导管鞘或者机械导管鞘时，术者的体位和体重平衡非常重要，以避免拔除导管鞘不必要的向前运动。透视角度应根据需要随时调整，以保证拔除导管鞘保持共轴状态。需要足够的牵引力施加在导线上拉动，以及向导管鞘前方的反向推动，这样才能使拔除导管鞘跟随由导线上的牵引力产生的"轨道"。如果适当的牵引力施加在导线上并且反复推动拔除装置，就不会导致导管鞘通过锁定钢丝推进，然后考虑以下可能原因：

表 10-2　拔除工具

工具	描述
标准的，非锁定钢丝	用于简单牵引力的支持
固定螺钉回位夹	逆时针旋转可使主动固定装置回缩
锁定钢丝	允许拔除器从导线远端而不是导线近端拉出
捕抓器（鹅颈捕抓器、针眼捕抓器、诱捕器和组织活检刀）	可以通过股静脉工作站使用，带或不带可偏转导管鞘以使捕抓器置于目标导线或导线碎片
机械导管鞘	通常由金属、聚四氟乙烯或聚丙烯组成，提供硬度和稳定性
旋转切割导管鞘	对钙化瘢痕组织的患者有益，如终末期肾病或年轻患者的老化导线
激光导管鞘	准分子激光切割内皮化和纤维瘢痕组织，但不切割钙化部分
电外科导管鞘	射频能量在导管鞘头端的两个电极之间射出
可伸缩导管鞘	任何拔除导管鞘可与第二个导管鞘配对，在外部导管鞘支持下保持内部导管鞘的灵活性，有助于导线拔除
Angiovac	22Fr 套管用于清除附着在导线或三尖瓣组织的血栓或赘生物

工具	描述
TightRail/ 迷你 TightRail	灵活的拔除工具，特别适用于绕曲率点的拔除，旋转切割机制适用于黏附钙化区域，具有交替的旋转切割方向，以避免在拔除过程中在原位导线上产生不需要的扭矩
Bridge 球囊	低压顺应球囊（80mm×20mm；60ml）旨在符合 SVC 的设计，以在获得手术修复通道的同时闭塞出血

1. 不共轴；

2. "雪犁效应"；

3. 由于锁骨下的结合或摩擦产生无效的力传递；

4. 钙化。

当操作激光拔除导管鞘时利用 X 线透视观察周围结构的运动。如果在导线绑定上存在绝缘层雪犁效应或导线，则外部导管鞘可以在激光导管鞘上方推进以打破这些结合部位或为激光的前进创造空间。如果不成功，激光导管鞘可能需要增大，或者如果进入高危区域，例如上腔静脉，那么切换成更灵活的 TightRail 或许有帮助。如果存在钙化，可能需要机械剪切导管鞘或 TightRail。重要的是避免将拔除导管鞘卡在导线上或造成过度的前向力开始通过内脏结构开通 1 个通道，而不是沿着导线的路线停留。在这两种情况下，频繁回撤拔除导管鞘，并确认拔除导管鞘在向后拉时没有卡在导线上，并在向前推进时很好地跟踪导线是非常重要的。

股静脉捕抓器可能有助于在激光使用期间保持牵引力或回撤切断的导线。如果有导线碎片（图 10-3），股静脉捕抓器也可以用来回收碎片（图 10-4）。捕抓器可以通过可偏转导管鞘或者指引导线放置，以获得更好的操作性。通过右侧颈内静脉拔除是另一种不常用的替代方法[18]。股静脉工作站是 1 个 16Fr 的静脉通路（作为代替，也有 18Fr、20Fr 的股静脉工作站）；尽管这可能有止血方面的挑战，但大通路仍允许多种技术，包括：

1. 针眼捕抓器捕抓导线或部分导线；

2. 鹅颈捕抓器或诱捕器从暴露的导线头端或导线碎片的末端穿过；

3. 使用可偏转导管鞘以将捕抓器直接置于目标导线；

4. 足够大的内部管腔允许双侧 ICD 导线通过，而不会束缚在导管鞘内。

在装置感染的情况下，可行一个完整的囊切除术用于囊袋清创，囊袋必须彻底清创，以便进行革兰染色、培养和药敏试验。如果没有实质性的感染组织，那么可以首先用高张力的可吸收缝合线（如 Vicryl 2-0，Vicryl 3-0) 和放置 JP 或 Blake 引流的吻合器来清创和闭合囊袋。如果存在实质性的组织感染，那么首先要应用伤口真空疗法；然而，必须要小心的是，在这之前要保证进行了足够的止血措施。如果对止血有任何疑问，最好用浸泡在生理盐水或杆菌肽中的 Kerlex 或 NuGauze 包扎伤口，并在第二天重新考虑对伤口进行真空装置疗法。

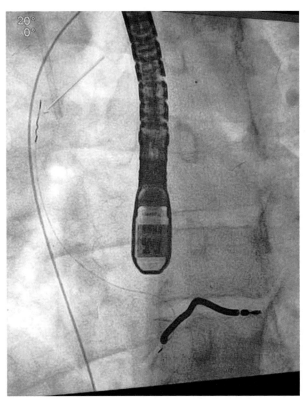

图 10-3　X 线影像可见一根损坏的导线

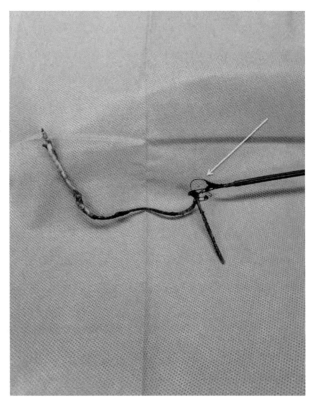

图 10-4　针眼捕抓器捕抓拔除的导线

并发症

正如本章的前文部分提到的，左束支传导阻滞的患者在拔除导线过程中，如果遇到导线操作继发的右束支传导阻滞，则有发生完全性心脏传导阻滞的风险。依赖起搏器并放置临时起搏导丝的患者可能会在拔除过程中使临时导丝脱落，从而导致心搏骤停。在这两种情况下，应当预防性放置股静脉的临时起搏导丝或者在完全性心脏传导阻滞和心搏骤停时易于接触使用的导丝。

在操作期间，不管拔除导管鞘何时伸入，都应给导线施加持续且稳定的牵引力（持续牵引），这一点非常重要。瘢痕可能在静脉结构内、心房内、三尖瓣瓣叶内或者右心室中形成，持续的牵引力可使组织有释放的时间，突然牵拉会导致导线拔除期间更大量的附着组织撕裂的风险增加。当拔除导管鞘接近右心房或右心室的导线头端时这一点尤其重要，因为在导线 – 心肌交界处使用激光或机械拔除导管鞘可以导致心肌腔的损伤。当接近导线头端时，要有耐心使用牵拉力和为导线周围激光导管鞘提供必须支持的对抗牵引力，使组织在最小限度切除周围心肌的情况下释放。在使用螺丝主动固定导线不回撤的某些情况下，导线和激光导管鞘作为一个整体的逆时针扭矩可能帮助固定螺丝从心肌移开。

在拔除操作时主动固定导线比被动固定导线更受欢迎的一个原因是固定螺丝不会回缩，且通常利用常规的牵引力拉直。尽管拉直固定螺丝可能有助于导线从心肌中释放，但必须注意在导线从中心循环拔除之前应将导线回缩进拔除导管鞘，以避免血管被暴露的固定螺丝的锋利端撕裂的潜在风险。

在手术过程中，右心室导线可能附着在三尖瓣上。如果导线附着于三尖瓣，通过激光从三尖瓣瓣叶分离导线而不是从三尖瓣撕下导线，给三尖瓣带来的伤害可能就比较小。在导线拔除之后恶化的三尖瓣反流相对常见，报道的发病率多达 4%~9%[7, 19]。拔除后连枷三尖瓣瓣叶需要手术修复或者置换的情况非常罕见，只有不到 0.5%[7]。

操作结束时，如果怀疑心脏或血管受损，经食管超声心动图可用来评估三尖瓣状态和各个点的心包积液渗出情况。此外，可以将透视图像与心脏的基线影像进行比较，以监测心包积液，以及检测肋膈角的血液，可能显示由于上腔静脉受损所导致的血胸。心脏内超声心动图是另一个可以用来评估导线粘连特点和导线拔除过程中并发症的工具，但是会增加拔除操作的成本。超声心动图可以帮助鉴别真正的心脏压塞和伪压塞，可见于右心室外翻时[20]。

较大的拔除导管鞘有更大的导致出血并发症的可能，所以考虑在拔除导管鞘入口处行荷包缝合以帮助止血。荷包缝合帮助止血可能对凝血障碍患者、同侧房室移植物或分流术的透析患者、高右侧压力患者，或考虑装置拔除后立即行创口真空放置疗法的患者尤其有用。手术过程中患者出现急性缺氧时，应考虑导线相关栓塞或赘生物导致的肺栓塞、空气栓塞或败血症栓塞。如果患者术后发展为上肢肿胀，可考虑行上肢超声或其他影像检查以评估静脉血栓形成。

总之，导线拔除会导致很多感染性和非感染性的适应证。考虑到有更多的装置和更多的导线被植入到年轻的患者身上，这些病人有更长的生活年限，并经历了原位起搏和除颤器导线的并发症，导线拔除是一个重要的步骤，可用于因感染而超出拔除指征的患者。导线拔除可以安全有效地进行，由于可能发生严重的并发症甚至死亡，应由富有经验的术者，在有必要的装置和心胸外科支持的治疗中心进行。

感谢

感谢 Ruth Ann Greenfield，Jonathan Piccini，Roger Carrillo 和 Scott Beaver。

参考文献

［1］Greenspon AJ，Patel JD，Lau E，et al. Trends in permanent pacemaker implantation in the United States from 1993 to 2009：increasing complexity of patients and procedures. J Am Coll Cardiol 2012；60：1540–1545.

［2］Baddour LM，Epstein AE，Erickson CC，et al. American Heart Association. Update on cardiovascular implantable electronic device infections and their management：a scientific statement from the American Heart Association. Circulation 2010；121：458–477.

［3］Heart Rhythm 2017 Sep 15. p Ⅱ：S1547–5271(17)31080–9. doi：10.1016/j.hrthm.2017.09.001. [Epub ahead of print] 2017 HRS expert consensus statement on cardiovascular implantable electronic device lead management and extraction.

［4］Wilkoff BL，Byrd CL，Love CJ，et al. Pacemaker lead extraction with the laser sheath：results of the pacing lead extraction with the excimer sheath (PLEXES) trial. J Am Coll Cardiol 1999；33：1671–1676.

［5］Byrd CL，Wilkoff BL，Love CJ，et al. Clinical study of the laser sheath for lead extraction：the total experience in the United States. Pacing Clin Electrophysiol 2002；25：804-808.

［6］Wazni O，Epstein LM，Carrillo RG，et al. Lead extraction in the contemporary setting：the LExICon study-an observational retrospective study of consecutive laser lead extractions. J Am Coll Cardiol 2010；55：579-586.

［7］Brunner MP，Cronin EM，Duarte VE，et al. Clinical predictors of adverse patient outcomes in an experience of more than 5000 chronic endovascular pacemaker and defibrillator lead extractions. Heart Rhythm 2014；11：799-805.

［8］Rodriguez Y，Garisto JD，Carrillo RG. Laser lead extraction in the octogenarian patient. Circ Arrhythm Electrophysiol 2011；4：719-723.

［9］Brunner MP，Cronin EM，Jacob J，et al. Transvenous extraction of implantable cardioverter - defibrillator leads under advisory：a comparison of Riata，Sprint Fidelis，and non - recalled implantable cardioverter - defibrillator leads. Heart Rhythm 2013；10：1444-1450.

［10］Kay GN，Brinker JA，Kawanishi DT，et al. Risks of spontaneous injury and extraction of an active fixation pacemaker lead：report of the Accufix Multicenter Clinical Study and Worldwide Registry. Circulation 1999；100：2344-2352.

［11］Pokorney SD，Mi X，Lewis RK，et al. Outcomes Associated with Extraction Versus Capping and Abandoning Pacing and Defibrillator Leads. Circulation 2017；136：1387-1395.

［12］Poole JE，Gleva MJ，Mela T，et al. Complication rates associated with pacemaker or implantable cardioverter - defibrillator generator replacements and upgrade procedures：results from the REPLACE registry. Circulation 2010；122：1553-1561.

［13］Epstein LM，Love CJ，Wilkoff BL，et al. Superior vena cava defibrillator coils make transvenous lead extraction more challenging and riskier. J Am Coll Cardiol 2013；61：987-989.

［14］Smith MC，Love CJ. Extraction of transvenous pacing and ICD leads. Pacing Clin Electrophysiol 2008；31：736-752.

［15］Kleemann T，Becker T，Doenges K，et al. Annual rate of transvenous defibrillation lead defects in implantable cardioverter - defibrillators over a period of >10 years. Circulation 2007；115：2474-2480.

［16］Spectranetics Website. http：//www.spectranetics.com/resources/lead - lookup/. Accessed August 14，2017.

［17］Lewis RK，Pokorney SD，Greenfield RA，et al. Preprocedural ECG - gated computed tomography for prevention of complications during lead extraction. Pacing Clin Electrophysiol 2014；37：1297-1305.

［18］Bongiorni MG，Soldati E，Zucchelli G，et al. Transvenousremoval of pacing and implantable cardi ac defibrillating leads using single sheath mechanical dilatation and multiple venous approaches high sucoess rate and safety in more than 2000 leads Eur Heart J 2008，29：2886-2893.

［19］Glover BM，Watkins S，Mariani JA，et al. Prevalence of tricuspid regurgitation and pericardial effusions following paoamaker and defibrill ator lead extraction. Int Cardiol 2010，145：593-594.

［20］Sadek MM，Epstein AE，CheungAT，et al. Pseudo-tamponade during transvenouslead extraction.Heart Rhythm 2015，12：849-850.

11. 如何经股静脉通路拔除起搏器和除颤器导线

Leenhapong Navaravong and Roger A. Freedman

Division of Cardiovascular Medicine, University of Utah Health Sciences Center, Salt Lake City, UT, USA

据估计，世界范围内每年有 10000~15000 个起搏和除颤器导线被拔除，拔除的导线和导线拔除过程的数量都在增加。植入起搏器和除颤器的患者人数、植入系统复杂性及感染率均不断增加，最近上市销售的高机械故障率的导线模型都推动了这一数字的增长。20 年前导线拔除操作还不常见，现在导线拔除手术已经成为综合心律失常中心的完整组成部分。进行临床心脏电生理培训的医师越来越重视导线拔除术的训练。

随着导线拔除术的增加，用于实施这项技术的方法和工具也越来越多了。大部分可用的工具集中在操纵从锁骨下静脉、头静脉或腋静脉进入静脉系统的引线。从其进入静脉系统的入口接近导线具有明显的吸引力，因为导线的近端部分在手里，但是对于松弛导线与血管内和心内膜的粘连，导线可以直接牵引拔除。相反，任何不通过植入静脉通路接触导线的方法，例如股静脉或颈静脉方法，都需要从静脉或心脏内的一定距离上安全地捕抓导线，并且在手术的某个时刻，放弃对植入静脉导线的控制。然而近十几年来，这些可替代的方法已经成为导线拔除装置的持久组成部分，即使在今天，与更常用的拔除技术相比，也可以说是同样安全和有效的替代方法。事实上，现在确实不少见到在静脉入口处部分拔除或切断的导线，或者中央腔无法伸进钢丝的导线，在这些情况下由于导线无法选择拔除，只能在静脉内或心脏内捕抓导线。

在导线拔除术更大背景下的股静脉导线拔除方法

除了个别病例以外，经股静脉通路的导线拔除在一个上肢手术通路背景下进行（如从发生器囊袋及通过植入的静脉）。至少，从起搏器或除颤器囊袋内操作的必需步骤包括操纵发生器，断开导线与发生器的连接，释放皮下粘连的导线，切断缝合套管上的缝线，操纵缝合套管，并试图收回可伸缩的远端固定螺丝。

除了在发生器囊袋内执行的这些基本步骤之外，在"转换"到股静脉通路之前，可以自行决定从外科手术入路中进行多少额外的工作。下面是一些突出选择范围的示例：

1. 单个使用 2 年的主动固定起搏器导线，导线可通过较好的通路，使用相对少的工具和最小的风险拔除。只有在遇到意外困难时，操作医师才可能计划拔除并采用股静脉通路。

2. 拔除一个使用 16 年的非回填双线圈除颤器导线，其近端线圈位于头臂静脉。合理的策略是从上面伸进一根动力或机械导管鞘，直到近端线圈的远端已经到达足够远，然后转成股静脉通路，将有助于从上面操纵近端线圈，避免上腔静脉撕裂的风险。

3. 拔除使用年限超过 15 年的几种植入导线，其中一些导线的一部分在右心房处有点松动了，通常可以从下面捕抓到。在这种情况下，合理的方法是不要从右心室上方牵拉锁定钢丝和导管鞘，并在基础囊袋步骤完成后立刻转换到股静脉通路。这一策略的优点是：节省时间，避免额外的 X 线透视及在有非常高的可能性采用股静脉通路时还可以节省补给；避免错过可获得的右心房松动导线以从下方轻松捕抓。

在上肢方法和股静脉通路之间的选择平衡取决于操作医师的经验、技巧和可用工具，一些相对手术量大的治疗中心很少或几乎没有股静脉拔除的经验，也没有相关工具，基本完全依赖于专家在上位拔除方法上的经验。显然，一般大型中心都不会寻求股静脉通路，其他中心有更平衡的方法，并且会根据具体情况选择最佳策略。

股静脉拔除工具

股静脉拔除术需要两种基本工具。

1. 外部股静脉导管鞘。放置在股静脉中的导引器，通过该装置放置捕抓器并拔除导线。当多数导线被捕抓并拔除时，外部导管鞘通常放置在原位，大部分经常使用的外部导管鞘是从股静脉区域延伸到右心房的 16Fr 止血导引器股静脉引导导管鞘。直的和弯曲形的都可用（图 11-1），还配有扩张器。

2. 捕抓器。有几种捕抓器可以通过外部股静脉导管鞘使用。

1）点标篮和可偏转头端导丝（图 11-2）。可偏转头端导丝可以通过导线部分成环并被点标篮捕抓，这项技术不需要导线自由端来捕抓。

2）Amplatz 鹅颈捕抓器。其作为一种替换方法可用来套捕可获得的导线自由端，或者可以用来捕抓在导管部分成环的可偏转导丝头端，然后用 Amplatz 捕抓器捕抓（图 11-3）。

3）针眼捕抓器（图 11-4）。针眼捕抓器常用于导线拔除的捕抓，并形成本章焦点。针

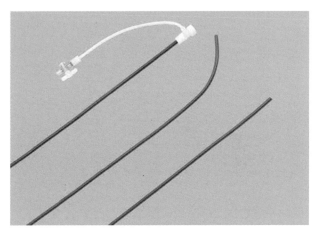

图 11-1 用于股静脉通路拔除导线的外部导管鞘

注：导管鞘经皮肤置入股静脉，远端伸进右心房。

顶部：16Fr 导管鞘的近端有止血阀和侧臂；

中间：弯曲的外部导管鞘的远端；

底部：直的外部导管鞘远端；

来源：Cook Medical Incorporated。

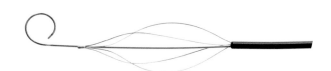

图 11-2 有可偏转头端导丝的点标篮，一起用来捕抓右心房或大静脉的起搏器和除颤器的导线

注：来源：Cook Medical Incorporated。

眼捕抓器可以用于捕抓导线的一部分或导线自由端。捕抓器由覆盖在导管部分的一个环或者"眼镜蛇头"组成和针眼或"舌头"延伸穿过"眼镜蛇头"，从而包围导线段，内部股静脉导管鞘（12Fr）用来系紧捕抓器（图 11-4）。有"眼镜蛇头"直径为 13mm 或 20mm 的捕抓器可供选择，内部导管鞘可以是直形或弯曲形。

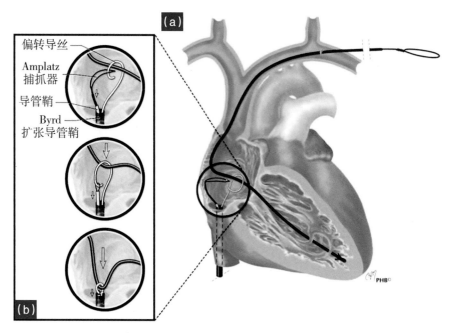

图 11-3　可偏转头端导丝与鹅颈捕抓器配合使用捕抓起搏器导线

注：（a）导丝和捕抓器置于导线周围的右心房；（b）演示捕抓可偏转导丝末端并牵拉股静脉导管鞘内的导线。
来源：Belott（1998）[2]. Futura Publishing

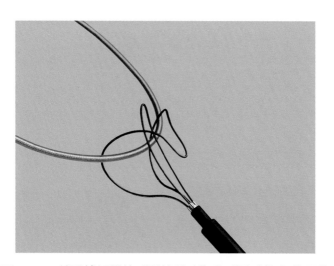

图 11-4　针眼捕抓器的"眼镜蛇头"和"舌头"包绕导线

注：16Fr 外部导管鞘和 12Fr 内部导管鞘也可见。
来源：Cook Medical Incorporated。

使用工具

插入外部股静脉导管鞘的实用技巧

16Fr 外部导管鞘的外部直径为 5.3 mm，比心脏病专家熟悉的典型导管要大。现在倾向于将股静脉区的皮肤缺口长度缩小，这样做会妨碍导管进入。当导管鞘到达股静脉，会有另一个需要额外力的抵抗区域。当导管进入静脉时会有明显的"砰砰"信号音，外部导管鞘应当通过提供的引导导丝伸进右心房下面。

配置针眼捕抓器

捕抓器和包含其在内的内部导管鞘伸进右心房。起搏器和除颤器导线，不论是在右心室、右心房还是冠状窦，通常都在右心房内捕抓。较不常见的是，导线可以在上腔静脉、头臂静脉或下腔静脉内捕抓。针眼捕抓器不应该伸入或在三尖瓣之外，因为捕抓器配置在三尖瓣附近可能会对瓣膜和 / 或其支持结构带来严重的损伤。

一旦在右心房内，捕抓器、内部导管鞘和股静脉外部导管鞘应该旋转以确定是否有一条或多条要拔除的导线被"碰撞"。碰撞到一条导线表示可以用正在使用的捕抓器和导管鞘捕抓；如果导线不能被碰撞到，甚至当捕抓器从上腔静脉移至下腔静脉时也没有发生碰撞，意味着可能需要一个不同的捕抓器尺寸或导管鞘弯曲。

下一步是将"眼镜蛇头"覆盖在导管段（部分）（图 11-5），目标是定位导线段远至"眼镜蛇头"的叶瓣，重要的是，不要对"眼镜蛇头"的阻力施加太大的扭矩，以免扭曲其几何形状。成角透视影像下可能有助于确认捕抓器装置在导线上的定位（图 11-6），尽管通常坚持单一固定透视影像是最快捷的。

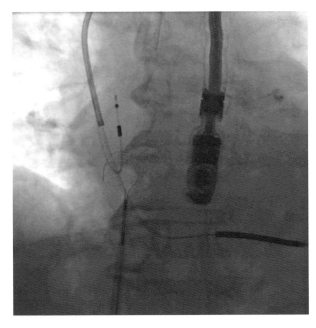

图 11-5　针眼捕抓器的"眼镜蛇头"在右心房覆盖心房导线

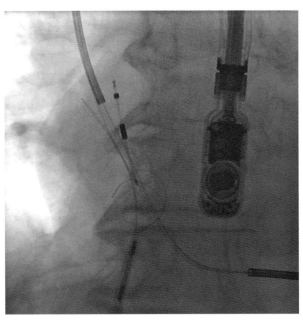

图 11-6　针眼捕抓器的"舌头"部分延伸通过"眼镜蛇头"，随即包绕心房导线

一旦"眼镜蛇头"覆盖在导线段上，舌头就会通过在捕抓装置的近端推进一个柱塞来伸展。重要的是，对于有效捕抓来说，目标导线段必须置于"眼镜蛇头"和舌头的叶瓣之间。在单个透视影像下，并不能一直确定准确情况。非常常见的是，延伸的舌头最终将落在导线后面。除了拍摄成角透视影像外，测试有效捕抓的方法是检查当捕抓器旋转并伸进内部导管鞘时导线段是否旋转。

延伸舌头之后，内部导管鞘随后通过捕抓器伸入到导线。如果导线被有效捕抓，内部导管鞘将紧靠导线（图11-7），把它夹在舌头和"眼镜蛇头"之间。如果导线未被有效捕抓，将推进内部导管鞘超过导线，对术者来说这是重新配置捕抓器并再尝试一次的指征。

正如上面提到的，从囊袋区操作导线拔除的步骤之一是尝试从主动固定导线的近端操作导线来拧开其远端螺旋。对于可伸缩的螺旋，需要逆时针旋转近端电极销。对于固定的螺旋，需要逆时针旋转整个导线。然而，操作失败的情况并不少见，最可能的原因是未能通过近端旋转将足够的逆时针扭矩传递到导线的远端。从更靠近心内膜附着点的下方捕抓导线，可以使导线在离螺旋位置更近的地方转动。当从近

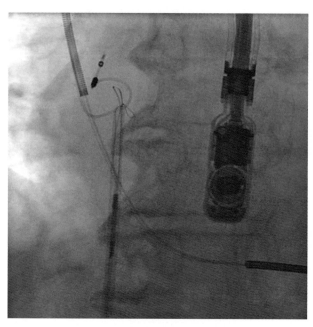

图11-7　内部导管鞘向上伸到心房导线，将其在针眼捕抓器的"眼镜蛇头"和"舌头"之间固定

端旋开导线失败时，几乎总是可以在将导线很好地收紧到捕抓器中之后通过逆时针转动捕抓器从下方拧下它们。一旦从心内膜上拧下螺旋，就应该通过顺时针旋转捕抓器来解除捕抓器附近导线的任何残余盘绕，将允许外部导管鞘更容易地在双重导线上推进。

传送导线

在导线被捕抓器和内部导管鞘牢牢固定之后，如果主动固定部分已经从心内膜旋开，捕抓器导线就会在外部股静脉导管鞘内折叠。通过以下两种方式之一来完成：如果导线从心内膜释放，就可以简单地将其拉进外部导管鞘；如果导线仍附着于心内膜，外部导管鞘就会通过折叠导线向前伸进，同时张力从捕抓器下方保持在导线上。理想情况是，当导线远端分离时外部导管鞘一直伸入到心内膜以稳定心脏。然而，通常情况是，在推进外导管鞘的过程中，导线的远端常常会脱离附着处，特别是在拔除心室导线的过程中；在直径较大的除颤器导线不能很容易地在外部导管鞘内折叠的情况下，无法将股静脉外部导管鞘一直推进到心内膜的情况尤为常见。

当导线被拉进股静脉外部导管鞘时，导线近端部分应当在胸肌区的静脉入口处被切断。通常，锁定钢丝将插进导线腔，不可能在此时拔除锁定钢丝，所以它也与导线一起被切断。幸运的是，尽管锁定钢丝增加了导线的硬度，但它的存在似乎不会妨碍外部股静脉导管鞘移动导线。

　　一旦导线通过外部股静脉导管鞘传送，就可以对胸部和腹部进行透视以证实没有残留的导线。谨慎的做法是对外部导管鞘（仍在股静脉内）进行成像，以确保没有残留碎片留在腔内。外部导管鞘应当用力抽吸并冲洗，避免血栓会存留在导管鞘内。

　　内部导管鞘和捕抓器可以再次伸进股静脉外部导管鞘以捕抓额外导线，一旦所有导线被拔除，外部导管鞘就会从静脉拉出，并进行止血，指南推荐进行 20 分钟的腹股沟止血并卧床 6 小时。

特殊情况

需要临时起搏

　　当导线拔除需要临时起搏时，大部分患者需要通过左侧股静脉放置临时起搏器，为拔除工具保留右侧股静脉。在允许的情况下，临时起搏器的右心房"脚跟"应尽可能远离待拔除导线的目标段。

在股静脉拔除时保留或创建锁骨下静脉和头臂静脉通路

　　有时，从同侧锁骨下静脉或头臂静脉狭窄或堵塞的患者身上拔除导线，拔除后可能会通过这些静脉再植入新的导线。使用股静脉拔除实现此操作的方法是在一个（或多个）待拔除导线的绝缘体中形成一个 2mm 的缺口，然后将 0.035 英寸导丝的直端插入绝缘体与外部导体之间 3~4mm 的距离，足够远，因此它足以承受轻柔的牵引力。（一个标准的静脉提升器有助于将导丝插入绝缘体下方。）在从下方捕获导线并将其拉过股静脉外部导管鞘之后，将导丝轻轻地送入血管系统。一旦导丝的指引端在血管堵塞或狭窄区域之外，快速拖拽其近端以从导线释放。如果拖拽无效，则可在导丝上推进扩张器，将其从导线中释放出来。

当拔除更大的除颤器导线时保留股静脉通路

　　如前文所述，大多数导线可以在股静脉外部导管鞘内重叠，而不从股静脉拔除股静脉外部导管鞘。例外的情况是更大直径的除颤器导线（需要 9Fr 或更大的指引器用于插入）太厚，以至于不能轻松地在股静脉外部导管鞘内折叠。对于这些导线，捕抓部分被带回远端和外部导管鞘，并尽可能地拉入其中，可能长达几厘米。一旦导线不能被进一步拉进外部导管鞘，就会将外部导管鞘和导线从股静脉一起拔除。

　　当较大的除颤器导线是要拔除的多个导线其中之一时，一种策略是可以最后拔除这根导线，这样就不用担心失去腹股沟通路了。然而，当策略无效时（例如，如果有多个要拔除的较大的除颤器导线或者不可能一开始捕抓较大的除颤器导线），那就有必要重新恢复股静脉通路。一般来说，可以通过在最初使用的股静脉操作，但需要先固定腹股沟才能实现止血的目的。当预料股静脉通路将丢失时，可行的方法是从股静脉外部导管鞘附近的入口处到下腔静脉提前放置一根备用的指引导丝。可以通过早期将两根长导丝穿过指引器插入股静脉的方法来实现，然后推进股静脉外部导管鞘到其中一根之上，将另一根作为"备用"。

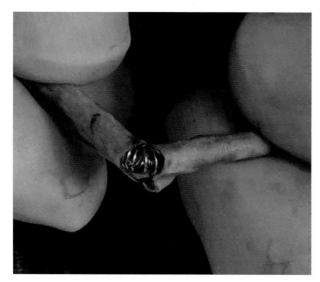

图 11-8　植入 17 年后拔除除颤器导线的近端震动线圈

注：该导线是 Guidant model 0125，非回填、无涂层以预防组织在震动线圈内生长。拔除后，发现近端震动线圈周围有一个 1.5mm 厚的钙化坚硬导管鞘，在拔除完成后裂成两半。尽管存在钙化导管鞘，导线从股静脉拔除也几乎没有阻力和困难。

钙化或严重纤维化的导线

钙化或严重纤维化的导线为使用高级技术进行拔除将要面对的主要挑战，使用股静脉方法可以很容易地拔除这些导线。图 11-8 显示了植入 17 年后拔除的除颤器导线的非回填、无涂层的近端震动线圈。拔除后，发现近端震动线圈周围有一个 1.5mm 厚的钙化坚硬导管鞘，在拔除完成后裂成两半。尽管存在钙化导管鞘，导线从股静脉拔除也几乎没有阻力和困难。

使用股静脉通路提前拔除

从股静脉通路中预先拔除导线的患者可能因先前的拔除而在该静脉区域有过多的瘢痕组织。瘢痕组织可能妨碍股静脉外部导管鞘的放置或牵引导线穿过股静脉区域，尤其是在不能通过外部导管鞘拉出导线的情况下，例如较大的除颤器导线。在这种情况下，导线可以楔入瘢痕组织中，如果用力过大，导线可能会与栓塞物质分离，栓塞物质脱落后会顺着血流回到心脏或肺动脉。因此，建议既往使用右股静脉拔除导线的患者考虑使用左股静脉进行。类似的建议适用于已知在右股静脉区域由于重复使用任何性质的血管器械而具有过多瘢痕组织的患者。

预防措施

对于股静脉通路来说，建议采用与上肢通路拔除导线时相同方法的预防措施，措施如下：

1. 全身麻醉，最好是有心脏麻醉医师在场。

2. 整个胸腔、腹腔和腹股沟区做准备，并覆盖手术单作为单独的术野。

3. 除颤垫通常放置在右肩胛区和左侧腋中线。

4. 用动脉导管持续进行血压监测。一般将动脉管路置于桡动脉。当放置在股动脉时，建议将其放置在用于拔除的股静脉的对侧。

5. 经食管超声心动图持续监测并发症。

6. 心脏外科后备支持，包括合适的供应和装置可用。

7. 停用华法林（目标 INR ≤ 1.2）和其他口服抗凝剂、肝素，以及噻吩吡啶（如氯吡格雷、普拉格雷）。如果有明确的医学指征可以继续服用阿司匹林。

8. 手术室中备有四个单位的起搏红细胞，如果存在 INR 未达到 ≤ 1.2 目标的任何问题，则还应提供血浆。

另一种上肢通路不常用的预防措施是下肢的连续加压装置，可以降低拔除后深静脉血栓形成的风险。

并发症

股静脉拔除与上肢拔除的并发症有些不同，表 11-1 列举了股静脉通路的并发症。

从股静脉通路拔除导管最常见的危及生命的并发症是由撕脱或撕裂导致的心肌穿孔，由此引发心包积血和心脏压塞。据报道，对比股静脉与上肢通路拔除发现，在 189 例股静脉拔除中报道了两例心脏穿孔（1.1%），以及在 268 例上肢通路拔除中报道了两例心脏穿孔（0.7%）[1]。尤其是，持续经食管超声心动图监测可以早期发现心包渗出。在心包渗出病例中，经胸超声心动图可辅助行直接心包穿刺术。心包穿刺手术包应准备好，专业的心包穿刺医师应随叫随到。注意，有时经皮心包穿刺术不足以控制出血，需要局部开胸术以修补缺损心肌。

血管并发症偶尔发生通常累及股静脉入口，包括血肿、股动脉假性动脉瘤、动静脉瘘、深静脉血栓形成和肺栓塞。少数情况下，起搏器或除颤器导线会楔入有瘢痕的股静脉区，需要切断和静脉切开术用于拔除。

表 11-1　股静脉通路拔除起搏器和除颤器导线并发症

心肌穿孔合并心包积血和心包填塞

少见上腔静脉撕裂
三尖瓣损伤
配套导线的损坏或脱落
导线断裂，可能是栓塞
血管并发症

- 血肿
- 股动脉假性动脉瘤
- 静脉瘘
- 深静脉血栓形成 / 肺栓塞
- 无法从股静脉拔出导线，需要切断和静脉切开术

临时起搏器脱落
射线照射

当使用上肢通路时，导线会在拔除过程中裂成碎片并有可能导致栓塞。如果导线碎片留在右心房或大静脉中，通常有可能捕抓到并拔除。可偏转导管，如消融导管，偶尔有助于插进内部股静脉拔除导管鞘，使其进入不容易通过的静脉，如头臂静脉；一旦定位了内部导管鞘，可偏转导管就会被针眼捕抓器取代。针眼捕抓器在任何情况下都不应该穿过三尖瓣，试图在右心室内捕抓导线是非常危险的，可能给三尖瓣带来严重损害。成为近端肺动脉栓子的导线碎片，通常可以被 Amplatz 鹅颈捕抓器或血管外科医生、介入放射医生熟悉的其他捕抓器捕抓，针眼捕抓器太坚硬，不能在肺动脉内安全应用。

在股静脉导管拔除术中可能会发生对伴随导管的损害（置入并非专门针对拔除的导线），但是与上肢通路相比，这种并发症仍较少见。原因是利用上肢通路时，导线通常在锁骨下静脉、头臂静脉和 / 或上腔静脉黏附在一起，通过正在拔除的导线伸进动力导管鞘的过程中，损伤伴随导线的风险较高。导线黏附于右心房的情况较少见，当导线粘连时往往是局灶性的，并且用简单的牵引力就能相对容易地打开。因此，当使用股静脉通路将目标导线置于右心房时，只要轻微牵引就可以摆脱与右心房中伴随导线的粘连。而且当从下方捕抓时，目标导线一般可以用微小的牵引力将邻近导线在上腔静脉、头臂静脉和锁骨下静脉释放。

当拔除过程中伴随导线受损时，通常是因为伴随导线干扰了目标导线的成功捕抓，因此故意拔除

伴随导线以允许捕抓目标导线。当通过捕抓器反复接触时，伴随导线可能移位。这种并发症通常只发生在新近植入的伴随导线或在冠状动脉窦丛内放置的导线。

上腔静脉撕裂作为股静脉拔除的并发症极其罕见。笔者已知的仅有 1 例源于股静脉导线拔除的上腔静脉撕裂[1]。我们从未经历过 1 例股静脉通路导线拔除的上腔静脉撕裂，FDA MAUDE（制造商和用户装置体验）数据库的研究也未报道过针眼捕抓器领域的致命性上腔静脉撕裂。

比较股静脉导线拔除与激光上肢通路拔除方法，股静脉通路的总透视时间（21 分钟）要高于激光上肢通路（7 分钟）。在该研究中，通过股静脉通路进行导线拔除的患者要从上方插入锁定钢丝，还试图从上方拉动而使导线远端从心内膜分离。有争议的是，这些操作在股静脉通路导线拔除过程中不是必须进行的，并且没有进行上述操作的患者的透视时间会更短。此外，从上方拉动导线通常可消除导线在右心房中产生的任何松弛，因此使得从下方进行捕抓更具挑战性且耗时。

为什么从股静脉通路拔除导线比上肢静脉通路需要的力更小

同时进行过股静脉通路和上肢静脉通路拔除的医师会明显感受到两者在分离和拔除导线方面用力的显著差异，股静脉通路较上肢静脉通路所需的力更小。对这一差异的解释尚不明确。一种可能性是从上方拉动，特别是使用从导线远端施加向上牵引力的锁定钢丝，导线可能会缩短并"聚集"，导致其有效直径略微增加并防止导线紧密粘连。相反地，当导线从下面拉动时，导线会略微伸展，直径减小或"变细"，这就使导线通过紧密的粘连变得容易。所需力量存在差异的另一种可能性是粘连具有"倒钩"效应，使得导线在一个方向上受到的阻碍比在另一个方向上更大。

一个相关的问题是为何导线拔除时股静脉通路的上腔静脉撕裂发生率显著小于上肢静脉通路。最近一项关于牵引力对附着在上腔静脉的导线所施加的剪切力影响的计算机模型的研究显示，当从上方牵引施加剪切力时，上腔静脉壁的应力比从下方施加剪切力时高出 6 倍（图 11-9）。

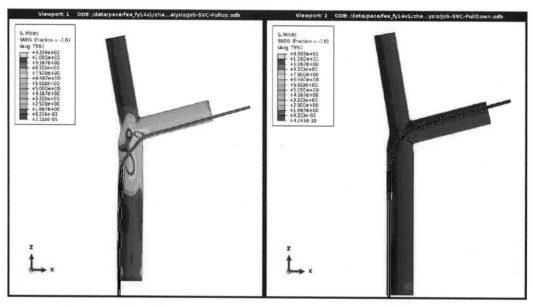

图 11-9　上肢静脉通路（左）的静脉壁应力是股静脉通路（右）的 6 倍

结论

与更常见的上肢静脉通路相比，股静脉通路拔除起搏器和除颤器导线是一种替代的、补充的方法。经过多年改进，股静脉通路的工具和方法已经大为改进。已报道对股静脉和上肢静脉通路的直接比较很少，但现有证据表明两种通路的手术成功率和并发症发生率相似。两种通路引发各种并发症的发生率不同，尤其是上腔静脉撕裂导致的血胸，股静脉通路比上肢静脉通路少得多。

参考文献

［1］ Bordachar P，Defaye P，Peyrouse E，et al. Extraction of old pacemaker or cardioverter - defibrillator leads by laser sheath versus femoral approach. Circ Arrhythm Electrophysiol 2010；2：319–323.

［2］ Belott PH. Endocardial Lead Extraction：A Videotape and Manual. Futura Publishing；Armonk，NY，1998.

12. 如何经颈静脉通路拔除导线

Maria Grazia Bongiorni, *Andrea Di Cori*, *Luca Segreti*, *Giulio Zucchelli*, *Ezio Soldati*, *Stefano Viani*, *and Luca Paperini*

Second Division of Cardiovascular Diseases, Cardiac – Thoracic and Vascular Department, Azienda Ospedaliero Universitaria Pisana, Pisa, Italy

随着可植入装置的出现产生的就是拔除这些装置的需求。常见的拔除原因包括故障、糜烂、囊袋感染、心内膜炎，以及其他独特的装置相关的问题。皮下或肌肉下脉冲发生器的单独拔除是相对不复杂的操作，但是拔除长期植入的经静脉导线系统是一项非常复杂的操作[1-5]。

随着近些年导线的发展，早期的大直径、实心构造的导丝已经被更小直径的、更精细的、结构复杂的导线取代。拔除这些导线的主要障碍是在导线体和电极端周围的明显进展的纤维化，会使导线固定到静脉内皮和心肌，成功拔除的目标是从这些粘连部位安全地释放导线。

通过正中胸骨切开术、外侧胸廓切开术或局限的心房切开术等标准外科手术的发展为导线拔除提供了解决方法。然而，考虑到外科手术的侵略性、发病率和较长的恢复时间，仍将其保留为最后手段，报道的死亡率为0%~12.5%[6, 7]。对于安全拔除技术的渴望，通过植入静脉及与胸腔囊袋经静脉植入方法相兼容，促进了经静脉技术的发展[5, 6]。通过使用由聚合物和/或钢材料制成的可在导线体上滑动的可伸缩导管鞘，对血管内纤维化过度生长施加抵抗力，以抵抗施加于导线上的牵引力。这种血管内反压技术将剪切应力定位在纤维化组织上，并有助于组织的钝性解剖或扩张远离导线圆周。许多工具、技术和方法可被联合使用以拔除心脏导线。本章主要介绍经颈静脉通路在经皮导线拔除方面的附加作用。

背景

术语定义

根据北美起搏与电生理协会针对经静脉导线拔除的政策声明[8]和心律协会的专家共识[9]，"导线拔除"被定义为使用任一技术将起搏器和除颤导线拔除。在导线拔除的一般范畴内，必须要明确以下区别：

1. 导线植入：不用特殊工具，即可通过植入静脉进行的简单手术。

2. 导线拔除：使用更复杂操作和特殊工具将导线拔除的过程。

导线拔除工具

拔除工具是用来完成导线拔除中所有潜在操作的工具，包括以下用于导线拔除的工具：

1. 植入工具：通常用于导线植入的工具，允许操作导线操作以便导线通过植入静脉退出脉管系统，包括标准钢丝（非锁定）和固定螺钉回缩夹。

2. 牵引工具：用于接合或捕获和拔除导线或导线碎片的工具，包括特殊锁定钢丝、捕抓器、缝合器、抓持器或其他工具。

3. 导管鞘：用于破坏经导线纤维附着物的扩张器，可能是机械型工具（由金属、聚四氟乙烯或聚丙烯组成，需要通过导线手动前进，并依赖导管鞘的机械特性以破坏纤维附着），或者是"动力型工具"（使用激光、射频或旋转技术以解剖粘连部位）。

导线拔除技术

导线拔除技术包括将导线从体内拔除的所有实用方法或手段。导线拔除的主要障碍是身体对血管内异物的反应。在植入后几个月，导线沿途和头端会产生粘连，主要通过包括导线本身在内的纤维组织生长来实现[10]。通常，植入 1 年及以上的导线不太可能通过简单的牵拉被拔除，尤其是存在 ICD 导线时，除颤线圈通常会导致纤维附着物的显著生长。粘连部位最可能存在的部位是插入锁骨下静脉的部位、无名静脉与上腔静脉和右心房之间的交界处、导线头端及在心室导线，三尖瓣也很有可能[11-13]。拔除导线的关键是从导线的静脉入口到头端都有可能发生粘连。大多数现有可使用的技术将牵引与粘连部位的解剖相结合，不同技术之间的最大区别是作用于解剖粘连部位的能量。

任一用于拔除的技术都应当有好的导线控制。导线控制的目标是允许牵引力均匀施加于整个导线长度。导线控制可以提高成功率和减少并发症。首先，导线控制通过使用钢丝固定内部线圈来实现。其次，缝合器作为额外的牵引装置使用。最后，一旦导线准备好，可以通过在应用牵引力期间不断评估导线持续拉伸性能来实现导线控制。拉伸反应的改变可能是钢丝从导线脱离，导线从粘连部位释放，内部导体解开或者外层绝缘体破裂的结果。

导线拔除技术包括导线牵引、反压力与反牵引力、渐进式解剖，以及机械脱落[14-18]。

- **● 导线拔除**

简单的牵引是大多数导线拔除的基础方法。在早期起搏时期这是仅有的拔除导线的方法，当要拔除的导线体积较大而且结实，无有效固定机械装置，并且植入间期较短时[18]，使用不同重量或弹力带进行几分钟至数天的手动牵引[19]，之后，沿着导线 – 血管壁 – 心肌层形成了纤维包裹，造成了无效的简单牵引和潜在风险。尽管标准或锁定钢丝已经相当大地改善了直接牵引的有效性，但成功率仍然很低，需要使用额外工具如相关技术的扩张导管鞘（如反压力和反牵引力）。

- **● 反压力和反牵引力**

反压力通过对导管鞘施加正向压力，同时对导线施加牵引力来进行。压力是指施加到导管鞘上的、直接指向心脏的推力，它的目标是克服导线与血管系统之间的粘连部位。反压力的目的是平衡推进力（压力）和回撤力（牵引力），这两种力之间的不平衡会导致手术失败或导线并发症。

当导管鞘伸进到导线头端–心肌表面时进行反作用力，作用于导线的牵引力被通过推动外部导管鞘以支持心肌而产生的压力自动抵消。换句话说，即作用于心脏壁垂直方向且与心脏壁相反方向的力，这允许将牵引力集中并局限于导线头端周围的粘连部位，以将心肌凹陷或撕裂的风险最小化。

任何一种用于经静脉导线拔除的单独技术不应当被视为标准技术而用于所有病例。不同的工具和方法必须针对每个个体案例进行调整[20]。

拔除方法

心脏导线通常通过植入静脉拔除。植入静脉是插入导线的静脉通路。然而，有时候，需要从非植入静脉进行替代静脉通路，可替换锁骨下静脉的静脉通路，包括股静脉和颈内静脉。有三种经静脉导线拔除的方法（图 12-1）[21]：

1. 静脉入口通路（VEA），作为上腔通路被熟知。

2. 经股静脉通路（TFA），作为下腔通路被熟知。

3. 经颈内静脉通路（ITA）。

大多数术者开始以 VEA 作为植入静脉，有需要时转为经股静脉通路。此外，当导线损坏或游离浮动时，经股静脉方法历来可行[22]。

使用机械扩张技术的不同静脉通路代表了个人对经静脉拔除的贡献，对伴游离浮动导线或不易暴露导线患者使用颈内静脉拔除[20]。

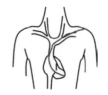

1. 静脉入口通路（VEA）

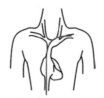

2. 经股静脉通路（TFA）

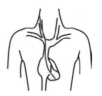

3. 经颈内静脉通路（ITA）

图 12-1　经静脉拔除通路总结

经颈内静脉通路

基本原理

我们引入了 ITA 方法以处理两个复杂的临床场景：从 VEA 和游离浮动导线中进行导线拔除术存在难度。尽管描述的标准方法的成功率为 90%，但是拔除术在一些情况下仍可能存在危险或不能实现的情况。ITA 的引入让我们缩短了从皮肤到导线头端的距离，而且改变了扩张器角度，克服困难，并使成功率从 91.1% 增加至 98.5%[22, 23]。

拔除暴露在植入部位导管的困难条件是导管损坏（破裂、绝缘体缺失），导线伸进过程中转向困难（扩张器的能量可能作用于静脉壁，增加了静脉撕裂的风险），非常窄的肋骨锁骨间隙（避免大型扩张器导管鞘的使用），以及在扩张器不能发挥作用的地方存在非常紧密的粘连部位（有时钙化）。

大体解剖

颈内静脉 (IJV) 是从脑、面部和颈部发出的主要静脉回流，它由位于颈静脉孔内或就在颈静脉孔远端的下颌窦和乙状窦硬脑膜静脉窦的结合形成（形成颈静脉球），它与颈内动脉一起下行于颈动脉导管鞘。迷走神经（颅神经 X）位于两者之间，接收来自面部和颈部的分支后，其继续下行进入胸腔，通常在胸锁乳突肌头部之间，然后与锁骨静脉汇合形成头臂静脉[24, 25]，颈内静脉周围有伴行的淋巴结。主要关系如下列结构（图 12-2）：

1. 与颈内动脉（ICA）的关系：

● C2—后方，

● C3—后外侧，

● C4—外侧。

2. 迷走神经（CNX）始终位于 ICA 与 IJV 之间。

3. 前面（如穿过以下结构）：

● 上三节—副神经脊髓根（CN XI），

● 中三节—颈袢下根（颈神经降支），

● 下三节—胸锁乳头肌、肩胛舌骨肌肌腱。

4. 后方（从上到下的结构，随着 IJV 在颈部下降）：

● C1 侧块（图谱），

● 中斜角肌，

● 前斜角肌，

● 肺尖胸膜。

颈静脉相对表浅，没有其他组织如骨或软骨的保护。因为颈内静脉较大、位于中心且相对表浅，通常用于放置静脉导线。由于颈内静脉极少存在位置上的变化，所以比其他静脉更容易被找到，这一手术没有绝对的禁忌证，相对禁忌证包括：

● 严重凝血障碍，

● 身体状况不适合麻醉，

● 没有合适的通路，

● 静脉血栓，

● 覆盖皮肤感染。

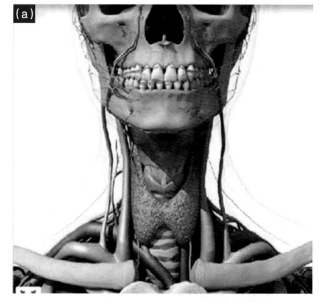

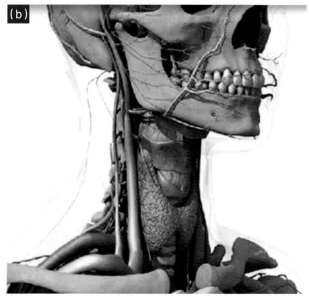

图 12-2　右颈内静脉的正位（a）和右前斜位（b）观

装置

下列材料是穿刺置管所必需的:

● 无菌手套,

● 抗菌溶液伴有皮肤拭子,

● 无菌帘或无菌巾,

● 无菌衣,

● 无菌盐水冲洗,大约 30ml,

● 1% 利多卡因,

● 纱布,

● 敷料,

● 11 号手术刀,

● 持针器,

● 强生普理灵缝线 4/0,

● 11Fr 导引器。

对于皮肤消毒,建议用含 2% 氯己定的酒精清洗皮肤,因为这已被证明效果优于聚维酮碘或 70% 酒精。充分暴露手术区域,向上从颈部上颌角,向下至乳头下方,外侧至腋中线,并向内侧至胸骨,用无菌单或无菌巾包围暴露区域。

插管技术

患者被置于特伦德伦堡体位,头部转向对侧。医生在患者对侧的上方站立,并且通过局部麻醉剂在胸锁乳突肌的胸骨和锁骨分部的交界处上方产生大的皮肤风团。颈内静脉位于胸锁乳突肌的锁骨端之间,最好在胸锁乳突肌胸骨端与锁骨端形成的三角形的顶点处进针(图 12-3)。

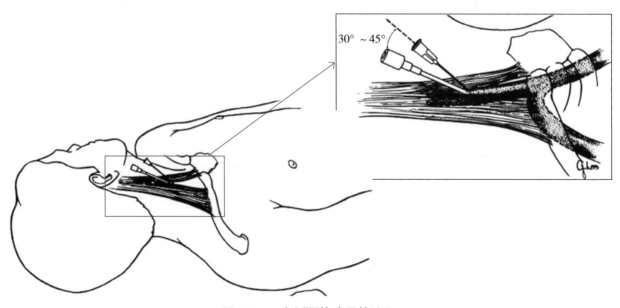

图 12-3 右侧颈静脉导管植入

当触诊位于颈内的颈内动脉（在胸骨下走行）时，用 2cm、22 号穿刺针和注射器定位颈动脉外侧，紧靠锁骨分部内侧缘下方的 IJV。穿刺针应以 30°~45° 的角度进入皮肤，横向朝向锁骨中段，避免可能引发的颈动脉穿刺。在进入静脉时，注射器脱离但穿刺针不会被拔除；仍然留在静脉中作为潜在静脉的直接视觉指导，确保针头位于静脉腔内后，将 J 形指引导丝穿过针头，并将针尖定位于最上方的下腔静脉（IVC）。X 线透视用于确定指引导丝头端位置，在确定指引导丝位置正确后，回撤穿刺针并在图像增强器的帮助下将 11Fr 扩张导管鞘引入放置，以监测导管鞘进入静脉的正确通路。拔除扩张导管鞘，并使用螺旋运动将一个剥脱导管鞘穿过，理想的情况是进入下腔静脉的最上方进入右心房。拔除指引导丝和扩张导管鞘的套管针，并从侧臂抽血以确定静脉内位置，用生理盐水冲刷导管鞘。

导线拔除的 ITA 通路

●残余导线

残余导线定义为先前在血管内切断和遗弃的导线。VEA 通路不可行。股静脉通路在技术上是可行的，但很有挑战性，应考虑到需要的工具（经股静脉站、捕抓器）及右心室内到达导线头端的次优角度。导线通过上腔静脉分支暴露，如右侧颈内静脉，通过使用与暴露导线相同的技术和工具，可以增强扩张的效果。一旦通过颈内静脉暴露，残余导线可以用同样方式进行处理。

右侧 IJV 使用 11Fr 导引器进行经皮插管，通过颈静脉推进套索，抓住导线的近端然后暴露，来自右侧 IJV 的导线暴露允许插入钢丝和导管鞘，如通过静脉入口位置的标准通路所述。当导线的长度不允许导线暴露时，使用套索作为导线的延伸，并且通过预先插入套索上方的扩张导管鞘进行扩张。根据笔者经验，这种方法可以用于手术中的所有导线拔除且不会引发并发症。

复杂的 VEA 拔除术

纤维化沿导管传播，且随着时间的推移变得越来越密集。患者和导线相关因素可以影响粘连的质量和数量[26-31]。通常，静脉入口位置、弯曲进入上腔静脉的弯曲，以及从正极环到导线头端的区域是最可能发展为严重纤维化的部位[31]。全面了解粘连位置是保证经静脉手术过程安全有效的关键，目的是分离所有从静脉入口位置到头端部位的与导线相关的粘连。通常观察到的并发症是扩张期间血管或心脏损伤的结果。在过去，标准起搏导线的黏附率和位置已被描述，并且确定了一些预测因子[11, 13]。

SVC 是该静脉与右或左无名静脉之间发出角度的关键区域，特别是在该区域存在顽固粘连的情况下，扩张导管鞘的推进，特别是通电时，必然会使患者产生暴露于静脉撕裂的风险。根据"比萨方法"[32]，使用 IJV 以在扩张操作期间减小导管鞘和 SVC 之间的发出角度。在存在困难的导管时，它可以变成自由漂浮的导管，从而使其从股静脉的一些结合位点滑过，然后通过 IJV 暴露。在这一点上，有一条直线线路一直通向导线的头端。头端与远端粘连部位的常规扩张可以进行，无论使用何种能量，导线从颈静脉到心脏的直线路程都有助于扩张并允许使用大的导管鞘。

VEA 通路在以下几种情况可能是麻烦和有风险的：

1. 锁骨与第一肋之间空间有限（如胸腔内锁骨下静脉的内侧通道）。

2. 在关键位置顽固粘连，如无名静脉 – 上腔静脉交界处、上腔静脉 – 右心房弹簧、三尖瓣、右心室。尽管使用了较大的导管鞘，推进导管鞘在任一粘连位置停留超过 5 分钟时，或者当进行扩张都被判断为非常危险的行为时，可以考虑交叉使用经 ITA 通路。通过经颈内静脉通路在这些情况下显示出一些优势，导线从颈静脉到上腔静脉、右心房、右心室的直线路程允许沿导线纵轴的粘连扩张。使用该技术，SVC 处的狭窄弯曲（通过正确位置插入的导线中）和紧密的粘连部位被绕过或者安全地扩张。在右侧腔室和三尖瓣处的紧密粘连部位，颈内静脉通路比经静脉插入允许粘连处更好扩张，因为避免了静脉入口通道处较长的转向。导线必须从 VEA 释放到上腔静脉。然后，通过右股静脉，使用可偏转导丝抓住导线并置于血管内，接下来的步骤与血管内导线的描述相一致（图 12-4）。

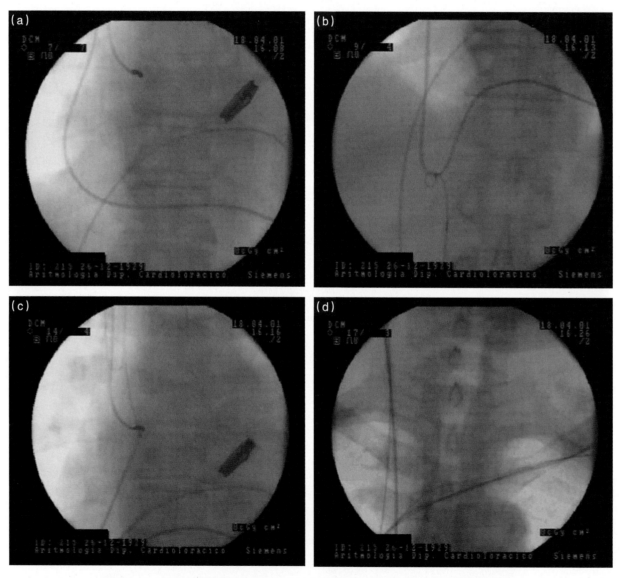

图 12-4　用于经颈内静脉通路（ITA）拔除的内窥镜步骤的 X 线透视检查

注：（a）双腔 ICD 伴无效的静脉入口通路（VEA）；（b）使用经股静脉通路（TFA），导线在静脉系统内捕抓成功后被牵拉；（c）通过 ITA 通路，导线再次被捕抓成功被牵拉；（d）正在从右侧颈静脉进行一次新的机械扩张。

结论

现在，经静脉通路拔除导线是心脏导线拔除中不可缺少的专项技术。对于有经验的医师，手术总体成功率约为 90%，其中 10% 的手术仍然具有挑战性。最常见的困难与必须拔除废弃的残余导线或难以从 VEA 拔除的导线有关。在所有情况下，ITA 都能实现安全有效的完全导线拔除。ITA 的增值作用在起搏和 ICD 导线使用中均可观察到，与手术指征无关。

参考文献

［1］Bilgutay AM，Jensen NK，Schmidt WR，et al. Incarceration of transvenous pacemaker electrode：removal by traction. Am Heart J 1969；77：377–379.

［2］Byrd CL，Schwartz SJ，Hedin N. Lead extraction：indications and techniques. Cardiol Clin 1992；10：735–748.

［3］Imparato AM，Kim GE. Electrode complications in patients with permanent cardiac pacemakers：ten years' experience. Arch Surg 1972；105：705–710.

［4］Myers MR，Parsonnet V，Bernstein AD. Extraction of implanted transvenous pacing leads：a review of a persistent clinical problem. Am Heart J 1991；121：881–888.

［5］Wallace HW，Sherafat M，Blakemore WS. The stubborn pacemaker catheter. Surgery 1970；68：914–915.

［6］del Rio A，Anguera I，Miro JM，et al. Surgical treatment of pacemaker and defibrillator lead endocarditis：the impact of electrode lead extraction on outcome. Chest 2003；124：1451–1459.

［7］Frame R，Brodman RF，Furman S，et al. Surgical removal of infected transvenous pacemaker leads. Pacing Clin Electrophysiol 1993；16：2343–2348.

［8］Love CJ，Wilkoff BL，Byrd CL，et al. Recommendations for extraction of chronically implanted transvenous pacing and defibrillator leads：indications，facilities，training. North American Society of Pacing and Electrophysiology Lead Extraction Conference Faculty. Pacing Clin Electrophysiol 2000；23(4 Pt 1)：544–551.

［9］Wilkoff BL，Love CJ，Byrd CL，et al. Transvenous lead extraction：Heart Rhythm Society Expert consensus on facilities，training，indications，and patient management：this document was endorsed by the American Heart Association (AHA). Heart Rhythm 2009；6(7)：1085–1104.

［10］Robboy SJ，Harthorne JW，Leinbach RC，et al. Autopsy findings with permanent pervenous pacemakers. Circulation 1969；39(4)：495–501.

［11］Smith HJ，Fearnot NE，Byrd CL，et al. Five years' experience with intravascular lead extraction：US lead extraction database. Pacing Clin Electrophysiol 1994；17(11 Pt 2)：2016–2020.

［12］Bongiorni MG，Zucchelli G，Soldati E，et al. Usefulness of mechanical transvenous dilation and location of areas of adherence in patients undergoing coronary sinus lead extraction. Europace 2007；9(1)：69–73.

［13］Segreti L，Di Cori A，Soldati E，et al. Major predictors of fibrous adherences in transvenous implantable cardioverterdefibrillator lead extraction. Heart Rhythm 2014；11(12)：2196–2201.

[14] Verma A，Wilkoff BL. Intravascular pacemaker and defibrillator lead extraction：a state - of - the - art review. Heart Rhythm 2004；1(6)：739–745.

[15] Fearnot NE，Smith HJ，Goode LB，et al. Intravascular lead extraction using locking stylets，sheaths，and other techniques. Pacing Clin Electrophysiol 1990；13(12 Pt 2)：1864–1870.

[16] Yue A. System and lead extrations. In Timperley J，Leeson P，Mitchell ARJ，Betts T. (eds) Pacemaker and ICDs. O.M. Publications，2008：313–331.

[17] Belott PH. Endocardial Lead Extraction. Futura，1998：142.

[18] Byrd CL，Schwartz SJ，Hedin NB. Lead extraction：indications and techniques. Cardiol Clin 1992；10：735–748.

[19] Bilgutay AM，Jensen NK，Schmidt WR，et al. Incarceration of transvenous pacemaker electrode：removal by traction. Am Heart J 1969；77(3)：377–379.

[20] Bongiorni，MG. Transvenous Lead Extraction：From Simple Traction to Internal Transjugular Approach. Springer Verlag，2011.

[21] Smith MC，Love CJ. Extraction of transvenous pacing and ICD leads. Pacing Clin Electrophysiol 2008；31(6)：736–752.

[22] Bongiorni MG，Soldati E，Zucchelli G，Di Cori A，Segreti L，De Lucia R，et al. Transvenous removal of pacing and implantable cardiac defibrillating leads using single sheath mechanical dilatation and multiple venous approaches：high success rate and safety in more than 2000 leads. Eur Heart J 2008；29(23)：2886–2893.

[23] Bongiorni MG，Giannola G，Arena G，et al. Pacing and implantable cardioverter - defibrillator transvenous lead extraction. Ital Heart J 2005；6(3)：261–266.

[24] Sandring S. The anatomical basis of clinical practice. Gray's Anatomy，40th edition. Churchill Livingstone，2008.

[25] Bongiorni MG. Techniques for transvenous leads extraction. Minerva Cardioangiol 2007；55(6)：771–781.

[26] Bongiorni MG，Di Cori A，Segreti L，et al. Transvenous extraction profile of Riata leads：procedural outcomes and technical complexity of mechanical removal. Heart Rhythm 2015；12(3)：580–587.

[27] Bongiorni MG，Segreti L，Di Cori A，et al. Safety and efficacy of internal transjugular approach for transvenous extraction of implantable cardioverter defibrillator leads. Europace 2014；16(9)：1356–1362.

[28] Di Cori A，Bongiorni MG，Zucchelli G，et al. Short - term extraction profile of cardiac pacing leads with hybrid silicone - polyurethane insulator：a pilot study. Int J Cardiol 2013；9；168(4)：4432–4433.

[29] Maytin M，Carrillo RG，Baltodano P，et al. Multicenter experience with transvenous lead extraction of active fixation coronary sinus leads. Pacing Clin Electrophysiol 2012；35(6)：641–647.

[30] Di Cori A，Bongiorni MG，Zucchelli G，et al. Large，single - center experience in transvenous coronary

sinus lead extraction : procedural outcomes and predictors for mechanical dilatation. Pacing Clin Electrophysiol 2012；35(2)：215-222.

[31] Di Cori A，Bongiorni MG，Zucchelli G，et al. Transvenous extraction performance of expanded polytetrafluoroethylene covered ICD leads in comparison to traditional ICD leads in humans. Pacing Clin Electrophysiol 2010；33(11)：1376-1381.

[32] Kennergren C. European perspective on lead extraction：part Ⅱ. Heart Rhythm 2008；5(2)：320-323.

13. 如何进行静脉成形术

Seth J. Worley

Medstar Heart & Vascular Institute Washington Hospital Center，Washington，DC，USA

背景

13%~35% 植入导线的患者会在锁骨下 / 远端无名静脉和 / 或无名 / 上腔静脉（SVC）中出现纤维性闭塞。由于心血管植入式电子装置（CIEDs）适应证的扩展，以及现有 CIEDs 导线的患者需要额外或替换导线，介入医师需要具备处理这些静脉闭塞的能力[1-8]。锁骨下静脉闭塞也是阻碍成功行左心室导线植入的心脏再同步化治疗的一个因素[9, 10]，如果在穿过闭塞锁骨下静脉成形术是安全的且不会损伤导线[11-18]，它可能比对侧通路、锁骨上通路更可取[19, 20]，或者存在额外风险的电动[21-26]。

锁骨下静脉成形术的安全性

笔者团队于 1999 年开始进行锁骨下静脉成形术（SV），截止到 2010 年 11 月报道了 373 例的结果，成功率为 371/373，没有不良的临床结果，没有远端栓塞（慢性闭塞无血栓），无静脉破裂（静脉被疤痕组织严重包裹），并且不会对导线造成急性损伤。为了扩展 2010 年的安全数据[12]，通过电子健康记录查询，确定了 2004 年 1 月 27 日至 2014 年 11 月 20 日兰卡斯特综合医院 9 名医生执行的 488 例 SV 手术，队列中没有急性临床事件。在静脉成形术中对现有导线的压力和机械应力是否影响长期导线性能目前尚未可知，所以在静脉成形术后 12 个月内继续追踪了现有导线的损坏情况。在最初的 488 例患者中，20 名失访。在剩余的 468 例患者中，在预先存在的心房导线中发现了 2 个房导线移位和 1 个绝缘缺陷。在 SV 后 3 个月和 5 个月时分别检测到心房导线脱落，而在 9 个月时检测到绝缘缺损。当与未行静脉成形术的导线替换队列相比时，没有迹象表明成形术会导致延迟性的导线损伤。

为了获取更多的安全数据，2015 年对 23 个执行 SV 的中心进行了邮件调查。所有联系中心都做出了回应，平均每个中心有 19.4 ± 12.7 个病例，没有中心报告不良事件。基于以上所述，SV 似乎不仅安全，而且不会损坏现有的导线。导线管理的讨论应包括静脉成形术，以作为保护静脉通路一级帮助导线放置在最佳位置的一种手段。由于过多的纤维组织环绕在导线周围（图 13-1），静脉成形术本质上是安全的操作手术：实际上是纤维成形术而不是静脉成形术。所描述的安全经验适用于慢性导线（>2 年）的患者，这些患者进行静脉成形术以添加一根或多根导线。当 SV 与日益增大的扩张器比较时，静脉成形术速度更快，扩张器存在一些问题。尽管在整个手术过程中导管仍然难以操作，中心狭窄（SVC- 右心房交界处）没有开放，扩张器会造成一种错误的安全感。

在某些情况下，静脉成形术可能是不可取的，例如沿着 SVC（图 13-2）和在植入的前几个月内出现手臂肿胀。在后一种情况下，纤维组织还未形成，需要更大的球囊，增加了静脉破裂的可能性：这种情况下是静脉成形术而非纤维成形术。此外，几乎没有证据表明肿胀手臂的静脉成形术可以使血管持久的通畅，临床改善是由于侧支循环的发展引起的。

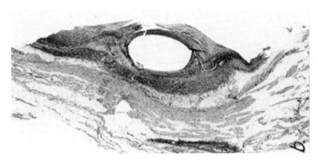

图 13-1　密实的纤维组织在起搏导线周围进展的例子

锁骨下静脉成形术的应用

Ji 等[27]能够评估 SV 在蒙特菲奥雷医学中心 / 阿尔伯特爱因斯坦医学院的实用性，其中一些介入医生决定采用 / 学习静脉成形术，而其他医生则选择不采用 / 学习静脉成形术。在 41 名因锁骨下静脉闭塞而植入额外导线的患者中，18 人由学习了 SV 操作的医师进行手术，23 人由未学习过 SV 操作的医师进行手术。当介入医师有能力进行静脉成形术操作时，操作时间更短（2∶31 小时静脉成形术合格，3∶28 小时非静脉成形术合格），手术更成功：因介入医师不能进行静脉成形术时无法获得静脉通路，故操作的 23 例中有 5 例植入失败（21.5%）。具备静脉成形术能力的介入医生操作[27]的 18 例植入中没有失败病例。

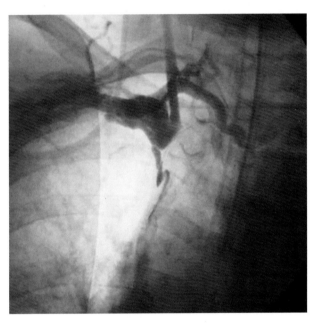

图 13-2　右侧静脉闭塞时扩张不安全

注：闭塞主要区域沿上腔静脉的外侧壁而不是锁骨下无名静脉内，尽管导丝容易伸进右心房，没有进行静脉成形术是因为闭塞周围缺少组织包绕及上腔静脉撕裂的灾难性特质。

锁骨下静脉成形术分步法

1）对于存在先前导线的患者，由于锁骨下梗阻的可能性，建议使用 15 cm 加强的扩张器微穿刺套件进行静脉穿刺，而不是使用导管鞘附带的 18 号穿刺针和导线。

穿过和扩张锁骨下闭塞 / 闭塞静脉装置的注释

造影剂注射系统

从 5 Fr 导管鞘或微穿刺系统的 5 Fr 导管连接到扩张器的中心。在阻塞部位，扩张器 / 导管头端处的微注射系统推出造影剂，通过成像可看到阻塞部位的缺口，导丝通过该缺口继续前进，带有旋转止血阀的 Y 形适配器允许导丝穿过扩张器 / 导管前进以穿过阻塞部位：

1）造影剂注射系统 Worley Advanced Kit 1CAK1；（Order # K12 - WORLEY1 Merit Medical）。

2）Worley Advanced Kit CAK 2(Order # K12 - WORLEY2 Merit Medical)。

5 Fr 导管鞘扩张器

在出现最近的硬度增强型扩张器微穿刺套件之前，与 0.035 英寸 J 形导丝和标准撕脱导管鞘相配套的标准 5Fr 导管鞘扩张器，使微穿刺套件硬度增强的原因是：

1）0.035 英寸导丝难以通过首选静脉通路（0.018 英寸导丝更容易通过）。

2）难以通过导丝向前推进扩张器（硬度不够大）。

3）难以可视化扩张器头端以确定其在静脉内（可透过射线）。

5 Fr 微穿刺套件，带有不透射线的头端和硬度增强型的扩张器，用于初始静脉通路

21 号穿刺针和 0.018 英寸镍钛诺成角导丝可以使初始静脉通路更容易，当与没有加强扩张器的标准微穿刺套件相比时，加强的扩张器（由订单号中的 S 表示）提供支撑以通过瘢痕组织和 / 或难以解剖的结构在导丝上前进，加强的扩张器更加不透射线，所以必须确定头端在静脉内。最终，导线长度为 15 cm（通常为 10 cm）以增加 5Fr 导管头端到达狭窄之外的可能性。（Order # S - MAK501N15BT）（导管 = 5 Fr–15 cm，导丝 = 0.018 英寸 × 60 cm 头端带铂的镍钛合金，穿刺针 = 21 G × 7 cm）。

穿过锁骨下闭塞的导丝

具有成角的聚合物头端（PT）亲水涂层镍钛合金导丝（AKA 滑动导丝或 Terumo）最适合通入内部闭塞部位，可从多个供应商处获得，名称略有不同，聚合物头端的镍钛合金结构、亲水涂层、长度、直径，以及头端形状都是重要因素。通常，0.014 英寸血管成形术导丝对穿过锁骨下闭塞没有帮助，大多数 0.014 英寸血管成形术导丝由不锈钢制成（非镍钛合金），不锈钢导丝头端与纤维组织接触容易变形，在这里可使用镍钛合金塑型。

1）0.035 英寸 × 180 cm 有角度的导丝可以从多个供应商那里获得，包括 Merit Medical Laureate 导丝（Order # LWSTDA35180 Merit Medical）。

2）0.018 英寸 × 180 cm 有角度的导丝可以从多个供应商那里获得，包括 Merit Medical Laureate 导丝（Order # LWSTDA18180 Merit Medical）。

用于指引成角头端导丝扭矩装置：（AKA 转向手柄）

由于亲水涂层导丝非常光滑，扭矩装置对于操作者指引头端是必不可少的（注意：一种尺寸不适用于包括 Merit Medical 在内的多个供应商的所有尺寸导丝）。

1）扭矩装置用于 0.014~0.018 英寸导丝。

2）扭矩装置用于 0.025~0.038 英寸导丝。

穿过和扩张锁骨下闭塞 / 闭塞静脉装置的注释

导管用于从聚合物头端导丝交换到额外的支撑导丝并穿过困难的锁骨闭塞 / 完全闭塞的导管
●导丝更换导管

　　用于经常穿过闭塞的聚合物头端导线不能提供足够的支撑以使球囊穿过闭塞。为了提供足够的支撑，需要将聚合物头端导丝更换为额外的支撑导丝。为了更换导丝，4~5 Fr 编织亲水导管效果最佳，金属编织和亲水涂层是必不可少的，有金属编织物的类似导管（例如 Terumo Glide Cath）不具有足够的稳定性以通过导丝前进到中央循环中，作为成角头端导管的替代方案，当聚合物头端导丝进入中央循环而不需要成角头端导管时，可以使用直导管。
●用于穿过困难闭塞的导管

　　为了穿过完全闭塞的锁骨下动脉，应选择具有亲水涂层的适当形状的成角度的头端编织导管。长度和头端角度关键，头端角度和长度的轻微改变十分重要的，成角头端用于更直接地指引导丝，编织的导管提供支撑以将导丝推入闭塞中，一旦导丝前进，导管就被加工到导丝的头端，笔者对所列导管的 5 Fr 版本有最丰富的经验，没有金属编织物的类似导管没有足够的扭矩控制或支撑：

1）5 Fr Impress KA 2 亲水血管造影导管 5Fr 65cm（Order # 56538KA2 - H Merit Medical）。

2）4Fr Impress KA 2 亲水血管造影导管 4Fr 65cm（Order # 46538KA2 - H Merit Medical）。

3）4Fr Impress STS 亲水直线血管造影导管 4Fr 65cm（Order # 46538STS - H Merit Medical）。
如果 4 和 5 Fr KA 2 导管（1 和 2 以上）可获得，直的 4Fr 导管是可选择的（3 以上）。

用于替换穿过闭塞部位的聚合物头端导丝的 J 形硬度增强型支撑导丝

　　注意：并非所有支撑导丝导丝均相同！例如，Boston Scientific 和 Cook 都标有"支撑导丝"，但是，所提供的支持非常不同，使用"额外支撑"导丝，总长度、涂层、头端（J 端不直）、J 端后的软盘部分的长度和刚度是关键问题。根据笔者的经验，Cook 导丝提供了在冠状窦（CS）中保持稳定性的最佳选择，超出波士顿科学公司 J 端的软盘部分太长，无法在 CS 中使用。Cook 导丝细节：0.035 英寸直径，180 cm 总长度，PTFE 涂层不锈钢，3 mm 曲线 J 头端，3 cm 的头端长度和 7 cm 锥度（THSCF-35-180-3-AES，订单 # G03565）。为了提供支撑以推进球囊，任一导丝都是令人满意的，但是，为了在 CS 中提供支持，选用正确的导丝（Cook），否则会导致手术失败。如今可以轻松订购到 Cook 导丝存货。

锁骨下静脉成形术球囊 – 不合规并越过导丝

　　因为 0.035 英寸聚合物头端亲水导丝通常用于穿过锁骨下闭塞，所以需要用 0.035 英寸管腔来穿过导丝。

1）使用直径 6mm× 长 4cm×75cm 一根导线。例如 CONQUEST（Kevlar）订单 # CQ-7564 Bard 外周血管不合规：导丝管腔 0.035 英寸，在导丝上，额定爆破压力 30atm。

穿过和扩张锁骨下闭塞／闭塞静脉装置的注释

2）要添加两根导线或者如果有弹性反冲，则使用 9 mm ×4 cm ×75 cm 的球囊超不合规 Bard Peripheral Vascular：导线管线 0.035 英寸，越过导丝，额定爆破压力 26 atm。订购# CQ–7594 Bard Peripheral Vascular。

3）当直径为 6~9 mm 的球囊不会越过闭塞部位时，使用 4Fr 编织亲水导管将 0.035 英寸导丝更换为 0.014 英寸的额外支撑导丝，并用不合规的快速交换冠状动脉球进行预处理。一旦预扩张，将 0.014 英寸的导丝更换为 0.035 英寸的额外支撑导丝，并使用 6~9 mm 的球囊进行完成。

狭窄时的预扩张球囊太紧以至于允许更大的球囊穿过闭塞（这些是冠脉球囊）

不兼容（RBP 18~20atm）和多个供应商提供的快速交换（例如 3.0×15mm，来自 Medtronic 的 NC Sprinter）。

2）进行腋静脉造影，在对比剂流动的同时，使穿刺针尽可能远离闭塞以进入静脉（图 13-3），而不考虑肋骨的位置，与传统的腋静脉穿刺不同，穿刺针应以较小的角度（约 30°）进入体内。

3）为了进入闭塞处周围的静脉，通常需要穿过皮肤而不是穿过囊袋进入静脉。如果穿刺针在闭塞处进入静脉，则难以使导线前进，并且任何用于导线前进的开口都将丢失。如果看起来完全闭塞也不要担心，外周静脉造影通常会高估梗阻的严重程度。

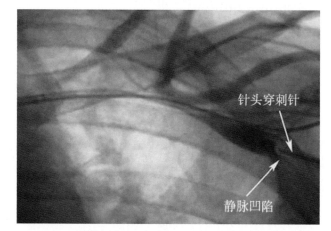

图 13-3 静脉通路作为造影剂注入外周血管，形成了明显侧支的闭塞，静脉进入外周到达闭塞处，当造影剂流动时将穿刺针插入静脉，可以看到静脉凹陷确认穿刺针进入静脉的位置，当穿过闭塞时，重要的是尽可能远地进入静脉

4）导丝在静脉内前行，一直到阻塞部位都要谨慎。请记住穿刺针或导丝不要对阻塞部位造成损伤。

5）小心地将 5 Fr 扩张器或加强扩张器／5 Fr 导管推到导丝上，扩张器的头端不应超过导线的头端，目标是使扩张器／导管的头端在梗阻周围几毫米处。

6）将带有止血 Y 形适配器的造影剂注射系统连接到扩张器／导管的中心（图 13-4），类似于图 13-4（a）所示的注射系统可以由大多数实验室提供的"备件"组装而成或购买更具有成本效益的套件。

7）注入造影剂以识别闭塞的开口（图 13-5）。如果看起来好像完全闭塞，请不要担心。大多数情况下，导丝可以通过，单独使用扭矩装置或在编织成角头端导管的帮助下，甚至没有明显的开口时（图 13-6）。

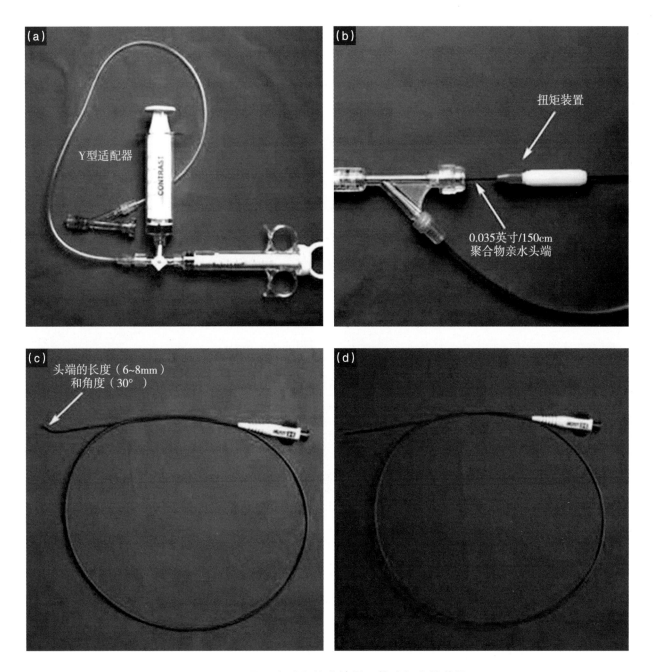

图 13-4　用于穿过和扩张锁骨下静脉闭塞的装置

注：（a）造影剂注射系统；（b）0.035 英寸 /150 cm 聚合物亲水直角头端穿过 Y 形适配器的止血阀。扭矩装置对于通过局部造影注射观察导丝穿过开口是必不可少的；（c）5 Fr 成角头端编织型亲水导管用于指引导丝通过闭塞处（穿过导管）。导管中的金属编织物提供扭矩控制和 "推动能力"，有助于通过难度大的闭塞部位，头端的长度（6~8mm）和角度（30°）也很重要。根据经验发现，具有较长头端或更大锐角的类似导管效果较差。（d）4 Fr 编织直导管用于更换现有的导丝以获得支撑性更强的导丝以推进球囊，笔者发现当相同法国尺寸的非编织型导管不能前进时，选用编织型亲水导管可穿过闭塞部位。

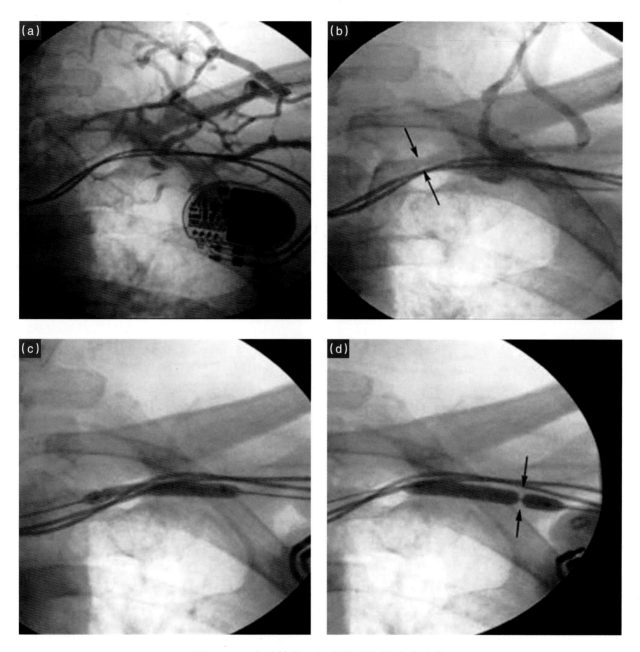

图 13-5　穿过锁骨下闭塞并进行静脉成形术

注：（a）外周静脉造影显示有大量侧支循环环形成提示完全闭塞；（b）通过 5Fr 导管鞘的扩张器在闭塞处注射显示血管狭窄而非完全闭塞，导丝可以容易地穿过；（c）静脉造影可见一个 6mm×4cm 的非顺应性球囊在闭塞处处于充气状态；（d）球囊在更外周部位膨胀，显示外周或局部静脉造影未发现的狭窄。

8）将 0.035~0.018 英寸角度聚合物头端镍钛合金导丝插入止血阀，镍钛合金成角头端聚合物导丝可从几个供应商处获得。在一些病例中，0.035 英寸导丝太大以至于不能穿过闭塞。发现 0.018 英寸镍钛合金聚合物头端导丝的效果要优于 0.014 英寸血管成形术导丝，因为血管成形术导丝是不锈钢材质的，容易弯曲，而镍钛合金导丝不易变形。

9）将扭矩装置连接到导丝近端 5~10 cm，从其进入止血阀的地方。

10）关闭止血阀。

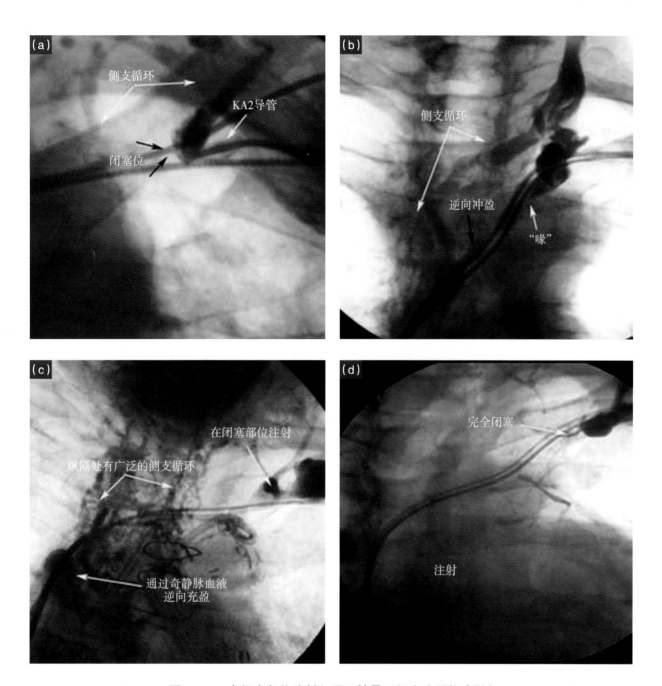

图 13-6　在闭塞部位注射仍显示锁骨下闭塞（局部造影）

注：（a）用亲水编织型成角导管头端注射闭塞部位显示锁骨下闭塞（图 13-4c）。尽管如此，使用 KA2 导管和聚合物头端亲水导丝可以穿透闭塞。将 KA2 推进到右心房，将亲水导丝换成额外的支撑导丝并进行静脉成形术；（b）在闭塞部位注射显示附近完全闭塞，尽管如此，造影剂看起来像逐渐变细的喙，用 KA2 将导丝引导到"喙"中，很有可能成功穿过闭塞部位。还观察到造影剂逆向充盈并且与成功穿过相关。KA2 和滑动导丝用于成功穿过闭塞；（c）来自 5 Fr 导管鞘的扩张器在注射部位存在完全闭塞。通过侧支逆向填充到奇静脉，闭塞部位的喙表明穿过闭塞是可能的。令人惊讶的是，0.035 英寸成角聚合物头端亲水导丝很容易穿过闭塞而不需要 KA2。使用 4Fr 编织型亲水交换导管将滑动导丝更换为 0.035 英寸超硬导丝（图 13-4d），但是 6 mm 直径的球囊不会穿过闭塞。将 0.035 英寸的导丝换成 0.018 英寸的导丝，6 mm ×4 cm 的低剖面球囊穿过闭塞并进行静脉成形术；（d）在闭塞部位注射造影剂显示完成闭塞，无缺口，没有逆行填充无名静脉。在导线进入 SVC 的部位进行股动脉通路和注射，显示出大面积闭塞。无法通过闭塞部位。

11）使用造影剂和扭矩装置指引导丝穿过闭塞处。

12）如果导丝不能穿过闭塞处，用成角 4~5 Fr 编织亲水导管替换 5 Fr 扩张器 /5 Fr 微穿刺导管。正如前文描述的，头端的角度和长度，以及导管壁的金属编织是关键因素，不建议置换。成角头端导管用于注射造影剂并将导丝伸进开口，不能说是 4Fr 还是 5Fr 成角导管更好，经验是用 5 Fr 导管，并提供支撑物。

13）确定导丝进入心脏。

●伸进导丝直到头端进入肺动脉或下腔静脉，如果导丝没有伸进肺动脉或下腔静脉，不要继续操作。

●确定右前斜或者左前斜体位，导丝沿导线到达上腔静脉。

14）使用编织的 4~5 Fr 导管的支撑导丝替换聚合物头端导丝。

●如果导丝单独前进，使用 4Fr 直线或者成角导管。

●如果成角头端导管需要伸进导丝，用 4~5Fr 导管作为导丝交换。

15）在 Amplatz 加硬导丝上方通过 4cm 非顺应性球囊推进直径为 6~9mm，直至超出 SVC– 无名静脉连接点。如果计划增加 2 根导线或者 6mm 球囊充气后有弹性回缩，则使用 9mm 球囊。

16）如果气囊不能跟踪到 SVC– 无名静脉连接点，请使用编织导管用两根 180cm0.014 英寸的加硬血管成形术导丝替换 0.035 英寸的导丝，使用 4×15mm 非顺应性快速交换冠脉球囊预扩张闭塞处，一旦扩张，使用编织导管用 Amplatz 加硬导丝替换血管成形术导丝并用 6~9 mm 球囊完成扩张。

17）始终在 SVC– 无名静脉连接处或其中心进行第一次充气。最初，并没有在该处进行扩张，但是当试图推进导管鞘时，发现在大约 20% 的情况下需要进行额外的静脉成形术，因为在第一次充气 – 放气周期（称为"翼展"）后球囊的轮廓增加，用于更明显的近端狭窄的球囊将不会通过中央狭窄伸进。

18）将球囊充气至气囊包装上指示的额定爆破压力（RBP）（26~30 个大气压用于周边球囊，18~20 个大气压用于冠状动脉球囊）。

19）保持球囊膨胀，直到压力稳定在 RBP 并且没有残余腰部，如果腰部没有消除则使用"聚焦力静脉成形术"（图 13-7）。

20）通过向充气装置施加负压来给球囊放气。

21）一旦从气球中抽出造影剂，撤回球囊直到头端到达齿轮位置（头尾重叠），直到造影剂从球囊抽出时再回撤球囊（图 13-8）。

22）继续头尾重叠充气，直到气囊的尾部在囊袋中可见，建议继续，直到囊袋中可见的尾部，这似乎不会引起过度出血。如果发生出血，很容易通过缝合止血。

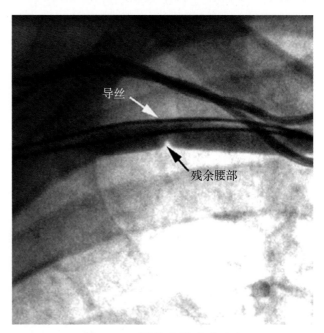

导丝

残余腰部

图 13-7　聚焦力静脉成形术

23）通过导丝伸进长 25cm 的导管鞘，在静脉成形术后一直使用长导管鞘。按照定义，如果不太容易推进导管鞘（类似于原始植入物），则存在过度的弹性反冲。如果存在弹性反冲，则应替换使用尺寸较大的直径 9mm 的球囊。对推进导管鞘困难的另一个解释是，球囊充气失败，囊袋内有尾部，导致了残余外周血管狭窄。

24）如果需要两根导线，将两根 Amplatz 加硬导丝伸进长导管鞘，并回撤导管鞘保留两根导丝。

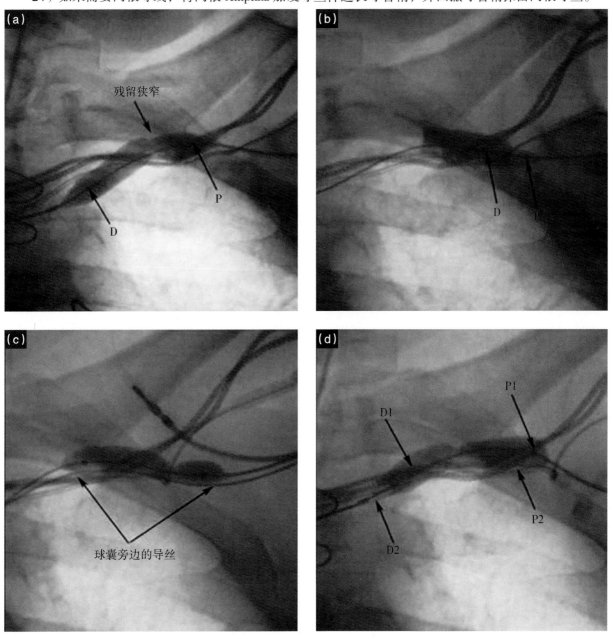

图 13-8　困难的锁骨下闭塞伴有广泛的弹性回缩

注：（a）球囊充分膨胀，但腰部膨胀不完全。球囊导管上的远端（D）和近端（P）标记之间的距离为 4 cm；（b）在造影剂完全消散之前取出球囊。球囊上的近端（P）和远端（D）标记之间的距离缩短，表明球囊的头端自身向后折叠，直径变大，取出难度增加；（c）在球囊重新前进之后，在球囊旁边推进导丝并且球囊对导丝进行充气（聚焦力静脉成形术）；（d）第二个球囊在第一个球囊旁边前进，两个球囊同时充气。D1、P1 是第一个球囊上的远端和近端标记。D2、P2 是第二个球囊上的远端和近端标记。

球囊选择

锁骨下静脉内要想再增加一根导线的话，那么冠状球囊状太小了（长度和直径都小）。穿过闭塞部位的导丝是 0.035 英寸时，需要有一个球囊先开路。当狭窄非常严重以至于需要 0.018 英寸的导丝时，闭塞通常需要在 6~9mm 的球囊通过之前用 4mm 的冠状球囊预扩张。正如前文介绍的，推荐的球囊直径为 6~9mm，长度为 4~6cm。如果有过多的弹性回缩或者如果需要增加两根导线，可选用 9mm 球囊。另一方面，弹性回缩可以处理聚焦力静脉成形术。如果一个 9mm 直径球囊不能增加两根导线，当第一个长导管鞘处于位置时，狭窄可以用 6mm 球囊预扩张。6~9mm 球囊长 40~75cm，可以在不需要更换其他长度的导丝，就能穿过导丝。作为对照，冠状球囊长 120cm，避免使用 300cm 导丝，需要快速交换模型（不穿过导丝）。

更换导丝

用于穿过闭塞的成角型聚合物头端镍钛合金亲水导丝不提供足够的支撑使球囊通过闭塞部位。因此，一个 4~5Fr 编织型亲水导管通过现有导丝伸进以交换 Amplatz 加硬导丝，可使用各种亲水交换导管。我们发现，编织型导管穿过闭塞部位的能力更强。

聚焦力静脉成形术

大约 3% 的病例需行聚焦力静脉成形术用于解决非顺应性球囊不能解决的狭窄（图 13-8）。当有过度弹性回缩时，也可以尝试聚焦力静脉成形术（如在首次球囊扩张之后，尽管腰部不可见，仍难以操作导管时）。应用聚焦力，撤出球囊，穿过导丝伸进较长的 5Fr 导管鞘（或者一个 6Fr 多功能指引非诊断性导管），通过导管鞘 / 导管伸进两个 0.035 英寸 J 形头端 Amplatz 加硬导丝，撤出导管鞘 / 导管并通过其中一条导丝伸进球囊，球囊随之膨胀至 RBP，在球囊旁对抗导丝，球囊旁的加硬导丝压在纤维组织上比单独的球囊更具攻击性。这个手术也被称为穷人的球囊切割术。

如何穿过一个困难的锁骨下闭塞

穿刺针成功进入静脉的关键是穿刺针以平缓角度在闭塞部位的附近进入，为此，最好在造影剂注入静脉确定闭塞位置时决定静脉穿刺部位。为了获得合适的角度（与皮肤平面成 30 度角），通常需要穿刺囊袋附近的皮肤然后将导丝拉入囊袋。在许多情况下，成角的聚合物头端镍钛合金导丝可穿过闭塞处。如果没能穿过，可使用 5Fr 扩张器 /5Fr 微穿刺导管替换编织成角亲水导管以提供方向和支持。

联合股静脉拔除术和静脉成形术

在一些病例中，可能无法跨越完整的锁骨下闭塞，就应行静脉通路的拔除。由于存在 SVC 撕裂和穿孔的风险，使用动力机械导管鞘进行胸前拔除术需要终止手术以安排 OR 备用。

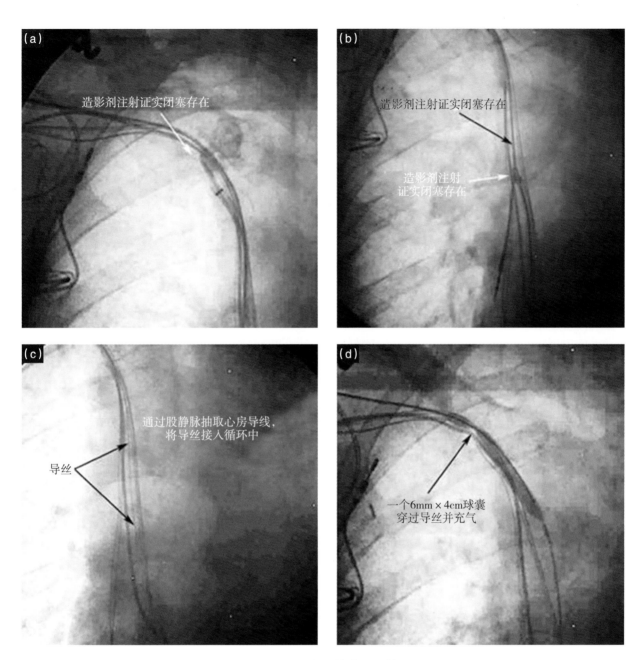

图 13-9 保留股静脉导丝拔除

注：然后在完全闭塞的情况下进行静脉成形术，不能穿过。（a）股动脉通路和造影剂注射确认了右侧无名静脉在 SVC 处被清除。尽管使用了 KA2，但无法从任何方向推进导丝；（b）主动固定心房导线的缝合套管被释放，螺钉缩回，试图在绝缘技术下使用导线使导丝进入循环。随后，拔除 IS-1 连接器并将 300cm0.014 英寸的血管成形术导丝推进到导线的头端。一个 25mm 环捕抓器（6 Fr×100cm 捕抓器导管＋一个 25mm 直径 120cm 长的环 "One Snare" 订单＃ ONE2500 Merit Medical）通过头端上方的长导管鞘推进，并在含有血管成形术导丝的心房导线的主体上；（c）通过股静脉抽取心房导线，将血管成形术导丝拉入循环中。使用 4Fr 编织的亲水交换导管将 0.014 英寸血管成形术导丝更换为 0.035 英寸超硬导丝（图 13-4d）；（d）一个 6mm×4cm 非顺应性球囊穿过 Amplatz 导丝并充气至其最大爆破压力。第一次充气发生在锁骨下 SVC 连接处，随后发生重叠充气，直到气囊尾部出现在囊袋中。

尽管如此，在许多病例中，尤其是患者有胸骨切开术史时，联合静脉成形术的现存导线的股静脉拔除术可以避免备用 OR 的需要。例如，如果在患有 OHS 的患者中存在主动固定心房导线，则可以使用导线进行接近，如图 13-9 所示。相反地，在先前没有 OHS 的情况下，"旧的"被动固定心房导线的保留导线拔除可以导致导线头端附着的心肌处发生穿孔。

如何使锁骨下闭塞难以跨越

在静脉造影之前尝试现存导线的静脉通路通常是成功的。尽管如此，如果有闭塞部位，最初的盲目尝试可能破坏静脉解剖结构，使其不可能穿过闭塞部位。如果无意中进入动脉，随后的血肿会压迫静脉，使得导线进入更加困难。如果从冷冻静脉造影或超声开始，则不清楚静脉相对于闭塞的进针位置。如果在闭塞部位进入静脉，则导丝将不会前进和 / 或现有开口将被遮挡。

参考文献

［1］Bracke F，Meijer A，Gelder B. Venous occlusion of the access vein in patients referred for lead extraction：influence of patient and lead characteristics. PacingClin Electrophysiol 2003；26：1649-1652.

［2］Lickfett L，Bitzen A，Arepally A，et al. Incidence of venous obstruction following insertion of an implantable cardioverter defibrillator：a study of systematic contrast venography on patients presenting for their first elective ICD generator replacement. Europace 2004；6：25-31.

［3］Spittell P，Vleietstra R，Hayes D，et al. Venous obstruction due to permanent transvenous pacemaker electrodes：treatment with percutaneous transluminal balloon venoplasty. Pacing Clin Electrophysiol 1990；13：271-274.

［4］Spittell PC，Hayes DL. Venous complications after insertion of a transvenous pacemaker. Mayo Clin Proc 1992；67：258-265.

［5］Oginosawa Y，Abe H，Nakashima Y. The incidence and risk factors for venous obstruction after implantation of transvenous pacing leads. Pacing Clin Electrophysiol 2002；25：1605-1611.

［6］Haghjoo M，Nikoo MH，Fazelifar AF，et al. Predictors of venous obstruction following pacemaker or implantable cardioverter defibrillator implantation：a contrast venographic study on 100 patients admitted for generator change，lead revision，or device upgrade. Europace 2007；9：328-332.

［7］Bulur S，Vural A，Yazici M，et al. Incidence and predictors of subclavian vein obstruction following biventricular device implantation. J Interv Card Electrophysiol 2010；29：199-202.

［8］Sticherling C，Chough SP，Baker RL，et al. Prevalence of central venous occlusion in patients with chronic defibrillator leads. Am Heart J 2001；141：813-816.

［9］Poole JE，Gleva MJ，Mela T，et al. REPLACE registry investigators. Circulation 2010；122：1553-1561.

［10］Duray GZ，Israel CW，Pajitnev D，et al. Upgrading to biventricular pacing/defibrillation systems in right ventricular paced congestive heart failure patients：prospective assessment of procedural parameters and response rate. Europace 2008；10：48–52.

［11］McCotter CJ，Angle JF，Prudente LA，et al. Placement of transvenous pacemaker and ICD leads across total chronic occlusions. Pacing Clin Electrophysiol 2005；28：921–925.

［12］Worley S，Gohn DC，Pulliam RW，et al. Subclavian venoplasty by the implanting physicians in 373 patients over 11 years. Heart Rhythm 2011；8：526–533.

［13］Worley SJ. Implant venoplasty：dilatation of subclavian and coronary veins to facilitate device implantation：indications，frequency，methods，and complications. J Cardiovasc Electrophysiol 2008；19：1004–1007.

［14］Worley SJ，Gohn DC，Pulliam RW. Over the wire lead extraction and focused force venoplasty to regain venous access in a totally occluded subclavian vein. J Interv Card Electrophysiol 2008；23：135–137.

［15］Worley SJ，Gohn DC，Smith TL. Micro - dissection to open totally occluded subclavian veins. EP Lab Digest EP，September 2003.

［16］Worley SJ，Gohn DC，Pulliam RW. Needle directed re - entry to cross a subclavian occlusion following failed microdissection. Pacing Clin Electrophysiol 2007；30：1562–1565.

［17］Baerlocher MO，Asch MR，Myers A. Successful recanalization of a longstanding complete left subclavian vein occlusion by radiofrequency perforation with use of a radiofrequency guide wire. J Vasc Interv Radiol 2006；17：1703–1706.

［18］Worley SJ，Gohn DC，Pulliam RW. Excimer laser to open refractory subclavian occlusion in 12 consecutive patients. Heart Rhythm 2010；7：634–638.

［19］Antonelli D，Freedberg NA，Rosenfeld T. Lead insertion by supraclavicular approach of subclavian vein puncture. Pacing Clin Electrophysiol 2001；24：379–380.

［20］Fox DJ，Petkar S，Davidson NC，et al. Upgrading patients with chronic defibrillator leads to a biventricular system and reducing patient risk：contralateral LV lead placement. Pacing Clin Electrophysiol 2006；29：1025–1027.

［21］Jones S，Eckart R，Albert C，et al. Large，singlecenter，single - operator experience with transvenous lead extraction：outcomes and changing indications. Heart Rhythm 2008；5：520–525.

［22］Byrd CL，Wilkoff BL，Love CJ，et al. Clinical study of the laser sheath for lead extraction：the total experience in the United States. Pacing Clin Electrophysiol 2002；25：804–808.

［23］Wilkoff BL，Byrd C，Love CJ，et al. Pacemaker lead extraction with the laser sheath：results of the pacing lead extraction with the excimer sheath (PLEXES) trial. J Am Coll Cardiol 1999；33：1671–1676.

［24］Bongiomi MG，Giannola G，Arena G，et al. Pacing and implantable cardioverterdefibrillator transvenous lead extraction. Ital Heart J 2005；6：261–266.

［25］Hauser RG，Katsiyiannis WT，Gornick CC，et al. Deaths and cardiovascular injuries due to device assisted implantable cardioverter - defibrillator and pacemaker lead extraction. Europace 2010；12：395–401.

［26］Venkataraman G，Hayes D，Strickberger SA. Does the risk‐benefit analysis favor the extraction of failed sterile pacemaker and defibrillator leads? J Cardiovasc Electrophysiol 2009；20：1413-1415.

［27］Ji SY，Gunderwar S，Palma EC. Subclavian venoplasty may reduce implant times and implant failures in the era of increasing device upgrades. Pacing Clin Electrophysiol 2012；35：444-448.

14. 如何进行除颤阈值测试

Chad Brodt and Marco V. Perez

Cardiac Electrophysiology & Arrhythmia Service, Stanford University Medical Center, Stanford, CA, USA

植入式心律转复除颤器（ICD）是一种急救装置，最初用于室性心律失常的二级预防，后来用于一级预防。在过去几十年中，多个高风险患者群体的临床试验已经毫无疑问地显示了 ICD 装置有能力拯救突发的心源性猝死（SCD）。然而，抢救成功是因为 ICD 装置能够检测室性心律失常并抢救成功率很高。值得注意的是，具有 ICD 功效的临床试验包括除颤阈值（DFT）测试，该测试是植入协议的一部分。

DFT50，通常简称为 DFT，指的是成功除颤时 50% 时间所对需要的电击能量。然而，术语 DFT 经常用于表示，仅仅是指在试验期间成功除颤或将心肌从心室颤动（心室颤动）转换为窦性心律所需的最低能量，尽管不够精确。在植入过程中进行了 DFT 测试，以确保高概率的成功。

随着人们对电击更深入的理解及技术的进步，研发出了能量输出较高的装置和双相波，这提高了电击除颤的成功率。这类胸腔内装置积极给予电击。早期的装置是利用截断指数单相波来使心肌去极化。跨膜电位的效应在脉宽大约 5ms 时达到峰值。现代装置使用的是双相波，因为单相脉冲结束时的残余电荷会使心肌处于一种易发生心律失常的状态。电击的第二相可消除跨膜电位，使组织为脉冲传导做好准备。

这些进展在 DFT 测试期间未能将患者从心室颤动中抢救出来的风险及电击本身可能产生的不利影响等引起了人们对是否需要进行常规 DFT 测试的争议。虽然有一种不支持常规进行 DFT 测试的趋势，但 2010 年的一项基于国家心血管数据注册（National Cardiovascular Data Registry）的综述[1]发现，大多数（71%）ICD 植入仍然进行 DFT 测试。在决定是否进行 DFT 测试时，必须平衡未能发现导致患者 SCD 的高 DFT 死亡率风险与在 DFT 测试期间对患者进行除颤失败风险。即使对于选择非常规进行 DFT 测试的术者，仍然会面临这样的临床情况，通过预测，DFT 可能较高或是需要额外的信息来优化装置程控。因此，在所有电生理实践中，DFT 测试仍然很重要。本章对很多可用协议进行了综合分析来确定 DFT 值，包括逐步升高法、逐步下降法及易颤上限（ULV）的计算，这些协议都与 DFT 密切相关。

决定 DFT 测试的理由

虽然所有临床情况下，保证除颤测试都成功是不可能的，但 DFT 测试的目标是估计出除颤成功率高的能量。DFT 测试的其他目标还包括确认心室颤动是否充分感知、验证装置和导线系统在电气上是否完好，以及验证所有连接是否完好无损。大部分可以通过检查起搏阈值和阻抗来估算，感知阈值估算需要在窦性心律期间进行，然而，只有通过高压测试才能检测到绝缘故障，但这种情况罕见，心室颤动信号幅度与窦性心律期间的振幅不相关[2]。此外，植入期间的测试有助于识别需要系统调整或修改的高 DFT 患者，这些调整可在植入过程中立即进行。

可能支持 DFT 测试的最重要的论据是已证明 ICD 治疗功效的主要临床试验是通过 DFT 测试作为植入方案的一部分进行的。多中心自动除颤器植入试验 Ⅱ 的目标是达到 10 J 的安全范围。然而，最近发表的 SIMPLE 试验对 2500 名接受初始 ICD 植入的患者进行了研究，将患者随机分为两组，进行 DFT 测试[3]，对患者进行了平均 3.1 年的随访，结果显示两组间电击效果和减少心律失常方面无显著差异。

理论上，只有具有可预测的高 DFT 患者才需要 DFT 测试，已被证明与高 DFT 相关的因素（表14-1）包括肥胖、左心室扩大或心肌肥大、射血分数低、右侧植入、晚期心力衰竭、宽大的 QRS 波和非缺血性心肌病。然而，这些因素并不可靠，一些研究表明，上述临床变量都不是足够好的预测因子[4]。还有许多药物可影响 DFT。来自 Vaughan Williams 分类药物 Ib 类（美西律、利多卡因）和 Ⅳ 类（维拉帕米、地尔硫卓）抗心律失常药物可使 DFT 升高，而 Ⅱ 类（β 受体阻滞剂）和 Ⅲ 类（索他洛尔、多非利特、伊布利特）会使 DFT 降低。唯一的例外是胺碘酮，是一种 Ⅲ 类药物，但长期使用与 DFT 增加有关。

表 14-1 可能影响进行 DFT 测试的因素

可能预测高 DFT 值的因素	DFT 测试禁忌证	DFT 测试时因除颤失败可能增加死亡风险的因素
心衰晚期	心房或心室血栓	心衰晚期
低射血分数	无充分抗凝的房颤	严重 COPD
左心室扩大或心肌肥大	血流动力学不稳定或持续的肌力支持	肥胖
体表面积较大	严重主动脉瓣狭窄	三支或左主干病变
右侧植入	活动性冠脉缺血	—
宽大的 QRS 波（>200 毫秒）	最近发生中风或 TIA	—
非缺血性心肌病	最近经皮冠脉介入手术	—
使用使 DFT 升高的药物	—	—

注：COPD 慢性阻塞性肺疾病；TIA 短暂性脑缺血发作。

估计真正 DFT 的主要挑战是除颤的概率性。在起搏中，引起心肌捕获的强度 – 持续时间曲线应该是一种全或无的现象。这归因于发生起搏的相对稳定的条件。除颤强度 – 持续时间曲线更具概率性（图14-1），部分是因为能量传导影响不同状态下组织的去极化和复极化。其他因素如电解质水平、药物和左心室功能，也会影响在任一给定能量下除颤的可能性。每位患者都有不同的曲线，可以随时间而改变。这种在预测成功除颤的有效能量方面的不确定性是支持 DFT 测试的动力之一。

最初支持 DFT 测试的一个重要论点是，DFT 精确测量后，允许临床医生以相对较低的能量输出来进行能量传导。使用现代装置，患者的 DFT 通常不足 10 J，即使占据 10 J 安全范围，程控的最终能量仍然可以保持相对较低水平，这会导致室性心律失常发作期间更短的充电时间及在较短时间内将能量传导给患者，更短的传导时间对患者来讲，就是晕厥和没有出现晕厥之间的差别。现代装置中的充电时间已经变得足够短，以至于这种担忧在很大程度上得到了缓解。然而，使用较低的电击能量可以延长装置电池的使用寿命，并且理论上可以减少心肌损伤。

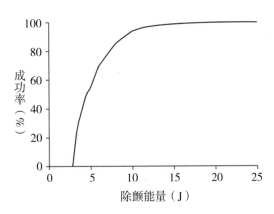

图 14-1 除颤理论曲线显示了随能量值增加的成功除颤的可能性

反对 DFT 测试的理由

根据上文所述，在最近的研究中发现 71% 的植入包括 DFT 测试[1]，其余的植入不包括 DFT 测试，反映了不支持常规 DFT 测试的明显趋势。如前所述，这种趋势可能是包括改进技术在内的因素综合作用的结果，导致 DFT 不成功的可能性降低，识别高 DFT 的可能性为 2%~12%。然而，对于高能量装置，由于高 DFT 而需要修正的 ICD 的估计百分比大约为 3%[5]，还有其他因素可能会影响不支持常规 DFT 测试的趋势。

DFT 测试期间的主要问题之一是由于抢救失败，患者发生死亡。在一项研究中，多次失败的内部和外部电击后延长复苏的风险为 0.14%[6]，除了死亡风险之外，还可能存在其他与心室颤动诱导相关的疾病。心室颤动诱导及随后对心肌抑制期间心肌不能被很好地耐受电击，特别是那些患有左心室功能障碍和失代偿性心力衰竭的患者。有人担心心室颤动诱导引起的短暂性低血压可导致认知功能受损、心肌缺血和中风。如果患者没有适当抗凝，DFT 时潜在的心房颤动可能导致血栓栓塞事件。很难确定是 DFT 测试本身，植入手术还是潜在的心脏病引发了并发症。然而，DFT 测试有几个禁忌证，旨在最大限度地降低因心室颤动诱导引起的主要疾病的风险（表 14-1）。

已有前瞻性研究对临床中不进行 DFT 测试的安全性进行了研究。在一项意大利研究中，1284 例患者接受了 ICD 植入，未进行 DFT 测试，随访 2 年[7]，共有 144 例患者需要电击治疗。其中，6 例患者（占总植入物人数的 0.5%）在随访期间发生心室电击失败，与 836 名在植入时进行 DFT 测试的患者（0.8%）相比没有显著差异。虽然本研究中没有进行 DFT 测试的患者可能是低风险患者，但这项研究确实支持了一种观点，即在接受 ICD 植入治疗的患者群体中放弃 DFT 测试可能是安全的。SIMPLE 试验是 2015 年发表的一项随机试验，发现不进行 DFT 试验在心律失常和异常放电方面并不逊于常规 DFT 试验[8]。注意，该试验排除了可能右侧植入的患者。

除了这些论点之外，还有其他因素可以解释不进行常规 DFT 测试的趋势。使用积极抗心动过速起搏（ATP）治疗的增加，以及程控参数调整导致 ICD 治疗延迟，所需 ICD 电击的次数减少。在需要

ICD电击并且第一次ICD电击失败的情况下，现代装置通常通过程控可提供多达6个额外的电击，从而增加成功除颤的可能性。最后，还与DFT测试相关的成本，其中需要投入更多的人力和其他资源，如麻醉剂。其中一些因素甚至可能会增加障碍，限制ICD植入的适当使用。

决定进行DFT测试

与所有临床决策一样，测试决策取决于所涉及的风险和收益。最终，DFT测试的风险，包括死亡或发病风险的小幅增加，必须与未测试的风险相平衡，其中包括ICD电击治疗失败导致的死亡。应考虑禁忌证及与高DFT或测试死亡率等有关的其他临床因素（表14-1）。

应考虑的另一个因素是患者可能患有临床的危及生命的室性心律失常的风险。对于极有可能发生室性快速心律失常的患者，例如被植入用于二级预防的患者，可以进行更强的DFT测试论证。

尽管有很多反对DFT测试的论点，但重要的是要注意DFT测试传统上是ICD植入时的标准做法。虽然这些标准可能随着新试验和专家共识声明[3, 8]的出版而不断变化，但如果在没有明确禁忌证的患者中不进行DFT测试，那么这一论点可能会产生法医学意义。

DFT测试策略

在计划ICD植入时，重要的是事先要知道是否要进行DFT测试。DFT测试需要一个能够提供麻醉的团队，团队内的专业人士应接受各种协作的培训，明确职责，并在必要时为外部除颤做好准备。那些需要进行DFT测试的心房颤动或心房扑动患者需要有一个文件策略来尽量减少卒中风险，因为DFT测试可能导致窦性心律失常。对于在初始ICD植入或发生器更换时进行的DFT测试，适当的测试时间是在导线测试完成后，将发生器连接好并放置于囊袋中，切口已为缝合做好准备。

DFT测试的第一步是有发心室颤动，共有三种方法：一是使用交流电（AC）；二是使用非常高的速率进行刺激；三是在T波上给予电击，这种方法最常用。经典方法是将外部电池与心外膜导线相连，提供直流电（DC），通过DC诱发心室颤动。这种方法在诱发心室颤动方面成功率非常高，但是，对于少量ICD系统来讲，内部输送直流电压诱发心室颤动仍然是一种选择。T波电击法是目前诱发心室颤动最常用方法，其诱发机制是T波峰值附近的窗口范围内给予能量足够的电击，刺激心肌后，易发生心室颤动。该刺激操作是在窦性心律期间进行，或者更常见的是，起搏传动系统的第8次心跳的400ms后进行。通常在最后一个心律脉冲后约300ms时，在T波峰值时给予1J的电击，通常会诱发心室颤动。如果诱发不成功，需要对电图进行分析，对T波电击时间进行优化，或在20ms间隔进行扫描，通常在T波峰值之前。最终的一种诱发心室颤动方法是采用非常高的频率进行刺激，通常不如T波方法的电击有效。但是，当T波的峰值难以确定，或者尽管进行了扫描，但T波上电击扔不能够诱发心室颤动，高频率刺激可能会诱发心室颤动。非常高的频率刺激是指在几秒内进行10到50Hz的电击，直到诱发心室颤动。

DFT测试的下一步是评估心室颤动的感知不足。窦性心律期间的R波振幅通常与心室颤动期间的

R 波振幅相关性好。如果在窦性心律期间的 R 波振幅 >5mV，则很少会发生感知不足。心室颤动振幅会发生变化，因此心室颤动期间几次心跳次数会感知不到（图 14-2）。这种感知不足是可以接受的，只要时间不要太长，不影响 ICD 的充分治疗。根据制造商的不同，"最坏情况"的传感阈值范围为 1.0~1.2mV，这通常足以评估 DFT 测试期间的正确检测。当测试与其他装置和导线发生干扰时，DFT 测试也很重要。如果除颤器导线未显示出足够的感知，则必须将现有导线重新定位到具有较大 R 波振幅的位置，或者可以将第二双极起搏导线置于右心室内以进行检测。现有硬件（例如废弃的导线或脉冲发生器）的存在可能仅在 心室颤动诱导期间导致相互作用（图 14-3），因此可能会提示测试集中在充分感知上。

最后，有许多方法可用于测量 DFT 本身。这些方法在提供电击总数、精确估计的 DFT 及患者心室颤动的持续时间方面不同。测试的目的是确定成功除颤所需的最低能量，传统的方法是逐步降压（SD）方法，其中除颤试图从任意值开始，通常为 15 J 或 20 J。如果成功，能量再次降低 5J，直至除颤失败。该方法在测试 DFT 方面具有较好的精确度，且患者不需要长时间处于心室颤动状态。使用这种方法，获得成功除颤的最低能量值被称为"DFT"，并且非常接近 DFT70，DFT70 指的是能够在 70% 的时间内成功除颤所需要的能量。通过程控以使 DFT 70 加倍，可以获得成功除颤的高可信度。但是，如果计算的 DFT 大于最大装置输出量的一半，则重复 DFT

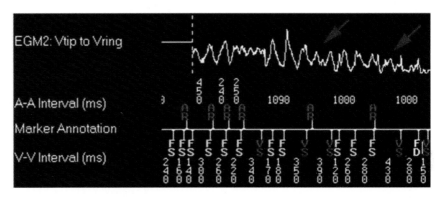

图 14-2　DFT 测试期间的室颤（VF）感知情况（红色箭头指向未感知的 VF 信号）

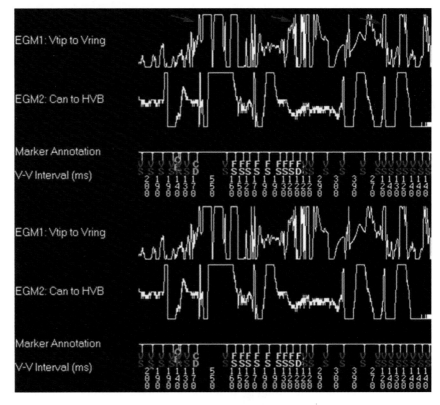

图 14-3　新的高电压导线和仅在 VF 感知期间标记的旧导线之间的相互作用（红色箭头指向新导线连接废弃导线时导致的电噪声造成的中断信号）

测试并证明能量输出第二次和第三次都能成功，增加了可信度，可分别程控 10~15 J 的较小安全范围。

逐步升压（SU）法开始于 5 J 的第一次除颤试验，能量连续增加 5 J 直至成功除颤。逐步升压方法使诱导心室颤动的次数最少，但可能导致心室颤动的延长，并且如果需要则导致多次电击。

研究中使用的另一种流行的 DFT 测试协议是验证方法，也是一种功效协议。该方法不测量精确的 DFT，但确保在除颤器的最大输出值下除颤成功的可能性最高。在感知之后，能量以低于最大可程控输出的安全范围给予电击。对于单次电击测试，20 J 安全范围可使第一次最大输出电击成功除颤的概率 > 90%。通常在 25 J 进行两次测试，提供 10 J 的安全范围，最大输出为 35 J，同样可以保证以装置最大输出值时除颤成功的高概率。这种方法有助于最大限度地减少测试期间进行 ICD 电击的次数。

另一种预测成功除颤的策略也可将电击次数降到最低，即评估易颤上限（ULV）。易颤期是在约 40ms 的时间间隔，在 T 波的峰值附近，在此期间给予一定范围内的电击能量会诱发心室颤动。该范围的上限被定义为易颤上限，并且与 DFT 高度相关，为了识别 ULV，在 T 波峰值处给予 20 J 的电击，然后在 T 波峰值之前的 20ms 和 40ms 处分别再次给予 20 J 的电击。接下来，可以开始通过少量（例如 5 J）来减少能量的使用量，并且类似地在 T 波峰值之前的 0ms、20ms 和 40ms 处扫描。首次诱导心室颤动的能量定义为 ULV。使用此方法，心室颤动仅被诱发（并转复）一次。最终装置程控应选择 ULV 基础上至少加 10 J 以上的安全范围。

在进行 DFT 测试时，建议在两次心室颤动 诱发之间等待 5~10 分钟，原因是等待血流动力学恢复。如果首次电击除颤失败，则应立即让装置以最大值输出进行备用内部除颤，在等待装置为救援电击充电时，如果最大输出内部除颤不起作用，则应对外部除颤器进行充电以提供备用除颤。在 ICD 植入期间，除颤垫被放置在非标准位置，可能导致除颤失败，因此植入医生应该准备好在更标准的位置以最大输出电击能量。由于心室颤动持续时间较长与心肌电机械分离恶化有关，医生和工作人员应准备好在必要时进行充分的复苏工作。

如何操作高 DFT 测试

如果术者在装置上调整参数时，无法在 DFT 基础上再程控出 10J 的安全范围时，则术者将需要改变电击模式或改变电击硬件。第一步是检查装置设置和患者，以确保所有连接都完好并且没有发生气胸，还应该确保将远端右心室线圈设置为阳极，因为这通常会导致最低的 DFT。对于双相装置，切换极性使得 RV 线圈转换为阴极但仅能改善 18% 患者的 DFT。仅在少数装置中发现的另一种可程控选项是改变装置的双相波，例如，改变固定斜率，使脉象变短。

接下来，应该检查 RV 线圈位置，因为线圈位置越靠近顶部房室间隔处，效果越好。然而，对于患者来说，高右心室间隔位置可能会更成功。一种传导策略是将 RO 导线的头端拧入高基底右心室间隔，靠近流出口，然后其余导线下垂，使 RV 线圈的近端位于 RV 的顶点附近。如果仍然不成功，且一开始使用的是单线圈导线，可更换包含 SVC 线圈的双线圈导线，相反，如果使用双线圈导线，并且阻抗小于 40，那么可以尝试从电击向量中拔除 SVC 线圈。

如果上述参数调整，DFT 测试失败，那么大多数患者将需要放置额外的硬件。对于血管内装置失败的患者，转换为皮下 ICD 系统可能是一个不错的选择。对于因其他适应证需要起搏的患者，可考虑同时使用血管内起搏器和皮下 ICD。如果患者不是皮下 ICD 的候选者，或者如果皮下装置没有找到足够的 DFT，那么将在现有的血管系统内增加导线以减少阻抗，改善电击向量并使 DFT 下降。下一个常见的措施是在后侧皮下增加一个较长的电极导线，横向插入并沿着背部皮下向脊柱方向走行（图 14-4），插入口可以位于囊袋的外侧边缘处，或者置于单独的、更低的和更外侧的切口内。如在前后视图上看到的，导线头端理想的放置位置是左心室基底部附近。

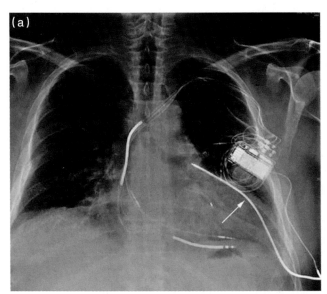 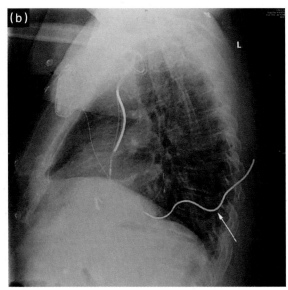

图 14-4　皮下电极植入患者的前后位（a）和侧位（b）胸片（白色箭头指向皮下导线）

可以在奇静脉或冠状窦中增加线圈。通过使用弯曲穿刺针直接探索右心房 - 上腔静脉连接处可以找到奇静脉。然而，在感染或故障的情况下，拔除奇静脉或冠状窦中的导线具有挑战性。可以用单独的盘绕导线探索其他位置包括头臂静脉和左锁骨下静脉。

如果这些额外的线圈位置都没有产生足够的 DFT，那么使用索他洛尔的试验可能足以使 DFT 降低至可接受的水平。有必要记住不要同时给予胺碘酮，并且在重新测试 DFT 之前需要一段时间停用胺碘酮。如果所有这些尝试均失败，则需请外科会诊，在心外膜外增加线圈。同样要认识到临床判断对于安全解决高 DFT 至关重要。如果患者多次 DFT 测试失败，建议在以后重新安排进一步测试，以便进行适当的恢复。

参考文献

［1］Russo AM，Wang Y，Al - Khatib SM，et al. Patient，physician，and procedural factors influencing the use of defibrillation testing during initial implantable cardioverter defibrillator insertion：findings from the NCDR(R). Pacing Clin Electrophysiol 2013；36：1522-1531.

［2］Ruetz LL，Koehler JL，Brown ML，et al. Sinus rhythm R - wave amplitude as a predictor of ventricular fibrillation undersensing in patients with implantable cardioverter - defibrillator. Heart Rhythm 2015；12(12)：

2411-2418.

[3] Healy JS，Hohnloser SH，Glikson M，et al. Cardioverter defibrillator implantation without induction of ventricular fibrillation : a singleblind，non - inferiority，randomized controlled trial (SIMPLE). Lancet 2015；385：785-791.

[4] Hohnloser SH，Dorian P，Roberts R，et al. Effect of amiodarone and sotalol on ventricular defibrillation threshold : the optimal pharmacological therapy in cardioverter defibrillator patients (OPTIC) trial. Circulation 2006；114：104-109.

[5] Russo AM，Sauer W，Gerstenfeld EP，et al. Defibrillation threshold testing : is it really necessary at the time of implantable cardioverter - defibrillator insertion? Heart Rhythm 2005；2：456-461.

[6] Birnie D，Tung S，Simpson C，et al. Complications associated with defibrillation threshold testing : the Canadian experience. Heart Rhythm 2008；5：387-390.

[7] Brignole M，Occhetta E，Bongiorni MG，et al. Clinical evaluation of defibrillation testing in an unselected population of 2，120 consecutive patients undergoing first implantable cardioverter - defibrillator implant. J Am Coll Cardiol 2012；60：981-987.

[8] Wilkoff BL，Fauchier L，Stiles MK，et al. 2015 HRS/EHRA/APHRS/SOLAECE expert consensus statement on optimal implantable cardioverter - defibrillator programming and testing. Heart Rhythm 2016；13(2)：e50-86.

15. 使用胸部 X 线、CT 和 3D 影像评估导线位置

Brett D. Atwater

Duke University Health System，Durham，NC，USA

植入式心脏导线可有效治疗严重心律失常和心力衰竭，预防心源性猝死。导线可以通过心内膜通路经血管系统放置，或者通过心外膜途径经外科手术放置。胸部 X 线片可用于术前计划、术中评估正确的装置定位，以及术后评估导线位置和手术并发症，包括气胸、胸腔积液和心包积液。本章描述了使用标准 X 线成像评估导线位置的方法，以及结合计算机断层成像（CT）和其他三维（3D）成像指引导线定位的方法。

胸部 X 线确定导线插入部位

血管内导线可通过中央静脉的任何部位插入，包括头静脉、腋静脉、锁骨下静脉、无名静脉、颈内静脉、股静脉、髂静脉或肝静脉；然而，在大多数实验室中，优选的植入部位包括头静脉、腋静脉或锁骨下静脉。在更换脉冲发生器或插入额外导线之前识别导线插入位置有助于手术规划。关于插入部位的线索可以通过放射线照相获得，更外侧插入位置表示头静脉部位（图 15–1），而更内侧插入部位表示锁骨下静脉或腋静脉部位（图 15–2）。在腋窝静脉和锁骨下静脉均闭塞的情况下，可以使用极端内侧技

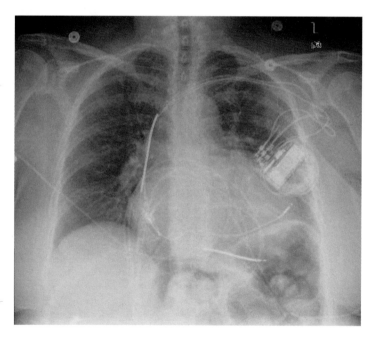

图 15–1　头静脉插入部位

术来放置导线。可以通过 X 线识别胸骨 – 锁骨交界处或其附近的插入点（图 15–3），X 线还能识别出不在血管内走行的导线——隧道导线（图 15–4）。

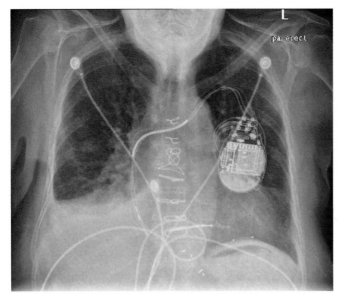

图 15-2　腋静脉插入

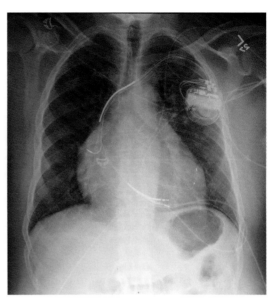

图 15-3　后前位影像下的极端内侧技术

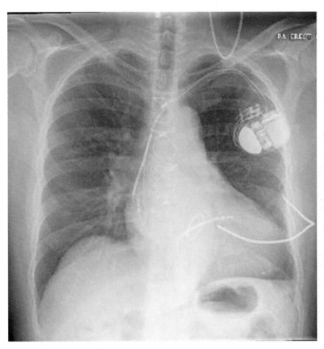

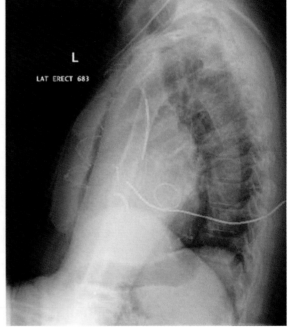

图 15-4　隧道式高电压导线的 PA 位和侧位 X 线片

X 线右心室导线头端定位

　　为描述起搏或除颤导线头端的位置时，右心室（RV）通常分为三个部分：游离壁、右心室间隔和心尖（图 15-5）。从历史上看，RV 心尖已经成为 RV 导线定位的首选位置，因为在高电压治疗期间头端导线或被动固定导线具有高度稳定性、低起搏捕获阈值和低除颤阈值。最近的研究表明，从 RV 开始起搏可以为左心室和右心室提供更多的生理活性，尽量降低 RV 起搏不良的血流动力学效应。当数据显示除颤阈值在右心室间隔位置对于右心室心尖，位置仅略微增加后，RV 导线的定位成功率增加。

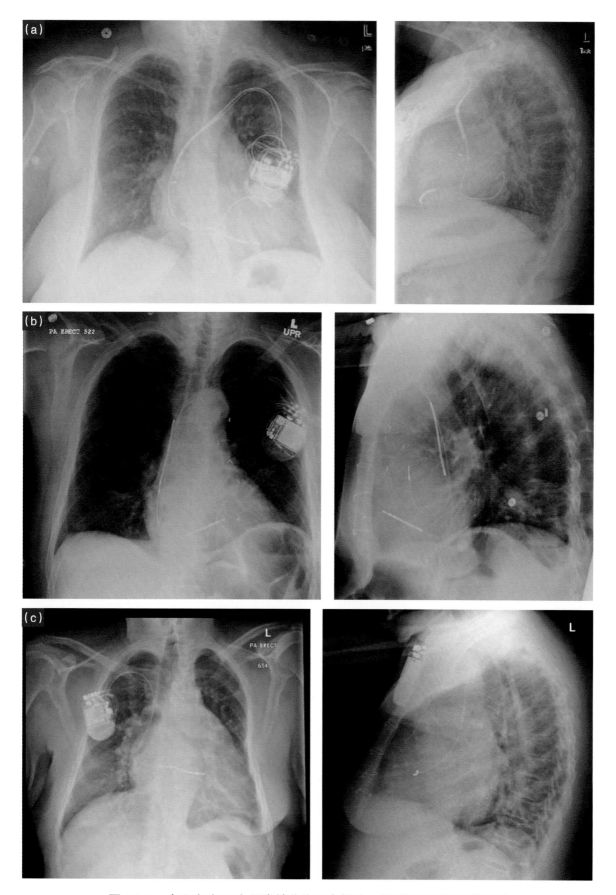

图 15-5　右心室（RV）通常被分为三个部分，用于识别导线头端位置

注：（a）通过右前斜（RAO）或 PA 角度，可看到导线头端向心脏轮廓左侧延伸，通过该导线头端可识别 RV 心尖，通常与导线头端的向下方向相关联。

（b）通过陡峭左前斜（LAO）视图可发现一个向前方向的导线头端，终止于右心室间隔附近；通过导线头端可确定 RV 游离壁通过 RAO 和 PA 投射，位于远离心脏轮廓处。

（c）RV 间隔导线位置由后向导线头端识别，该导线头端在远侧 LAO 角度处远离胸骨终止并且在 RAO 或 PA 投影上远离心脏边界的位置。（图中的所有导线头端位置均通过三维重建 CT 成像确认）。

不幸的是，当 RV 导线头端放置到游离壁，与右心室间隔和右心室相比，该部位手术相关并发症的风险增加，这些并发症包括 RV 穿孔、左前降支穿孔、胸壁刺激及左右心室不同步和功能恶化。当向右心室间隔放置导线时，无意中将导线放置到右心室游离壁的发生率高达 50%。陡峭的左前斜（LAO）投影用于评估右心室间隔与游离壁位置，前面的导线头端指示游离壁位置，后面的导线头端指示右心室间隔位置。之前的工作比较了使用右前斜（RAO）30° 和 LAO 40° 透视检查以心脏 CT 作为金标准评估 RV 导线头端位置时的作用[1]。植入医生尝试使用 LAO 40° 和后 – 前（肺动脉）位荧光透视法将所有 RV 导线头端放置于 RV 中段。心脏 CT 检查证实 59% 的 RV 导线头端无意放置在 RV 前游离壁上，而 41% 正确放置在右心室间隔中部。RAO 30° 透视检查提供了比 LAO 40° 更好的右心室间隔导线头端位置辨别能力（右心室间隔放置的阳性预测值为 94.7%，阴性预测值为 90.6%）。许多研究已经评估了 X 射线成像与 CT 成像在 RV 导线尖部定位中的再现性和准确性。最近发现，使用 X 线片区分 RV 游离壁位置和 RV 间隔位置的能力有限。

X 线左心室导线头端定位

起搏导线一般放置于左心室，可与 RV 一起提供心脏再同步治疗（CRT），然后从两个心室导线同时或以预定的偏移提供起搏，或者左心室导线单独提供起搏，通过剩余的心室传导系统提供传导。大量研究表明，与对照组相比，CRT 改善了心室血流动力学，逆转[2]左心室扩张，改善了心力衰竭症状严重程度，并减少了心力衰竭相关的住院治疗率和死亡率，尤其是在体表心电图上有左束支传导阻滞的患者中。不幸的是，并不是所有的病人对 CRT 都有反应，左心室导线头端位置是有 CRT 反应的关键因素。

RAO、LAO、肺动脉和横向 X 线投影用于识别左心室导线头端位置。最佳 RAO 和 LAO 测角取决于胸腔内的心脏旋转程度。RAO 视图应该最大限度地以透视法缩短房室间沟，LAO 视图应该最小限度地以透视法缩短房室间沟。先前放置过左心室导线的患者实现此目的的一个简单方法是使 X 线视图成角度以最大限度地以透视法缩短左心室导线体在冠状窦和心大静脉的部分。目前已有多种左心室分割策略来描述左心室导线位置，15 段法使用 RAO 或肺动脉 X 线投影将纵向左心室长轴分为三个部分（基部、中部和顶部）。使用 LAO X 线投影将短左心室短轴分为五个部分，分别为前部、前外侧、外侧、后外侧和后部（图 15-6）。最近的研究表明，15 段法缺乏准确性和可重复性，于是产生了简单的 6 段法，包括为左心室基底部、中间段（"非顶端"段）和前部、外侧、后外侧（创建"横向段"）。

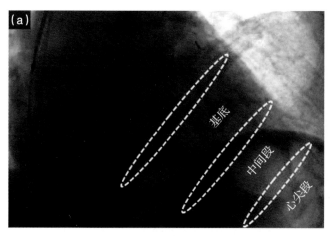
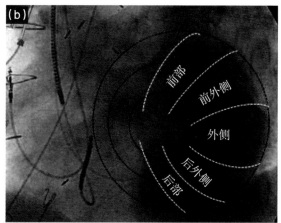

图 15-6　使用标准化 X 线视图对左心室导线位置分类

注:（a）右前倾斜（RAO）视图代表心脏长轴。该视图允许将左心室分成基底、中间段和心尖段;（b）左前斜（LAO）视图代表心脏短轴。该视图允许将左心室分成前部、前外侧、外侧、后外侧和后部。

X 线识别可替换左心室导线植入技术

通常使用经血管内通路植入左心室导线，通过冠状动脉进入一个心室分支到达左心室心外膜部位或通过手术方法使用迷你胸廓切开术直接进入心外膜心脏表面。最近，已经提出了一种经血管皮心内膜方法，其中左心室导线经动脉或间隔通路进入左心室腔。经间隔通路是指在房间隔处做穿刺，进入左心房，通过二尖瓣到达左心室（图 15-7），或通过室间隔穿刺进入左心室腔（图 15-8）。经血管皮心内膜法很少使用，通常是之前在经冠状窦放置左心室导线失败后，尝试该方法。在 X 线上，即可通过后导线头端位置识别血管内心内膜通路，无须经过冠状静脉窦。心外膜通路可通过旋入式主动固定和终止于心脏轮廓外的导线头端识别（图 15-9）。

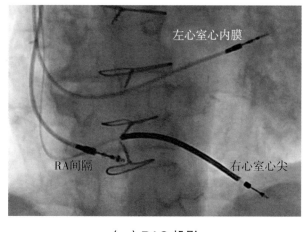
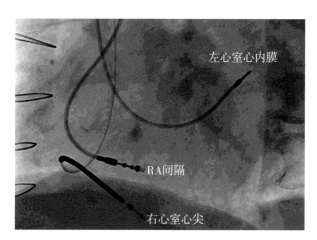

|（a）RAO 投影|（b）LAO 投影[2]|

图 15-7　肺动脉位和外侧位拍摄左心室心内膜导线经房间隔内穿刺植入

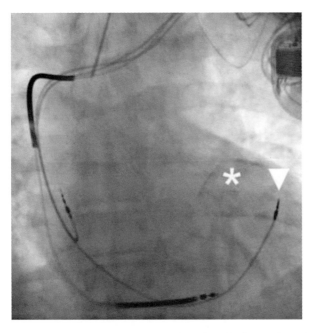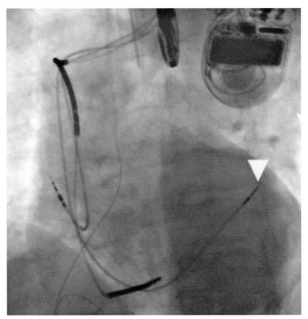

图 15-8　通过经室间隔技术放置的心内膜左心室导线的 AP 视图和 LAO 视图(箭头标记为左心室导线头端。星号标志为左心室动脉瘤[3])

X 线识别可替换除颤导线植入技术

当给予位于 RV、上腔静脉（SVC）和 / 或除颤器外壳内的线圈电击时，除颤器电击通常会成功恢复正常节律。有时，除颤阈值高于除颤器装置可提供的最大能量，需要替代除颤矢量。之前，这些都是通过手术定位心外膜除颤器贴片或皮下线圈来实现（图 15-9）。新方法常通过其他血管内位置和皮下隧道以放置电击线圈，很大程度上取代了开放式外科手术。这些位置可以很容易地在 X 线上识别。奇静脉线圈位置可以通过导线来识别，肺动脉位 X 线片发现该导线斜下横穿了脊柱右侧，在侧位 X 线片上靠近脊柱的最后方（图 15-10）。冠状窦电击线圈配置可以

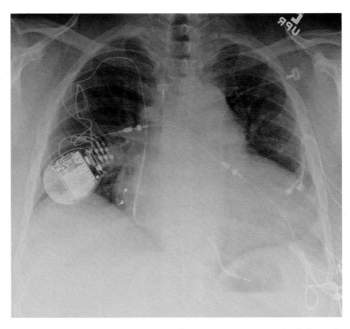

图 15-9　心外膜排列、心外膜左心室导线、心外膜右心房导线及心内膜右心室导线

通过肺动脉视图发现沿着瓣膜环走行并通过侧位 X 线片中向后走行的导线来识别（图 15-11）。皮下隧道导线可以通过其表面通路来识别，即导线不是通过血管内通路（图 15-4）。在根据解剖结构放置导线的过程之后，根据导线在装置植入后很容易地识别解剖变异，一个常见的例子是通过左侧 SVC 方法进行装置植入（图 15-12）。

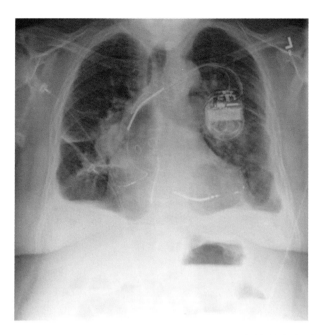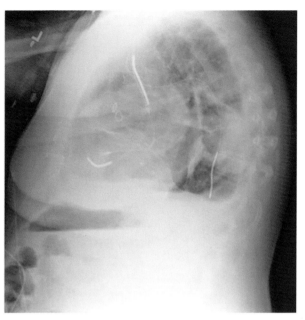

图 15-10　奇静脉电击线圈的肺动脉位和侧位投影

注：RAO 投影下线圈沿脊柱右侧走行，侧位投影下发现线圈位置非常靠后。

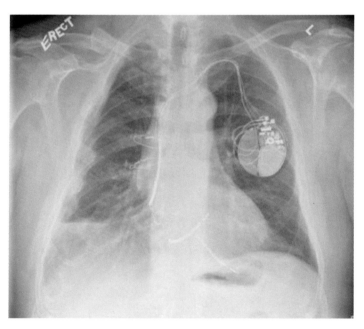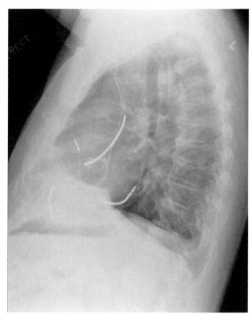

图 15-11　奇静脉电击线圈的肺动脉位和侧位投影

注：发现奇静脉位置的电击线圈的除颤阈值升高后，冠状静脉窦电击线圈位置的肺动脉位和侧位圈可通过 X 线上导线的走行发现冠状静脉窦，在肺动脉图中，导线沿瓣膜环走行，在侧位图中导线在后方走行。

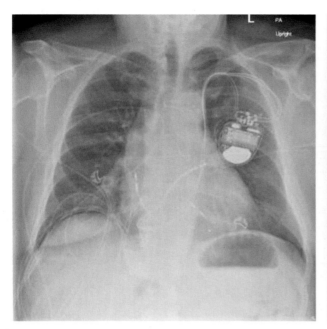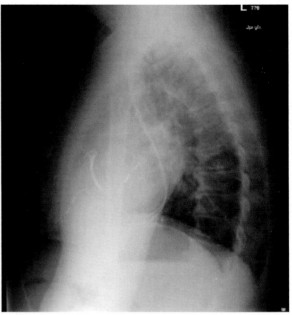

图 15-12　在之前起搏器植入基础上，进行双室 ICD 植入的肺动脉位和侧位 X 线视图

注：术前 X 线显示，之前的起搏器是通过左侧上腔静脉植入，提示术者在后期升级植入中，难度会较大。

X 线识别装置植入并发症

并发症发生在 1%~3% 的起搏器植入手术和 3%~6% 的除颤器植入手术中。即使没有症状时，也可以通过 X 线识别包括气胸、血胸、导线脱落和心脏穿孔在内的一些并发症。虽然文献就装置植入后是否需要常规性地进行 X 线检查仍有争议，但目前在大多数医院仍会使用。气胸可以在 X 线上通过气胸线鉴别确定，患者站立时气胸位于心尖，但偶尔依赖性患者在肺沟或外侧肺野可见（图 15-13）。气胸的大小通常通过测量胸壁和肺之间的距离来确定。在肺门水平 2cm 或在心尖 3cm 的气环可区分小气胸和大气胸。小气胸通常可

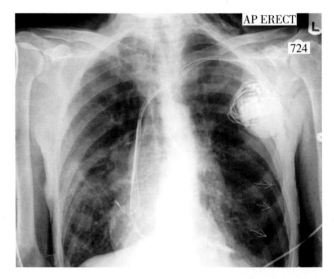

图 15-13　装置植入后可见一大的左侧气胸。可以通过插入胸腔导管处理

以通过高流量氧补充进行治疗，而大气胸通常需要插胸管。张力性气胸不太常见，可以通过在隆起区域没有实质发现来识别，纵隔发生移位，远离肺萎陷侧，虽然诊断是肺萎陷，但当低血压和低血氧同时出现时的 X 线临床诊断是气胸。应用穿刺抽气或迅速胸管插入，紧急治疗张力性气胸。可以通过胸膜腔中的不透射线密度及伴随的肺萎陷来识别血胸。

当导线不在预期位置时，可以判断为导线脱落。通常，RV 间隔导线脱落于 RV 心尖或右心房处，RV 心尖导线脱落于右心房或下腔静脉（IVC）。右心室导线通常脱落于 IVC 或 SVC。导致脱落后，会

向前走行，可能导致心脏穿孔，但这种情况很罕见。如果在植入时对导线体施加的力过于松弛，则可能发生这种情况。当导线头端离开心脏轮廓时可以被发现，如果偶尔伴随着心脏轮廓的扩大，提示心包积血。

X 线识别导线故障

起搏和除颤导线在人体内要承受巨大压力，这些来源于心脏、胸部和手臂正常运动施加的显著弯曲和扭转力，以及将导线固定在适当位置的缝合线施加的力，这些力可能导致导线绝缘层破裂，绝缘层破坏在 X 线中常判断为正常导线直径发生变化（图 15–14），导线断裂可以通过导体芯的中断来识别。在某些情况下，图像放大可能会有所帮助。

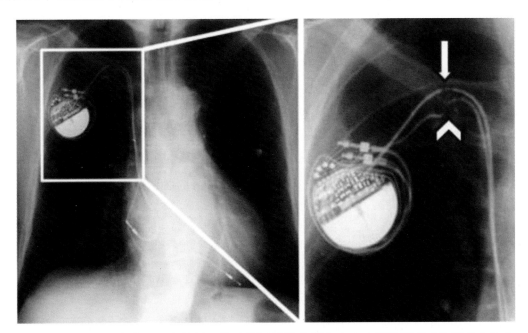

图 15–14　AP 位胸片显示在锁骨下静脉邻近锁骨位置存在心室导线断裂（短箭头）和心房导线绝缘层破坏（长箭头）[4]

建议使用 X 线成像评估所有圣犹达医疗装置公司生产的 Riata 除颤导线，以评估外部电导体。X 线检查应分两步进行：

步骤 1：检查导线的整个可见长度，重点放在导体芯看起来与导线其余部分分离的部位。如果有些导线导体芯不符合电击电极阴影宽度，提示存在导体外露。

步骤 2：检查每个导体的曲率半径。在大多数情况下，外露导体具有与导线体的其余部分不同的曲率半径。如果可疑的外露导体出现在弯曲的内侧，则外露导体长度中心的曲率半径大于导线体的其余部分。如果外露导体出现在弯曲的外侧，则外露导体的曲率半径小于导线体的其余部分（图 15–15）。

如果导线满足步骤 1 或 2 中的标准，则确认导体外露。确定导体外露后，对正确临床过程的指导意义很少。一些人建议常规导线拔除，然后再植入另一根导线。也有人建议先封住要拔除的 Riata 导线，然后再植入另一个导线。还有一些人建议继续使用具有导体外露的导线，并加强远程监控。

CT 和 3-D 影像用于识别导线位置

使用多个视图的 X 线成像通常足以总体上发现起搏导线的位置。然而，当需要关于导线位置的更详细信息时，X 线成像提供的信息往往不够充分。这些限制是对胸腔内旋转的心脏及心脏软组织成像。当需要更多细节时，心脏 CT 和 3D 成像可能非常有用。

我们中心在导线拔除手术之前常规采用心脏 CT 进行三维重建（图 15-16）。使用这种技术时，操作人员已经确定了先前未知的导线头端 RV 穿孔、SVC 导线导致的穿孔及在拔除之前导线无意中进入脾静脉。发生上述意外时，行选择性胸骨切开术拔除导线而不是激光导线拔除，并且所有导线被安全拔除[6]。

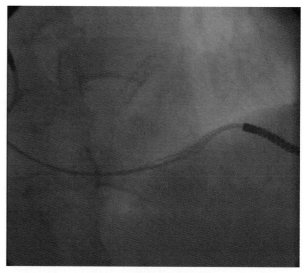

图 15-15　X 线影像证实圣犹达医疗器械公司生产的 Riata 除颤导线其导体存在外露[5]

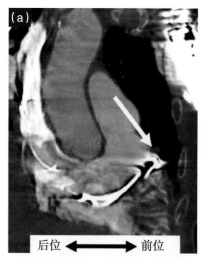

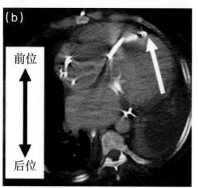

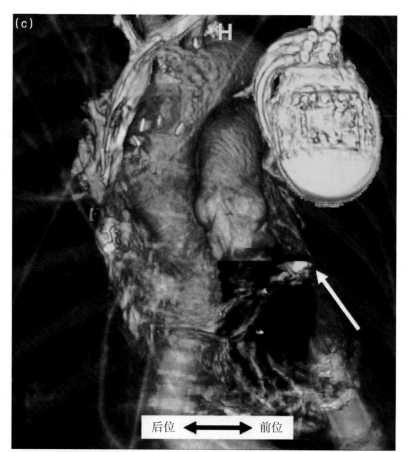

图 15-16　发生装置感染患者的二维 CT 图像的三维重建，在导线拔除术前的左心室辅助装置

注：(a，b) 矢状面和冠状面图像显示右心室导线高前位置；(c) 三维重建显示前壁 / 游离壁处 RV 导线可能导致微穿孔。

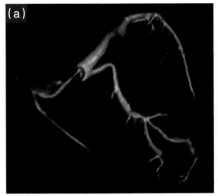 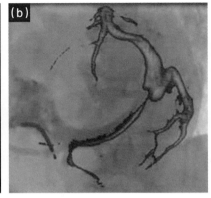 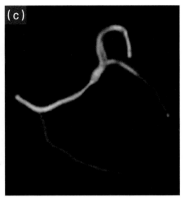

图 15-17　心脏再同步化治疗的三维图像

（a）在 CRT 植入期间通过高速旋转血管造影获得冠状窦解剖结构的三维重建；（b）将 3D 冠状窦解剖结构整合到实时 X 线透视中，以提高植入者对 3D 左心室解剖结构的理解；（c）在 CRT 植入期间通过高速旋转血管造影获得冠状窦解剖结构的三维重建结合 LV 激活时间信息，以利用解剖和电传导信息促进 LV 导线的植入。

许多医疗中心在心脏再同步化治疗植入手术前和手术中都会使用三维成像，识别左心室瘢痕及适于放置左心室导线的冠状窦静脉系统的分支。然后可以将这些三维成像导入一些透视系统，在透视检查屏幕上实时显示，以帮助确保左心室导线放置在理想位置。或可以在植入手术期间使用旋转血管造影术获取 3D 成像［图 15-17（a），（b）］或左心室静脉系统的电解剖标测图［图 15-17（c）］。电解剖标测图不仅提供关于静脉系统的解剖信息，还能够发现最新电激活点。越来越多的证据表明，在之前电激活区域放置左心室导线会使 CRT 结果优化。

结论

在装置植入前、植入时和植入后，X 线成像非常有用，有助于识别起搏和除颤器导线位置，在需要更详细的信息时，可以使用 CT 和其他 3D 成像技术。

参考文献

［1］Osmancik P，Stros P，Herman D，et al. The insufficiency of left anterior oblique and the usefulness of right anterior oblique projection for correct localization of a computed tomography - verified right ventricular lead into the midseptum. Circ Arrhythm Electrophysiol 2013；6(4)：719–725.

［2］van Gelder BM，Scheffer MG，Meijer A，et al. Transseptal endocardial left ventricular pacing：an alternative technique for coronary sinus lead placement in cardiac resynchronization therapy. Heart Rhythm 2007；4(4)：454–460.

［3］Gamble JH，Bashir Y，Rajappan K，et al. Left ventricular endocardial pacing via the interventricular septum for cardiac resynchronization therapy：first report. Heart Rhythm 2013；10(12)：1812–1814.

［4］Lanzman RS，Winter J，Blondin D，et al. Where does it lead? Imaging features of cardiovascular implantable electronic devices on chest radiograph and CT. Korean J Radiol 2011；12(5)：611-619.

［5］Chan CW，Chiang CS. An ICD lead with failure of outer insulation goes undetected by regular measurements. Pacing Clin Electrophysiol 2012；35(9)：e261-262.

［6］Lewis RK，Pokorney SD，Greenfield RA，et al. Preprocedural ECG - gated computed tomography for prevention of complications during lead extraction. Pacing Clin Electrophysiol 2014；37(10)：1297-1305.

16. 如何评估术后装置并发症

Dan Sorajja and Win - Kuang Shen

Division of Cardiovascular Diseases，Mayo Clinic Arizona，Phoenix，AZ，USA

每年全世界会进行成千上万例的心脏起搏器和心脏复律除颤器（ICD）植入术，通常没有不良事件。然而，植入过程并非没有风险，因为许多与手术相关的潜在并发症（表 16-1），可以立即或延迟发生。值得注意的是，并发症的发生率与植入医师和中心的手术量成反比[1, 2]。本章讨论了术后装置并发症的风险因素、临床表现和处理。

导线脱落

随着固定机制的改善，导线脱落的发生风险在下降。然而，导线脱落作为一种并发症仍然发生，在发生器更换（<1%）中最不常见，在新的导线植入（1.1%～4.4%）中更常见，在儿科人群及冠状窦导线患者中发生率较高，见于 3%～10% 的患

表 16-1 装置并发症，发生率及时间[1-5]

并发症	发生率（%）
早期并发症（植入后 6 个月内）	
导线脱落，捕获损失	0.2~10
导线或绝缘损伤	2.7~3.6
出血，肿胀，血肿	0.1~2.3
感染	0.7~1.9
气胸	0.5~1.6
疼痛	0.2~1.4
心脏穿孔，压塞，心包炎	0.09~1.4
围手术期死亡	0.4~1.3
腐蚀	NA
疏忽的左心室导线放置	NA
导线阻滞连接问题	NA
心外刺激	NA
后期并发症（植入后 6 个月以上）	
导线断裂	2.7~3.6
血栓形成	0.03~3.5
感染	0.7~1.9

者[1, 3]。冠状窦导线脱落的发生率较高，可能是因为导线位置的解剖学限制必须平衡导线位置稳定性与足够的阈值，同时避免膈肌刺激。对于非心外膜导线，心室导线脱落的风险低于心房导线，心房导线通常必须向前和向上弯曲以获得与心肌的充分接触[1]。一些导线脱落的原因可能与 Twiddler 综合征（图 16-1）有关，可能是潜意识或无意识的患者对脉冲发生器的操纵。为了防止重复转动，一种做法是将装置放置于胸大肌下。另一种做法是将装置放在抗生素套管内，然后在多个位置使用缝合线将套管（包含脉冲发生器）固定在囊袋底部。

脱落可以是微脱落，其中导线头端的移动在视觉上并不明显，但功能已受损。相比之下，导线的显著脱落在视觉上是明显的，例如在透视或放射线照相术上。

对于微脱落，通常阻抗保持正常而阈值恶化。对于显著脱落，常见表现包括感知能力丧失、增加

捕抓阈值或无法捕抓。这种无法捕抓可导致起搏器综合征，例如心房导线脱落导致房室同步丧失。导线也可能脱落在某个位置，导致无意性刺激反应，例如膈神经或肱动脉的囊袋刺激，需要进行导线修复。

　　导线修复是针对导线脱落的解决方式，同时也具有预防作用。导线与心肌充分接触的标志包括充分感知和电击损伤，以及直接观察导线与心脏协调运动。标准程序是先将导线固定到缝合套管上，并适当固定在囊袋底部。应与患者讨论术后活动限制，并做书面说明。吊带应佩戴24小时，以限制患者手臂运动，但24小时后日间活动时不需要再佩戴吊带，以避免冻结肩等骨科并发症发生。对于睡觉时手臂高于头部的患者，鼓励其在睡觉时使用吊带，且患者应在手术后至少7天内限制驾驶。

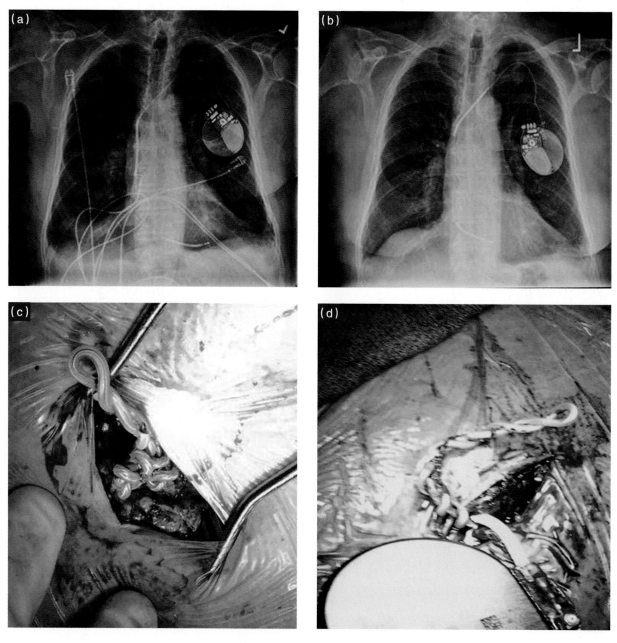

图 16-1　导线脱落的情况

注：（a）植入装置后第一天；（b）植入装置后一个月，线圈回撤入无名静脉，导线线圈恰好清楚地位于脉冲发生器之上；（c）扭转导线；（d）囊袋外与图（c）中同一个扭转导线。

气胸

放置新型起搏器和除颤器导线的典型静脉方法包括腋静脉通路、锁骨下静脉通路和头静脉切开通路。采用头静脉切开通路避免气胸，而腋静脉（胸腔外锁骨下）通路的风险低于锁骨下静脉通路。其他增加气胸风险的因素包括老年患者、女性和低体重指数[2, 3]。微穿刺通路套件可以降低气胸的风险，造影剂注射也可以降低气胸风险，因为其改善了进入静脉系统的能力。总体而言，气胸的风险为1%~2%[1-3]。

使用穿刺针引入空气时，或者出现呼吸窘迫、低血压或胸部不适等全身症状时，应怀疑气胸。气胸易发生于新导线植入后48小时内。

在新导线植入后的护理应包括立即进行胸部X线检查以检查气胸是否存在。X线检查时，应让患

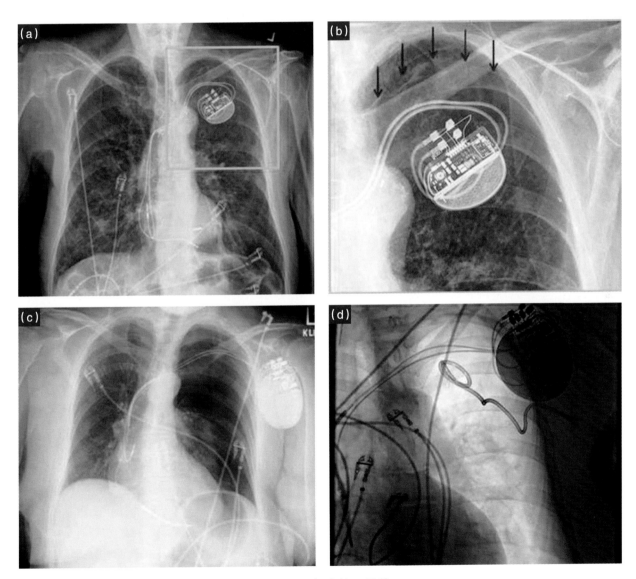

图 16-2　气胸的 X 线片

注：（a）胸部X片可见小气胸；（b）放大图（a），多个箭头已标出气胸边缘，保守处理；（c）左侧大面积气胸；（d）猪尾导管放置用于治疗图（c）的大面积气胸。

者在直立的情况下吸气。无症状小气胸占肺野小于 15%（图 16-2），可以通过观察和给予氧合来控制，给氧治疗可加速气胸吸收，增加 4 倍。通过观察这种保守措施，重吸收率为每日 1%~2%，可能需要几周才能解决。在此期间，应告知患者避免空中旅行和深海潜水，直到气胸完全消退。然而，较大面积的气胸（大于 15% 的肺野）、有血流动力学改变或与胸腔明显出血相关的气胸（血气胸），应考虑插入导管。气胸的治疗应主要与症状有关，与气胸的面积关系不大。小面积气胸也会导致严重的血流动力学改变，可能需要胸腔插入导管。

对于血气胸，预防是关键。当获取静脉入路时，导丝应该到达横膈下方，确认放置在下腔静脉（IVC）中，而不是动脉侧，用导引导管鞘进行扩张，优先使用腋静脉通路，因为在发生气胸时可用手压迫。

出血，肿胀和血肿

对于使用抗血小板和 / 或抗凝血剂的患者，手术过程中更容易出血，例如暴露胸筋膜和创建起搏器囊袋时。与发生器更换期间（纤维化通常会限制出血）相比（图 16-3）[2, 4]，出血更常发生在新装置和导线植入期间。

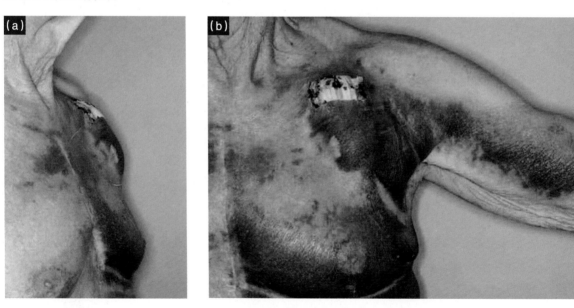

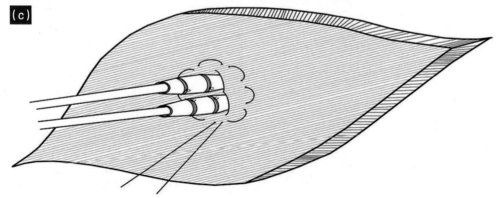

图 16-3 血肿示意图

注：(a) 从侧位图中看植入 1 周后血肿最明显，在装置囊袋上可见突出的肿胀；(b) 与图 (a) 中相同的患者，其中

胸部和手臂有皮下血肿。在装置植入期间，此患者应使用华法林和氯吡格雷；（c）显示装置囊袋底部，其中两根导线用缝合线套固定在囊袋底部。环绕两根导线的荷包缝合可以减少出血，特别是在中心静脉压较高的患者或需要"双导丝"进入静脉时。

典型的出血部位包括皮下血管和暴露的肌肉筋膜。使用脉冲等离子射频能量（PEAK 等离子）代替传统手术刀可以最大限度地减少皮肤切口的出血，但这种出血对于大多数手术来说可能是无关紧要的。当囊袋内的多个点发生出血时，除了轻轻压迫外，电烙术也有助于止血。其他选择包括使用局部凝血酶、凝血酶涂层网和明胶海绵。如果出血仅限于浅表出血，可考虑使用冰袋或加压包扎。当肌肉筋膜分裂或撕裂时，重新对边缘进行处理会减少出血。对于静脉压较高的患者或如果静脉入路部位采用双导丝以放置多个导线，即使放置正确，导线缝合套管周围也会发生出血。在其入路部位的导线周围给予手动压迫或荷包缝合将有助于止血（图 16-3）。

预防在减少术后出血的发生中起重要作用。对于使用华法林的患者，当国际标准化比值（INR）小于 2.5 而不中断华法林治疗时，出血并发症较低。如果可能的话，新型抗凝剂（达比加群、利伐沙班和阿哌沙班）和氯吡格雷应至少保持使用 3 个半衰期。肝素和低分子量肝素尤其与出血和血肿形成有关，应在手术前停止使用，并在植入装置至少 24～48 小时后再使用。

对植入装置随后检查，如果存在瘀斑，不是进一步治疗，而是要确定病情状况。应评估血肿形成速度、疼痛是否能得到控制和可能出现的囊袋蚀损。不应该尝试抽吸，因为这不可能完全排出血肿，同时还会增加装置感染的风险。如果血肿继续扩大或疼痛无法控制，则应在无菌手术室条件下进行血肿清除。如果可能，应暂停抗凝剂，直至出血得到控制。

疼痛

当患者在植入装置立即出现疼痛时，疼痛通常由肿胀引起，患者对镇痛药有反应，如对乙酰氨基酚。偶尔需要联合应用麻醉剂与对乙酰氨基酚用于镇痛。此外，从装置植入时起，应考虑其他可能引发疼痛的原因，例如装置位置过于表浅或靠外侧、神经卡压或对装置组件过敏。然而，最令人担忧的并发症是感染。

如果将装置放置的过于靠外或装置没有正确安装，则会刺激腋神经（或腋下），造成严重不适。如果疼痛无法控制，应考虑更靠内侧固定该装置。当刺激是装置自动移动引起时，可以使用不可吸收的缝合线或封装套管将装置固定到囊袋底部。当装置过于表浅地植入皮下组织而非深入脂肪组织时，结果可能非常疼痛并且疼痛难以用药物控制。通常，疼痛位于装置的边缘，存在压力点，需要将装置更换到更深处，包括植入肌肉下。对于可能的神经卡压，可以将装置囊袋的顶部打开，但是有时必须将装置植入到对侧以减轻对神经的压力。

已经证明，构成起搏器和除颤系统的几种成分可以引起过敏反应，这些成分包括钛、镍、聚氯代对二甲苯、聚氨酯、环氧树脂、汞、镉、铬酸盐、硅树脂和钴。同样地，这些成分的组合构成了装置中使用的几种合金，使过敏原不那么明显。很多部件为不锈钢（含有镍和铬）材质，包括心脏起搏器或除颤器中的螺钉，以及固定部分电极导线的引脚和环。这些组件中的许多成分包含在脉冲发生器内部或导线体内部，因此不与患者直接接触。为了确定患者是否对特定成分过敏，每个制造商都要提供过敏试剂盒来进行表皮皮肤试验，尽管某些成分（如钛）测试结果为阴性也可能引起过敏反应。应该对此进行权衡和充分考虑过敏反应的风险，因为鉴别诊断包括感染，需要去除脉冲发生器和导线。过敏反应的治疗包括局部类固醇，仅是一种临时措施。其他治疗方法包括植入镀金发生器或在整个系统涂上 0.2 mm PTFE 手术膜。

腐蚀

脉冲发生器腐蚀的发展通常是一个缓慢的过程，发生在植入后数月至数年。脉冲发生器的浅表植入增加了腐蚀的风险，另一个因素是装置囊袋的尺寸对于脉冲发生器而言太小，包括新的植入，但随着装置升级，例如从起搏器升级到 ICD，或双室装置升级。脉冲发生器横向放置到三角形间沟中，手臂运动可能会对装置产生压力，也会导致腐蚀。然而，最常见的腐蚀原因仍是感染（图 16-4）。

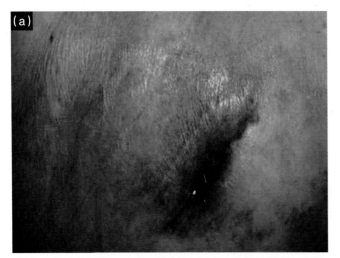
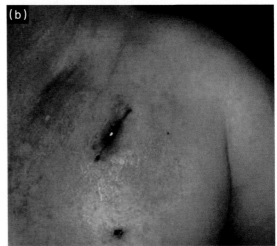

图 16-4　（a）糜烂上方覆盖有脓液，周围有红肿，糜烂不是很明显；（b）患者自己清理伤口后，糜烂明显显现

当发生腐蚀时，必须对脉冲发生器进行修复。在进行修复之前，应确定是否存在感染，因为在修复过程中缺少可见的脓性物质并不足以证明没有感染。如果由于感染而发生腐蚀，则必须除去导线，并且在感染清除后将新系统植入清洁部位（通常是对侧）。

感染

不累及该装置的浅表感染通常由缝合脓肿引起。可以通过口服抗生素治疗，持续 7~10 天，应在解决红斑或感染体征后继续使用 48 小时。

植入后装置感染的发生率约为 1%，随着发生器更换或装置升级，发生率略有增加（高达 1.9%）[1-5]。感染的其他风险因素包括免疫抑制、糖尿病、肾功能衰竭、囊袋血肿、病例时间延长和其他手术[5]。在植入前 60 分钟内完成抗生素输注可将感染风险降低 80%，并应采用良好的无菌技术。对患者进行术后护理咨询也很重要，特别是在手术后至少 48 小时避免植入部位湿润。

具有全身症状的发热在早期表现（术后 4 周）更为典型，致病因子主要是金黄色葡萄球菌，其占所有装置感染的近 50%[5]。这些患者更可能是女性患者和正在进行抗凝治疗者。值得注意的是，大约90% 的心脏装置感染表现为囊袋感染。明显糜烂或脓性分泌物是一种明显的感染。然而，当发现局部红斑、浆液引流、皮肤粘连到脉冲发生器、装置囊袋疼痛或菌血症时，应该强烈考虑装置感染。值得注意的是，装置感染的晚期表现（术后 4 周后）通常不会发热，并且最常见的致病因子是表皮葡萄球菌。

如果怀疑存在装置感染，应该收集适当数量的证据以确定是否存在感染，以及是否存在感染的后遗症，例如心脏瓣膜赘生物或导线赘生物。不推荐对潜在感染囊袋进行针吸，可能会使未感染囊袋感染，应在抗生素给药前进行血培养。如果在给予抗生素后进行血培养，且结果为阴性，则下一步应进行经食管超声心动图。培养结果为阳性，应该进行经食管超声心动图以评估涉及瓣膜和导线的可能移植，虽然经胸超声心动图可能具有更高的特异性，但检查的灵敏度不足以指导治疗，建议出现任何疑似装置感染都应咨询传染病专家[5]。

抗生素持续时间取决于病原体种类及其易感性，一般情况下，囊袋部位感染应在拔除装置后持续进行 14 天的抗生素治疗。如果存在感染后遗症（心内膜炎、除去装置后仍有持续性菌血症），则可能需要进行长达 6 周的抗生素治疗。在装置取出后，血培养结果至少 72 小时后，可以进行装置的再植入。如果存在瓣膜感染，应在装置拔除后至少 14 天内重新植入导线。该装置的再植入不应在先前部位同侧进行，应选择在对侧、心外膜和髂静脉植入[5]。

无意中使导线进入左心室

有时经静脉导线会进入冠状窦或中心静脉及其分支。来自中心静脉的心脏起搏装置具有与心内膜上的心尖起搏作用的右心室导线相似的外观。三尖瓣手术后的患者中，这种放置可能是合乎需要的，通常感知能力足够，但具有增高的捕获阈值。与静脉穿孔有关的导线螺杆旋转可能会导致急性损伤，包括心包积液或心脏压塞。如果没有注意到急性并发症，随着时间的推移，导线可能会出现恶化的参数，因此需要进行修正。

当导线无意中通过心房或心室中的右心室间隔缺损时最常在左心室内放置经静脉导线。心室导线通过房间隔缺损的通道可以通过在向左穿过时不能降低导线的"头端"来识别，因为头端将受到房间隔缺损下缘的限制。在左前斜（LAO）位视图中，将看到导线头端从左侧进入间隔。在右前斜（RAO）位视图中，应该可以确定导线是否经冠状窦（三尖瓣环脂肪条纹的下方和后方）、房间隔缺损（靠近脊柱）或室间隔缺损（三尖瓣脂肪条纹远端，靠近胸骨）穿过到达左侧（图 16-5）。

当导线置于左心室心内膜时需要调整，主要是因为血栓栓塞的风险，这种风险也发生在右侧导线放置时，但通常无关紧要。如果要将导线留在左心室，或者治疗时间延迟，则应开始抗凝治疗，当检测到左心室有导线放置时，应考虑导线重新定位或拔除。

导线接口连接问题

如果导线接口没有充分地通过固定螺钉或松散连接，则可以听到噪声。但更重要的是，可能存在输出故障，这种输出故障可能是间歇性的，也有可能是持续性的。通过手动连接装置和导线可以重现噪声。连接问题的其他考虑因素包括在导线接口之前有空气进入导致过度感知。其他原因包括适配器相关因素，例如较旧的导线以适合 IS-1 接头、额外的皮下线圈或用于除颤的轭状件。

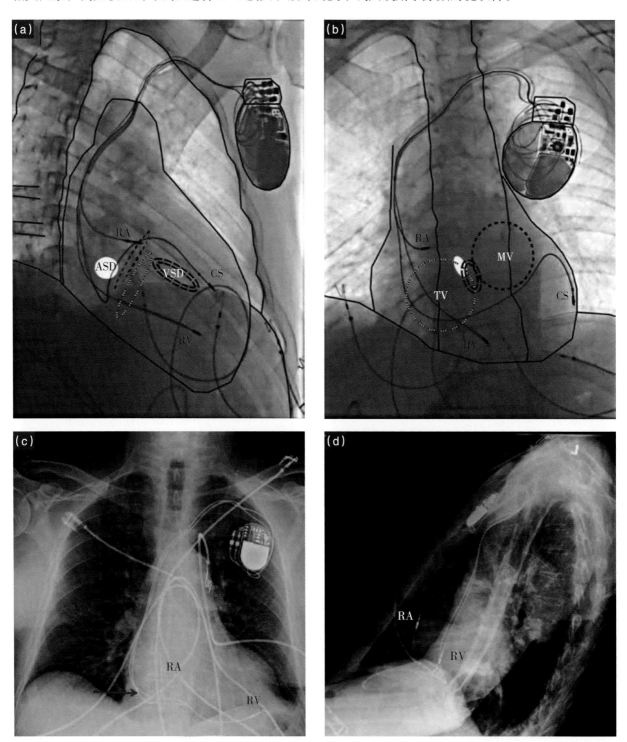

图 16-5 导线进入左心室

注:（a）右前斜（RAO）位视图显示右心房（RA）、右心室（RV）和冠状窦（CS）导线。通过房间隔缺损（ASD，白色圆圈）放置的导线不低于 ASD 下边界或曲线。通过室间隔缺损（VSD，双虚线椭圆形）放置的导线将穿过该区域，

可以看到三尖瓣和二尖瓣的轮廓，瓣膜环周围可见脂肪垫；（b）同一患者的左前斜（LAO）位视图；（c）RV 导线的头端在 RA 松弛导线的上方，导线无意中被放置在 CS 内，更具体地说是放置于心中静脉内。当导线放置于 RV 心尖处时，导线不自然的向上弯曲；（d）在侧位图中，可以看到 RV 导线从左侧接近 RV 间隔，确认中心静脉位置。

需要将导线与头端通过固定螺钉重新连接。目测检查可能表明接口没有充分通过接口。如果导线安装不充分，在头端处轻轻拉动导线可能会在不使用扳手的情况下使导线与接口完全断开。确保无噪音连接的简单步骤包括在连接导线之前将扳手放入接口中，并在连接之前擦拭导线头端并使其干燥。在一些罕见的情况下，导线绝缘层较厚使直径足够大，以阻止导线进入接口。此时，应考虑在导线电极连接器附近的导线体上涂抹硅油，不鼓励使用镊子推进导线，但是可以选择使用非牙齿钳。

导线绝缘层损伤

导线失效的中位时间为 7 年，最常见的问题是绝缘失效。更常见的原因是，使用手术刀、剪刀或电灼刀（例如在脉冲发生器更换期间）损坏绝缘层。锁骨下间隙（锁骨和第一肋骨之间）的挤压更有可能导致导体问题而不是绝缘失效。

感知异常更常见。但绝缘失效也会导致异常起搏，因此可能发生不适当的电击或无电击。绝缘损坏通常无法识别，但是当足够大时可能导致低阻抗（小于 200Ω）。胸部 X 线通常不会发现绝缘问题。然而，在一些情况下，如果电导体外露，则荧光透视可以发现绝缘故障。

通过导线功能的其他参数可发现绝缘损坏，在大多数情况下需要进行导线修复。管理绝缘损坏的主要方法是预防，对于装置依赖或具有闭塞静脉的患者，应考虑使用脉冲等离子体射频能量，其与标准电烙术相比热损伤深度更低。此外，使用静脉通路时入口避免太靠外侧，可以防止锁骨下压迫和进入静脉导线弯曲时第二、三肋骨压迫引起的疲劳性骨折。将导线固定到起搏器囊袋上时，应使用缝线套管以防止损坏导线或绝缘层，但过于紧密的缝合仍会损坏绝缘层和导体线圈。还应注意避免用缝合针刺穿导线或绝缘层。

导线断裂

导线断裂是一种并发症，通常发生在手术后期，至少 6 个月后，2.7% ~ 3.6% 的患者会发生导线断裂[1]。断裂的部位处于导线的应力点，例如接口出来处，在锁骨下间隙和缝合袖管处。导线断裂的风险因素包括年龄较小（<50 岁）和较高的左心室射血分数（> 45%），可能是导线的活动增加和身体压力增加所致[1]。

当导线即将断裂时，检查有非生理性噪音，周期小于 140 ms，但导线的感知、阻扰和阈值没有明显受到影响。如果存在感知异常、无法捕获或无法输出，则可能会有所不同。如果断裂完全，那么异常是持久的，通常包括输出失败。有时，完全断裂且在断端之间具有足够连接，则可能存在间断捕获。在不完全断裂中，一些装置输出被传递到组织但是没有被捕获。对于除颤器，感知到的噪音可能导致心动过速的不适当治疗。已经设计了装置编程算法来检测这种非生理噪音，并且某些装置能够在发生不适当电击之前检测到断裂。

对于导线断裂的管理，导线应以单极配置感知和起搏，也许可以解决断裂问题。导线断裂的出现并不容易解决，应根据临床情况安排修复。

阈值升高和传出传导阻滞

在导线植入时达到令人满意的起搏阈值后，出现阈值升高和传出传导阻滞，但未出现任何明显的导线显著脱落或穿孔。虽然微脱落最初处于鉴别诊断中，但通常不会使阈值持续升高。现在使用类固醇洗脱导线，传出传导阻滞不太常见，但冠状窦导线和心外膜导线阈值升高和传出传导阻滞仍然常见。尽管病因尚不清楚，但一种可能的解释是反应的增加，例如在导线－心组织界面处的纤维化。

预防可能有助于减少传出传导阻滞发生的频率，将导线头端放置在活动有限的稳定位置（例如，不能用作铰接点）可能有所帮助。一旦存在传出传导阻滞，就必须增加导线的输出以维持捕获，并且改变导线的起搏配置或向量（例如单极、头端到线圈）。另一种选择是使用类固醇（地塞米松 2mg，po，每日两次，持续 1 周），可充分降低阈值。然而，改善是暂时的，并且限于类固醇给药的时间，因此最终需要修复导线。对于传出传导阻滞需要进行导线修复的患者，尤其是没有类固醇洗脱的冠状窦导线和心外膜导线，应考虑使用类固醇 1 个月，因为类固醇的使用可以防止导线阈值的缓慢升高。

心外刺激

当导线脱落时，心外刺激通常累及脱落导线的相邻结构，最常见的是累及置于冠状窦中的导线。微脱落或显著脱落可以导致相同的结果。

左膈神经走行于心左外侧缘，一般在冠状窦导线的目标部位并不相近。为防止这种并发症，应在高输出（10V）下测试冠状窦导线，以评估膈肌刺激，如果存在，导线位置应重新安排。当没有其他令人满意的冠状窦导线位置（例如由于不适当的高阈值或担心导线位置稳定性）时，应该通过输出量逐渐降低以评估刺激膈神经和左心室之间的捕获阈值是否有足够的安全范围。不同的起搏向量配置可以避免膈神经捕获。这是由当前的冠状导线（特别是四极导线）和脉冲发生器导致的。

不常见的是，右心房导线也可导致右膈神经捕获，如果观察到右膈神经捕获，则需要重新安排导线位置。虽然右心房导线不是心外刺激，但放置在附肢中的右心房导线可以捕获右心室流出道。此时需要重新安排导线位置，通常安排在附肢或右心房更靠外的位置。

右心室导线放置位置偏低时，可以捕获横膈，导致位置性的抽搐或打嗝。当向前放置右心室导线时可能导致肋间肌刺激。没有心外刺激时，如果要捕获心肌，脉冲发生器的输出量就不能减少，经常需要进行导线修正。

心脏穿孔、压塞和心包炎

导线穿孔是一种潜在的严重并发症，其危险因素包括老年、低体重指数和全身使用类固醇[1]。心脏的某些部位更容易发生穿孔，包括右心房游离壁、右心室游离壁和冠状窦。在研究中导线穿孔表现的发生率可能较低,因为通常无症状且未被识别。症状性穿孔更常见于 ICD 导线,发生率为 0.6%~5%[1],而冠状窦导线（1.3%）和起搏器导线穿孔（0.8%~3%）较少见。在无症状患者中,CT 扫描检测可以诊断穿孔,心房导线穿孔率为 15%,心室导线穿孔率为 6%。右心房导线主动固定穿孔率较低（为 12% 而被动固定为 25%）,右心房起搏导线被动固定穿孔率低（为 5% 而主动固定为 7%）。

对于无症状患者,经常通过 CT 扫描进行诊断（图 16-6）。超声心动图可能是有帮助的,但由于导线成像造成的假象可能会影响诊断。阻抗变化通常也没有帮助。值得注意的是,心包刺激可在没有任何明显的穿孔时发生。更典型的是,对于放置在右心室的导线,当起搏心律是右束模式（暗示从左心室起搏）时,应该怀疑穿孔,注意右心室心尖导线也可能导致右束支模式。可能穿孔的其他迹象包括膈肌刺激、心包疼痛和心包积液,伴或不伴心脏压塞。这些迹象在导线植入期间很明显,但穿孔也可导致 48 小时内的慢性血流动力学恶化,并且有报道称甚至在植入后 1 个月才发生血流动力学不良现象。

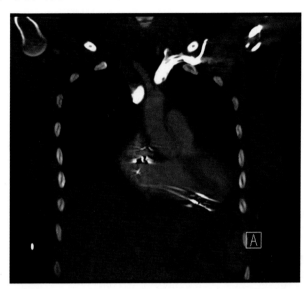

图 16-6　通过 CT 显示的冠状切口显示右心室导管穿过心肌的前部和下部

对于有穿孔和无穿孔的轻度心包刺激症状患者,可以使用抗炎药物进行治疗,并且在治疗过程中症状消退。根据症状的严重程度,可以使用高剂量阿司匹林、秋水仙碱、泼尼松。对于无心脏压塞的少量心包积液,应获得连续超声心动图以监测积液量或心脏压塞的变化。

如果有大量积液或血流动力学发生变化,则需要进行急诊治疗。对于压塞,应采用透视或在超声心动图引导下行心包穿刺术,并将猪尾导管置于心包腔内。当超过 24 小时后积液增加量小于 25ml 时,可以撤掉猪尾导管。应进行血清心脏造影以确认积液不再增加,此时不需要进行导线修复。

如果继续出现复发性积液,不建议行心包开窗术,因为不能解决根本问题。需要进行导线修复,必要时可以使用准备用于重复心包穿刺的装置,也可以在有心胸外科医生待命的手术室中进行。

血栓

植入装置后,随访 6 个月,9% 的病例可通过超声心动图检测到附着于右心房和右心室导线的血栓。通常,患者对于血栓无症状,仅有 0.03%~3.5% 的患者出现症状性血栓栓塞[3]。当血栓形成更靠近心端（例如在上腔静脉时）,肺栓塞和上腔静脉综合征发生的可能性更高（0.03%~0.15%）。随着血栓形成累及经静脉导线近端（例如无名静脉或锁骨下静脉）,肺栓塞的发生风险随之下降。随着导线数量的增加或导线直径增加（例如 ICD 导线）,狭窄或血栓形成的风险增加。

更近端的狭窄或闭塞可导致上肢肿胀和疼痛,如果没有显著的侧支循环形成,1%~3% 的患者有此症状。在某些情况下，在体格检查中可以看到浅表静脉系统的扩张（图 16-7）。

　　大多数血栓形成无症状，因此不需要治疗。如果血栓形成引起了症状，或血栓栓塞的可能性足够大，则建议进行抗凝治疗。手臂抬高等保守措施也有助于症状缓解，症状通常可以持续数周，通常在导线修复或装置升级期间发现静脉狭窄或血栓形成。在这些情况下，如果有疏通静脉的专业技能，则应考虑静脉成形术。对于完全闭塞，通常需要使用其他静脉通路。

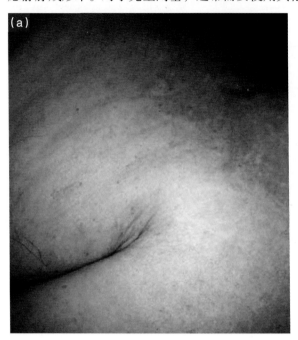
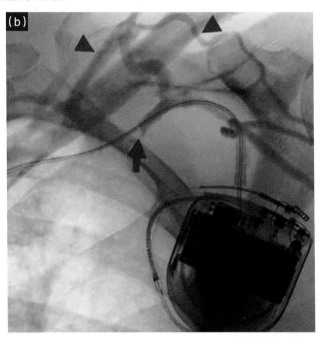

图 16-7　（a）体格检查发现浅表静脉处有广泛的侧支循环形成，提示有静脉血栓形成；（b）与图（a）中的患者为同一人，进行透视和造影剂注射，确认锁骨下静脉的闭塞（箭头）并有侧支循环形成（箭头）

结论

　　人口老龄化导致心脏起搏器和 ICD 植入指征越来越多，人类植入装置数量将继续增加。大多数手术进行顺利，且不良事件的风险很小，但仍存在。对于进行装置植入或治疗这些患者的医生来说，了解潜在的术后并发症及相应的治疗措施至关重要。

参考文献

［1］Armaganijan LV，Toff WD，Nielsen JC，et al. Are elderly patients at increased risk of complications following pacemaker implantation? A meta - analysis of randomized trials. PACE. 2012；35：131-134.

［2］Kirkfeldt RE，Johansen JB，Nohr EA，et al. Complications after cardiac implantable electronic device implantations：an analysis of a complete，nationwide cohort in Denmark. Euro Heart J 2014；35：1186-1194.

［3］Peterson PN，Daugherty SL，Wang Y，et al. Gender differences in procedure - related adverse events in patients receiving implantable cardioverter - defibrillator therapy.

［4］Poole JE，Gleva MJ，Mela T，et al. Complication rates associated with pacemaker or implantable cardioverter - defibrillator generator replacements and upgrade procedures : results from the REPLACE registry. Circulation 2010；122：1553-1561.

[5] Baddour LM，Epstein AE，Erickson CC，et al. Update on cardiovascular implantable electronic device infections and their management : a scientific statement from the American Heart Association. Circulation 2010；121：458-477. 0003330981.

17. 如何为窦房结疾病患者进行起搏器治疗

Carsten W. Israel and Lucy Ekosso - Ejangue

J.W. Goethe University, Frankfurt, Germany
Department of Medicine – Cardiology, Evangelical Hospital Bielefeld, Bielefeld, Germany

窦房结疾病（SND）中的起搏器治疗可缓解症状，而不能改善预后。因此，次优程控引起症状具有特别重要的作用。

SND 的类型包括：永久性窦性心动过缓、间歇性窦房传导阻滞 / 停搏、窦性心动过缓与心房颤动（房颤）交替、室性快速性心律失常及病态窦房结综合征。与房室传导阻滞相关的 SND 相当于双结疾病。

如果房室结功能正常，SND 中的起搏器治疗旨在维持内在传导。SND 患者应避免单心室起搏，因为其可导致起搏综合征，引起房颤，降低运动能力和生活质量，并增加卒中的风险[1]。

在为 SND 患者进行心脏起搏器治疗时，必须就以下问题做出决定：起搏模式、起搏速率上下限值、传感器程控参数设置、房室延迟程控参数设置、特定算法的激活和记忆功能。

不同形式窦房结疾病的起搏模式编码

SND 中的理想起搏模式是心房起搏（有或没有传感器的 AAI），完全避免了心室起搏和与房性早搏（APB）阻滞的相关问题，非传导单相 P 波、间歇性 I 度房室阻滞和逆行性传导等。心房起搏模式用于房室传导正常和窦性心动过缓、窦房阻滞 / 窦性停搏或变时性多房结功能不全的患者（表 17-1）。

患有室性快速性心律失常的患者通常需要在房颤期间使用减缓房室传导速度的药物，可能会导致医源性房室传导阻滞。束支传导阻滞和原发性房室传导阻滞的患者可能需要心室起搏，这些患者的最佳起搏模式是 DDI（R）或 DDD（R）模式，以避免房性心动快速的快速跟踪。

SND 患者发生房室传导阻滞的风险尚不清楚，从 AAI（R）升级为 DDD（R）起搏器，因为 DANPACE 试验研究发现 5.4 年后，房室传导阻滞的发生风险为 9.3%（每年 1.7%）[2]。起搏器存储器显示大约 20% 的 SND 患者出现过间歇性房室传导阻滞。

为避免再次手术，建议植入双腔起搏器，如果发生房室传导阻滞，将起搏器编码为 AAI（R）起搏模式。不必要的心室起搏只能在双腔起搏模式下发生。应在每次随访时评估文氏型传导阻滞心率（即使预测值不清楚），并且如果心房起搏心率为 120 次 / 分钟但不能以 1 : 1 的速率向心室传导，则起搏器重新编程为 DDD / DDI。

在罕见窦房传导阻滞或窦性停搏的患者中，可考虑 VVI 起搏模式。起搏模式应该选择 VVI，而不是 VVIR，以避免频繁的心室非同步起搏和起搏器综合征。只有当心率低于 40 次 / 分钟 时才能激活起搏器的滞后功能。不幸的是，"罕见"窦房传导阻滞或窦性停搏的频率没有明确定义（每天、每周或每 3 个月一次？）。看似罕见的窦房传导阻滞或窦性停搏患者可能会更频繁地出现间断性或持续性窦性心动过缓，从而导致频繁的非同步 VVI 起搏。由于 80% 的 SND 患者具有逆行性室房传导，许多（30%）患者会出现起搏器综合征，选择双腔起搏会产生更好的结果。

起搏器模式转换

如果房室结功能正常，许多 SND 患者会出现阵发性房颤导致心室率降低。在跟踪模式（DDD、DDDR）中，房颤时，心室在跟踪上限频率发生跟踪现象，导致心室高频率起搏。因此只要没有房室传导阻滞，可以将 SND 患者的起搏器程控为非跟踪起搏模式 [AAI（R）或 DDI（R）]。对于房室传导阻滞患者，DDD（R）应与自动模式一起程控切换到 DDI（R）模式，以

表 17-1　不同类型窦房结疾病患者的起搏模式编码

持续性窦性心动过缓

第一选择：DDDR, DDIR, AAIR
第二选择：DDD, DDI, AAI
禁忌：VDD, VVI, VVIR

间歇性窦房传导阻滞或窦性停搏（无持续性窦性心动过缓或病态窦房结综合征）

第一选择：DDD, DDI, AAI
第二选择：DDDR, DDIR, AAIR
禁忌：VDD, VVIR

室性快速性心律失常（无病态窦房结综合征）

第一选择：DDD 伴模式转换, DDI
第二选择：DDDR 伴模式转换, DDIR, AAIR
禁忌：VDD, VVI, VVIR, DDD 无模式转换

病态窦房结综合征

第一选择：DDDR, DDIR, AAIR
第二选择：DDD, DDI, AAI
禁忌：VDD, VVI, VVIR

SND 伴 PQ >300 毫秒，Ⅱ度或Ⅲ度房室阻滞，BBB（不伴有病态窦房结综合征）

第一选择：DDD
第二选择：DDDR, DDI, DDIR
禁忌：AAI, AAIR, VDD, VVI, VVIR

起搏器编码注释：

第 1 位：起搏的心腔。A 表示心房；V 表示心室；D 表示心房心室均可起搏
第 2 位：感知的心腔。A 表示心房；V 表示心室；D 表示心房心室均可感知；O 表示无感知
第 3 位：感知后的反应方式。T 表示感知后触发；I 表示感知后抑制；D 表示感知后触发抑制；O 表示无感知
第 4 位：R 表示有频率应答功能

防止快速跟踪房颤并在房颤消失后立即切换回跟踪模式。切换应针对 DDI（R），而不是 VVI（R）或 VDI（R），因为使房颤终止的装置标准的起搏模式应该是 DDI（R），而不是 VVI（R）。

不同模式转换算法检测房颤的方法也不同（例如，平均心房率、连续心房搏动、X / Y），伴快或慢反应[3]。通常，优选快速反应算法和便于房颤检测的设置。通过程控将心室后心房不应期（心室后心房空白期）延长（例如，150 ms）或是根据远场过度感知检测，可避免心房对心室信号的远场过度感知的发生。

应将房性快速性心律失常的检测频率设置为 170～180 次 / 分钟，因为空白期（房室延迟，心室后心房空白期）和间歇性感知不足可能导致感知的房颤心房率 < 200 次 / 分钟。

如果在心室后心房空白期中的 QRS 后每秒发生一次振荡电位（2 : 1 设置，空白期房扑功能设置），

则 220～250 次 / 分钟的心房扑动可能对模式转换造成问题。一些模式转换算法允许激活单独的心房扑动反应或空白期房扑搜索功能，应激活这些算法（表 17-2）。

表 17-2 与模式转换有关的程控参数

- ●模式转换：所有患者程控为 DDD(R) 起搏模式并激活
- ●算法激活发现不应期心房扑动（无延迟）
- ●房性快速性心律失常检出心率：170～180 次 / 分
- ●模式转换时的非跟踪模式：DDI(R)，非 VVI（R）/ VDI（R）
- ●心室后心房空白期：时间长（例如 150ms）以防止对心房中的心室远场信号的过度感知
- ●心房高敏感性（0.2～0.3 mV）以避免间歇性房颤过度感知不定伴反复转换（模式转换振幅）
- ●房颤期间的房室阻滞：与窦性心律不同的下限频率（如 AF 时的 70 次 / 分，和窦性心律时的 60 次 / 分）
- ●激活存储的双极心房心电图用于模式转换或房性快速性心律失常检测

下限频率程控设置

下限频率程控设置与 SND 的类型、患者症状和心房导线位置有关（表 17-3）。应避免自主性窦性心律和心房起搏之间的竞争，因为来自不同心房部位的交替激发可能导致心律失常。如果窦性心动过缓是有症状的，那么设定的下限频率应该比自主性窦律要慢或是要快。

运动不耐受，疲劳等症状通常由永久性窦性心动过缓和病态窦房结综合征引起[1]。为了缓解这些症状，下限频率应设置为 60 次 / 分钟。相反，晕厥是由非收缩性停搏引起的。在静息窦性心

表 17-3 不同情况下下限频率程控设置

情况	下限频率程控设置
疲劳，休息时头晕，静息心率 <55 次 / 分钟	60 次 / 分钟
晕厥，通常在静止时无症状，静息心率 >55 次 / 分钟	50 次 / 分钟（或 60 次 / 分钟伴窦性传导阻滞）
运动不耐受，静息心率 <55 次 / 分钟，最大运动量时窦性心律 <100 次 / 分钟	60 次 / 分钟，速率反应
阵发性房颤，窦性心律 <55 次 / 分钟	60~70 次 / 分钟
持续性窦性心动过缓 <55 次 / 分钟	60 次 / 分钟，速率反应
间歇性窦房传导阻滞或窦性停搏	50 次 / 分钟
慢快型伴窦性心动过缓 <55 次 / 分钟	60~70 次 / 分钟
病态窦房结综合征，静息心率 >55 次 / 分钟	50 次 / 分钟，速率反应
病态窦房结综合征，静息心率 <55 次 / 分钟	60 次 / 分钟，速率反应
房性起搏导致 PQ 延长至 >250 毫秒	50 次 / 分钟
房性起搏不导致 PQ 延长	60 次 / 分钟
（有症状的）房室交界区心率为 50~60 次 / 分钟	超速（70 次 / 分钟，心房超速算法）

律正常但间歇性窦性停搏的患者中，可能优先保持自主性窦性心律并且下限频率程控设置为 50 次 / 分钟或激活滞后功能（起搏频率为 60 次 / 分钟，滞后频率为 50 次 / 分钟）。

在一些患有室性快速性心律失常的 SND 的患者中，房颤可能与心动过缓或心率降低（迷走神经诱发的房颤）相关，在这些患者中，设置下限频率 ≥ 70 次 / 分钟可以预防房颤复发。

设置下限频率时应考虑心房起搏是否延长 PQ，是否增加不必要的右心室起搏百分比。如果患者能够耐受这种情况并且心房起搏导致 PQ 延长 >270ms 或右心室起搏，则可以将起搏下限频率设置得相当

低（50 ~ 60 次 / 分钟）。如果心房起搏导致延长 PQ 和心房起搏的副作用（房室传导失同步，强迫不必要的右心室起搏导致心室失同步），可以将起搏下限频率设置在 60 ~ 70 次 / 分钟。

上限感知器频率和传感器程控设置

随机临床试验的数据显示频率适应性起搏未带来益处。因此，频率适应性起搏应限于具有严重病态窦房结综合征的患者。

患有 SND 的患者应进行运动试验，或者如果不能进行跑步机运动和自行车运动，则应在正常活动期间进行 24 小时心电图动态监测或远程监护。当达到无氧阈值，因呼吸困难或劳累而停止活动时心率值低于 100 次 / 分钟的患者，或尽管正常进行体育锻炼但在 24 小时心率值低于 100 次 / 分钟的患者很可能患有严重的同步性病态窦房结综合征，可通过起搏器改善。

对于大多数年龄 > 65 岁的患者，传感器频率上限为 110 次 / 分钟，原因有三：

1）大多数患者认为"过速起搏"（即以比需要的更快的速度起搏）比"低速起搏"（即以比最佳代谢需求更慢的速度起搏）更不舒服；

2）以 110~120 次 / 分钟的速度起搏可能导致冠心病患者发生心绞痛；

3）以 110~120 次 / 分钟的速度起搏会使心力衰竭患者的血流动力学恶化。

在没有研究数据的情况下，必须对与传感器功能相关的参数进行个性化设置（表 17-4）。触发传感器使起搏频率增加的活动阈值进行个性化设置，对于体力活动较少的患者，对快速活动检测和频率增加的要求较高。日常生活中的大多数快速活动都很短暂，因此传感器应该快速反应。应该让频率缓慢下降到频率下限值，避免心率变化过快，程控设置支持无氧运动后的心率变化。

一些装置有身体活动交叉检查程控设置，如果存在该选项，则在"日常生活活动"（ADL；例如，85~95 次 / 分钟）期间适度地增加心率。在达到活动阈值，只有在确认活动时，装置才允许进一步的频率增加到上限感知器频率。应激活这些算法以避

表 17-4　与频率适应性起搏相关的参数设置

● 激活频率适应性起搏：无氧阈值的心率 90~100 次 / 分钟 或最大运动时（运动试验，24 小时动态心电图）≤ 100 次 / 分钟

● 传感器频率上限值：活动较少的患者、冠状动脉疾病患者和心力衰竭患者 110 次 / 分钟

● 传感器激活阈值：取决于传感器和算法；通常分为低、低到中等和中等（例如对于身材纤瘦的患者，某些传感器的激活值较高）

● 传感器激活速度：快

● 传感器速率增加：在身体素质较差的患者中应较快，在身体素质较好的患者中应较慢

● 传感器速率减慢：缓慢

● 日常生活活动：85（~95）次 / 分钟，交叉检查短

● 混合传感器：检测性身体活动 2 分钟后

免不适当的快速起搏频率。然而，缓慢的交叉检查会降低频率适应性起搏的益处，因为在算法进一步增加频率直至高于 ADL 心率时，患者可能会疲惫不堪。

一些双传感器装置有混合传感器（例如 Boston-Scientific）。通过运动测试，频率适应性起搏可达到最优化水平，患者执行的 2 分钟活动协议（例如，走廊缓慢行走 30 秒，爬楼梯 30 秒，下楼梯 30 秒，快速行走通过走廊回到装置检查室 30 秒）。在这 2 分钟时间内的心率可以通过不同的传感器设置进行储存、交叉评估和虚拟修改，直到传感器响应最佳。

上限跟踪频率

在房室传导正常的 SND 患者中，上限跟踪频率是没有意义的。但是，如果程控设置了跟踪模式 [DDD，DDD（R）]，大多数患者的上限跟踪频率应该限制在 110 次 / 分钟：

1）在跟踪频率上限值处发生阵发性房颤快速跟踪后，装置检测到心律失常，启动模式转换。如果模式转换失败（算法未激活，房颤感知显著不足），则可能发生持续的快速跟踪。

2）由于每次交替扑动电位 2:1 锁定，可能无法检测到心房扑动，如果上限跟踪频率 ≥ 120 次 / 分钟，心房率为 240 ~ 250 次 / 分钟的典型心房扑动者只能以 2:1 的比例跳出。上限跟踪频率为 110 次 / 分钟，发生文氏传导阻滞，心房扑动不再与空白期时间相关，2:1 可以被检测到。

3）在患有冠状动脉疾病和心力衰竭的患者中，心房跟踪率 >110 次 / 分钟可能会导致心绞痛、缺血和心力衰竭恶化。

房室延迟: 感知与起搏

在固有 P 波（感知房室延迟）或心房起搏（起搏房室延迟）之后对房室延迟进行程控设置，与固有房室传导和心房导线位置，后者确定起搏房室传导。在 SND 和窄 QRS 波患者中应避免不必要的右心室起搏。尽管如此，长的 I 度房室传导阻滞可缩短舒张期充盈时间，并可导致二尖瓣关闭不全和心力衰竭。因此，决定应优化自主房室传导还是使房室时间正常化可能是困难的。在大多数患者中，PQ>270 ms 的自主传导似乎比最佳房室延迟的右心室起搏更差[4]。

应检查感知（自发 P 波，自发 QRS 复合体）和心房起搏（略高于窦性心律）时的自主房室传导功能。如果两者都低于 250（~300）ms，则感知和起搏房室延迟可程控设置为 300 ms（表 17–5）。避免了不必要的右心室起搏（具有完全夺获、融合或伪融合），即使 PQ 时间有间歇延长。

表 17–5 房室延迟程控设置的不同步骤

1）心房感知后自发性房室传导的测量（心房感知的装置标记，用于心室感知的装置标记）

2）心房起搏后自发性房室传导的测量（心房起搏的装置标记，用于室间感知的装置标记）

3）两者 250（~300）ms：程控设置房室延迟（感知和起搏）到 300 ms

4）心房感知 250（~300）ms 但心房起搏 >250（~300）ms 后的房室传导：考虑重新程控设置调低频率下限（例如，50 次 / 分钟），或将感知到的空间房室延迟编程为更短的优化值（超声心动图、心电图）

5）心房起搏后房室传导 <250（~300）ms 但房间感知 >250（~300）ms（在房间隔起搏中发现）：考虑重新程控设置调高频率下限（例如，70 次 / 分钟），频率适应性模式，或激活 atrialoverdrive 算法。考虑重新编程为 DDIR（没有检测到房室延迟）

6）心房感知和起搏后的房室传导 >250（~300）ms：设置感知和起搏房室延迟到更短的优化值（超声心动图，心电图）

7）改变房室传导，PQ>250 ms，与 PQ<250 ms 交替：激活房室滞后功能（例如 100 ms），以及更短的设置（例如起搏房室延迟 200 ms，感知房室延迟 150 ms）

8）如果设置感知和起搏的房室延迟的长值：检查记忆功能：①心室起搏 <1%；②无限循环心动过速（计数器中不准确的"心动过速"）；③发生重复的非折返性室房同步（通常不恰当地存储为心房高心率）

　　如果仅感知房室传导超过 250～300 ms 但起搏房室传导没有（例如在房间隔起搏中；图 17-1），心房起搏频率可以被设置为心房主导型起搏（70 次 / 分钟，速率响应，心房超速）。否则，如果没有血流动力学的影响，通常不能避免心室起搏，并且激动和起搏的房室延迟应该被设置为更短的优化值。

　　如果仅起搏房室传导超过 250～300 ms（心房导线位于心房外侧壁或右心耳；图 17-2），起搏房室延迟应设置为 <270 ms，下限频率设置为 50 次 / 分钟，以及起搏模式设置为 DDI（R）。

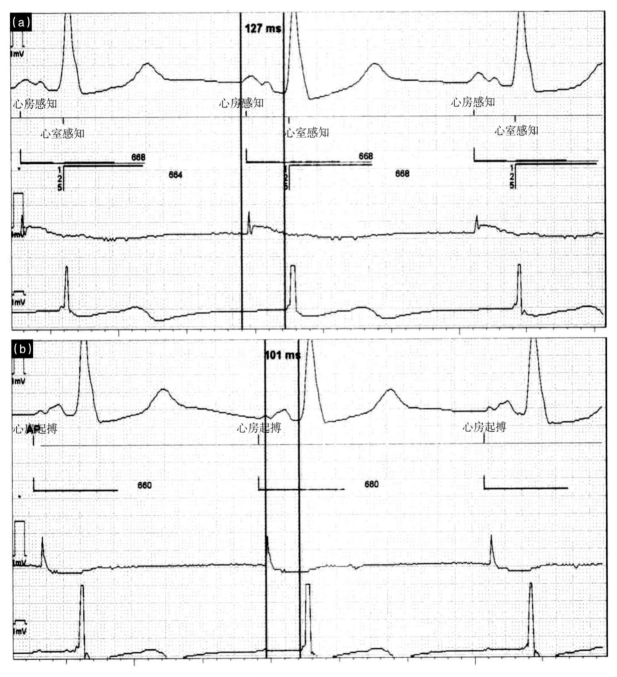

图 17-1　从房间隔起搏期间的房室传导比心房传感期间短

　　注：（a）在内在窦性节律期间，PQ 间期为 127 ms，双峰 P 波表示心房传导延迟。纸速 100mm / 秒；（b）在心房起搏期间，PQ 间期减少到 101 ms，P 波不再是双峰但更窄，纸速 100 mm / 秒。

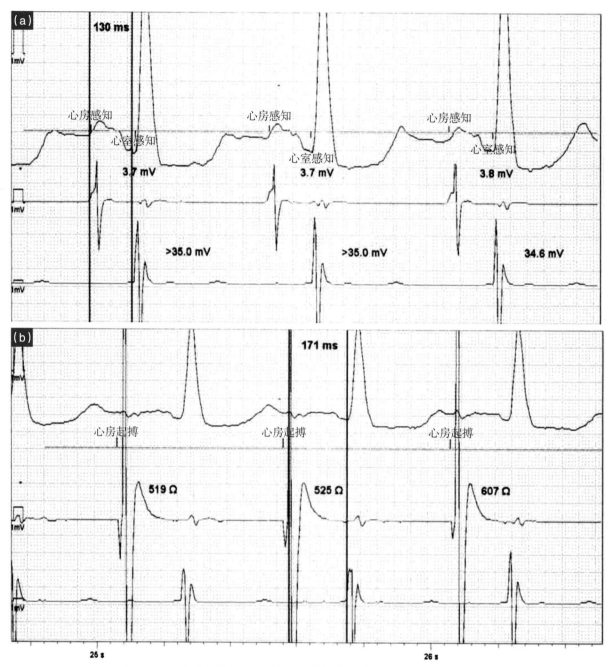

图 17-2　右心耳起搏期间的房室传导比心房感知期间的时间更长

注：(a) 在自主窦性心律，PQ 时间为 130ms，P 波为双峰值，纸速 100mm/ 秒；(b) 在心房起搏期间，PQ 时间增加到 171ms，P 波宽而平，纸速 100mm/ 秒。

如果心房感知和起搏房室传导超过 250 ~ 300 ms，房室延迟应设置为更低的数据，以优化心房感知和心房起搏的血流动力学。房室延迟优化的简单方法是查看 P 波末端和 R 波头端之间的间隔。理想的间隔是 100 ms[5]，如果 300 ms 的顺序起搏中房室间隔 220 ms，则该间隔为 220-100 = 120 ms，这个时间间隔太长，起搏的房室延迟应缩短为 300-120 = 180 ms（图 17-3）[5]。

起搏房室延迟开始在 P 波开始之前发生的心房尖峰，而感知房室延迟在心房导线感知到活动时开始，该活动（取决于植入部位）可以在 P 波内延迟。因此，从血流动力学来讲，心室起搏的最佳时间需要比感知到房室延迟要长，特别是心房导线放置在外侧游离壁或右心耳时，可导致平坦的长 P 波，并且内在 PQ 时间显著延长。相比之下，从房间隔起搏（起搏较高的位置接近巴赫曼束或起搏较低的位置卵圆孔或冠状窦口附近），在心房起搏期间产生的 P 波和固有房室传导时间短于感知。在这些情况下，起搏房室延迟可以被设置为与激动房室延迟相同（起搏房室延迟不能短于大多数装置感知到房室延迟）。因此，心房导线的房间隔放置位置对于患有 SND 的患者很重要，可防止不必要的右心室起搏和 I 度房室传导阻滞。

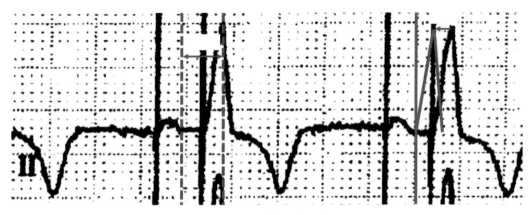

图 17-3　通过心电图优化房室延迟

注：在这个例子中，起搏 P 波非常窄，在 P 波之后有一个相当长的 PQ 段，接着是心室起搏，起搏房室延迟设定为 200 ms。P 波结束与 R 波峰值之间的间隔为 160 ms（左），但应为 100 ms（短 60 ms）。因此，起搏的房室延迟应减少 60~140 ms（右）

设置长房室延迟（≥ 250 ms）与几个问题有关。首先，房室延迟可以完全为空白期，使房颤检测恶化，并且可以使每秒心房扑动波与 R 波同步，从而导致 2∶1 的锁定。其次，如果房室传导失败（迷走神经传导阻滞窦性心律，传导阻滞的房性早搏），心室起搏可能发生在长的非生理性房室间期，引发无限循环性心动过速（ELT），并通过房室结逆行传导。第三，室性早搏引起逆行性室房（室房）传导的可以继发于无效的心房起搏，因为发生在逆行 P 波后的心肌心房不应期。无效的心房起搏后长房室延迟会导致心室起搏，可导致再次发生逆行室房传导并导致重复的非折返性室房同步（RNRVAS）。

长房室延迟导致的心室起搏可导致心悸、呼吸困难和胸部不适等症状，并使血流动力学功能恶化。因此，首选的方法是程控设置更多生理性房室延迟（例如起搏房室延迟 200 ms，感知房室延迟 150 ms）及自动算法通过间歇地延长房室延迟（例如一个周期 100 ms）来搜索内在房室传导，或者采用提供 AAI（R）起搏模式的算法，以及如果发生显著房室阻滞时，可转换到 DDD（R）的算法。

如果设置了长房室延迟，则应在每次随访时检查装置记忆，以验证此设置允许 AAI（R）起搏而无心室起搏。心房感知后的心室起搏（标记"AS-VP"）和心房起搏（标记"AP-VP"）不应超过 1%。否则，如果设置为 < 250 ms，则可以增加心房起搏或感知房室延迟，或者使用房室迟滞功能或自动 AAI（R）↔DDD（R）转换功能降低更多的生理值。持续性的心动过速和 RNRVAS 的发生应通过查看具体的装置记忆功能来检查（包括存储的电子图），以响应检测到的心房率（表 17-5）。

频率适应性房室延迟

诸如"动态性"或"频率适应性"房室延迟之类的算法缩短了房室延迟，可能导致 SND 中不必要的右心室起搏，因此应该避免，名义上在某些装置"开启"了该设置，应该将其关闭。

在患有双结疾病的患者中，可以激活房室延迟的频率适应性缩短，将频率下限和上限之间的房室时间的缩短限制为 30～50 ms。在房室传导阻滞患者中使用频率适应性延迟以促进 1:1 的高心房率传导。然而，在 SND 中，高心房率通常来自房性快速性心律失常，心脏起搏器不应追踪。

房室传导阻滞算法

通过设置大多数患有 SND 的患者固有房室传导最高达 250~300 ms，同时更短，当房室传导发生阻滞（自发或药物诱导）时应该应用更多的生理性房室延迟。因此，建议使用房室滞后功能（表 17-6），只要检测到固有房室传导，就应延长房室延迟，但是如果固有传导缺失则自动缩短延迟。在可设置间隔（例如每 32 个周期，每分钟）之后，算法再次自动延长房室延迟以寻求固有房室传导的恢复。根据经验，具有正常房室传导且仅间歇性 PQ 延长或房室传导阻滞的患者可被设置为感知房室延迟 150 ms，起搏房室延迟 200 ms，并且在自动搜索时在房室传导期间延长 100 ms（即心房起搏后房室延迟 300 ms，心房感知后房室延迟 250 ms）。

表 17-6 一些现代心脏起搏器中程控设置房室延迟和房室滞后功能的示例

百多力 Effecta DR	起搏 AV 延迟：200 ms 感知 AV 延迟：150 ms 动态 AV 延迟：关闭 AV 延迟阻滞：中度 AV 重复阻滞：3 个周期
波士顿科学 Insignia DR 1290/1291	起搏 AV 延迟：200 ms 感知 AV 抵消：-50 ms 动态 AV 延迟：关闭 AV 延迟增加：50% AV 搜索间期：32 次
美敦力 Sensia SEDR01	起搏 AV 延迟：200 ms 感知 AV 延迟：150 ms 速率自适应 AV 延迟：关闭 搜索 AV+：开 最大增加至 AV：100 ms
圣犹达医疗器械公司 Endurity DR	起搏 AV 延迟：200 ms 感知 AV 延迟：150 ms 频率适应性 AV 延迟：关闭 心室自身优先（VIP）：开，100 ms 传导搜索循环数：3

一些算法允许渐进的房室延迟延长，只要没有观察到内在传导或寻找，房室延迟超过一个周期的内在传导。如果右心室导线检测到心室感知后期（QRS 波群的降支）或者房室传导在一个以上的周期后缓慢恢复，这将非常有用。

自动 AAI（R）↔DDD（R）转换算法

将起搏器程控设置为 AAI（R）是避免心室起搏、持续性的心动过速等最安全的方法。然而，在一项大型随机试验[2]中证明，SND 患者采用 AAI（R）起搏模式效果不佳。房室传导阻滞的患者使用具有心室监测且可转换到 DDD（R）起搏模式的 AAI（R）起搏器是防止不必要的心室起搏和同时长房室延迟起搏的最佳方法。这些算法描述为 AAI（R）↔DDD（R），不跟踪单个阻滞的 P 波。

如果 4 个心房事件中的 2 个（感知或起搏）不是自身传导的，则美敦力的 MVP 算法从 AAI（R）切换到 DDD（R）。该算法不应该用于具有长的 I 度房室传导阻滞患者，因为只要在每个 P 波之后有一个 QRS 波群，即使 PQ 间期超过 400 ms，该算法也不会切换到 DDD。

索林（意大利米兰医疗器械公司）的 Reply DR 起搏器的 SafeR. 模式具有 AAI（R）↔DDD（R）起搏模式转换功能，可以与正常的感知和起搏的房室延迟一起激活（例如 155 ms 和 210 ms；表 17-7）。起搏器转换到 DDD（R）起搏模式有四种情况，一是连续 6 个周期自身房室间期超过程控值（静息时 300 ms，运动时 200 ms）（I 度房室传导阻滞）；二是 12 次心房事件中有 3 次没有发生自身传导（II 度房室传导阻滞）；三是连续 2 次心房事件（起搏或感知），没有发生传导（III 度房室传导阻滞）；四是在一个程控间期（通常是 3 秒）内心室没有跳动。在感知 12 个连续的自发性心室事件后，每 100 个起搏的心室周期，至少每天一次，该装置切换回 AAI（R）模式。

心房灵敏度与房颤检测

曾患过房颤的 SND 患者再次发生房颤，或发生未检测到房颤的风险较高。因此，心房感知程控设置时应提高灵敏度，以优化房颤检测。独立于感知 P 波幅度，设置为 0.2 ~ 0.3mV 的双极心房灵敏度有利于可靠地检测房颤，即使信号间歇性非常小。为避免心房中心室信号的远场过度感知，心室后心房空白期的程控设置至少为

表 17-7 包含 MVP 或 SafeR 算法用于 AAI（R）↔DDD（R）转换的程控起搏器示例

美敦力适配器 ADDR01	起搏 AV 延迟：200 ms 感知 AV 延迟：150 ms 频率适应性 AV 延迟：关闭 MVP：开
意大利索林 Reply DR	起搏模式：SafeR (AAI↔DDD) or SafeR - R (AAIR↔DDDR) 感知 AV 延迟：155 ms 感知 / 起搏 AV 延迟抵消：65 ms 运动 AV 延迟：(125 -) 155 ms

100 ~ 150 ms，应该避免尝试将心房灵敏度降低到 0.5 ~ 0.75mV，因为在此设置下无法可靠地检测到房颤，心动周期的一部分在心脏起搏器进入空白期（心室后心房空白期，大部分房室延迟）并且不能用于房颤检测，因此，房颤检测频率应程控设置为 170 ~ 180 次 / 分钟。

心动过速干扰，频发室性早搏反应

大多数 SND 患者通常都会有逆行室房传导，会给持续性的心动过速和 RNRVAS 带来风险，特别是如果程控设置了长房室延迟。应该激活对心室早搏（PVC 反应）的算法并设置为"心房起搏"：在频发室性早搏之后，延长心室后心房不应期（PVARP），之后发生房室顺序起搏以防止持续性的心动过速。同样，应激活"心动过速（双腔起搏器主动持续参与引起的心动过速）干预"，停止跟踪怀疑持续性的心动过速的高窦性心律。

非竞争性心房起搏（NCAP）

一些装置提供特定的算法，以防止在心房难治性事件后的短时间内发生心房起搏（例如美敦力公司生产的起搏器具有 NCAP 起搏模式），这些应该被激活以防止 RNRVAS，特别是如果程控设置了长房室延迟。

心房预防性起搏

通过防止心率降低到低于 60 次 / 分钟的起搏可以预防一些 SND 患者发生房颤。在迷走神经诱导的阵发性房颤中，可通过程控设置，将运动后频率适应性起搏下限频率设置为 70 次 / 分钟同时设置低频率延迟，这样可减少房颤复发。一些装置提供心房超速算法，将心房起搏频率调整到略高于窦律至维持连续心房起搏［例如，美敦力公司生产的心房优先起搏（APL）型起搏器，圣犹达公司生产的房颤抑制型起搏器］或增加心律失常后的起搏频率（美敦力公司生产的模式反转后心房超速起搏（PMOP）型起搏器，索林公司生产的 PAC 加速型起搏器），心房预防起搏期间的上限起搏频率应限制在 100~110 次 / 分钟，心房起搏如果从右心房间隔开始提供更多的抗心律失常特性（最好左右心房同步，无房室传导延长，无强制右心室起搏）。右心耳或右心房外侧游离壁处起搏，会使心房不应期延长，房室传导延迟，诱导不必要的右心室起搏，最终会使心律失常的风险增加。

可通过检测起搏器记忆功能来判断是否容易发生心律失常。每次随访时评估心室起搏的比例、平均心房率和房颤负担。

记忆功能

激活和分析起搏器记忆功能对优化双腔起搏器程控至关重要。应检查以下参数（表 17-8）：心房率和心室率（特别是最大跟踪率下的心室起搏）、感知器指示频率、心房和心室起搏百分比、房室延迟直方图、房颤时间（房颤负荷）、房颤发作次数、最长的房颤事件、房颤检测的存储心房心电图。

表 17-8　SND 患者应检查的起搏器记忆功能

参数	内存数据	检查内容
心房率	计数器，直方图	1）高平均率？ 2）心房感知频率 >170 次 / 分钟（房颤？） 3）高心房起搏（感知器、预防性起搏算法？）
心室率	计数器，直方图	1）高平均率？ 2）在上限跟踪频率发生心室起搏？ 3）心室感知高于上限跟踪频率（房颤＋房室传导？）？
传感器指示的速率	直方图	1）频率增加适当？
心房起搏 (%)	计数器	1）SND 进展？
心室起搏 (%)	计数器	1）<1%？

续表

参数	内存数据	检查内容
房室传导	计数器，直方图	1）心房感知 - 心室感知 %，心房起搏 - 心室感知 % 2）房室滞后功能 / 房室管理算法成功？
房性心动过速	计数器，直方图，储存心电图	1）在房颤中的累计时间（房颤负荷）？ 2）房颤的阵数 3）房颤发作持续时间（最长） 4）适当的检测？
心动过速	计数器，直方图，储存心电图	1）窦性心动过速还是真实的持续性的心动过速？

应在速率直方图中适当检查心房率，如果频率适应性起搏未激活或反应不足，心房率可能接近 60 次 / 分钟。频率适应性或预防性起搏可能过度反应，在高频率下产生高比例的心房起搏，心房率 >170 次 / 分钟表示频繁的房性早搏或房颤。通过查看房室直方图，心房感知后心室起搏（AS–VP）百分比和心房起搏后心室起搏（AP–VP）百分比来检查房室延迟程控情况，最终使其优化。应检查心房高频率检测时存储的心电图查看是否有心室远场过度感知或 RNRVAS。如果长时间（>48 小时）的高心房率是合适的，可能需要口服抗凝剂。检查持续性的心动过速时存储的心电图，查看是否窦性心动过速（表 17-9）。

表 17-9　通过检查起搏器记忆功能检测到的问题的反应

发现	解决方法
最大心房率 <90 次 / 分钟，大部分起搏频率接近较低的下限起搏频率	激活感知器或程控使其反应性增强
高心房起搏频率	减少感知器反应，降低上限感知器 / 预防起搏频率，抑制预防性起搏
心房感知后心室起搏比例大于 1%	1）延长感知室房延迟（高达 270~300 ms）/ 激活 AAI(R)↔DDD(R) 算法，或 2）设置感知房室延迟和房室滞后功能，来改善这种情况
心房起搏后心室起搏比例大于 1%	1）延长起搏房室延迟（高达 300 ms）/ 激活 AAI(R) ↔DDD(R) 算法 2）设置起搏房室延迟和房室滞后功能，来改善这种情况
房颤负担增加	1）考虑抗心律失常药物 2）上调心房起搏频率或预防性起搏（尤其如果从房间隔开始时） 3）考虑下调心房起搏频率 / 抑制预防性起搏（尤其如果从 RAA/ 外侧导线位置）
阵发性房颤 >48h 间期	考虑口服抗凝药物
心房内心室远场过度感知导致的检测不准确	延长心室后心房空白期（如达 150 ms）
RNRVAS 导致的不适当的房颤检测	1）可能的话转换为 AAI(R) ↔DDD(R) 起搏模式 2）可以的话激活 NCAP 或者相似的算法 3）减少传感反应和最大传感器速率（如达 90 次 / 分钟） 4）缩短起搏房室延迟，如果其他方法失败的话

续表

发现	解决方法
储存的 PMTs（优化：被心电图分析证实）	1）可以的话转换为 AAI(R) ↔ DDD(R) 模式 2）延长心室后心房不应期 3）激活频发室性早搏反应和心动过速干扰 4）缩短起搏房室延迟，如果其他方法失败的话
未检测到房扑	1）激活特异性房扑检测算法 2）下调上限跟踪频率使其 ≤ 100 次 / 分钟 3）缩短心室后心房空白期及感知房室延迟，如果其他方法失败
房颤（间歇性）未检测到	1）增加心房敏感性（如达到 0.1 ~ 0.2mV） 2）下调房性快速性心律失常检测频率（如达 160 次 / 分钟） 3）缩短心室后心房空白期及感知房室延迟，如果其他方法失败的话

参考文献

［1］Brignole M，Auricchio A，Baron - Esquivias G，et al. 2013 ESC Guidelines on cardiac pacing and cardiac resynchronization therapy. Eur Heart J 2013；34：2281–2329.

［2］Nielsen JC，Thomsen PE，Højberg S，et al. A comparison of single - lead atrial pacing with dual - chamber pacing in sick sinus syndrome. Eur Heart J 2011；32：686–696.

［3］Israel CW. Analysis of mode switching algorithms in dual chamber pacemakers. Pacing Clin Electrophysiol2002；25：380–393.

［4］Iliev II，Yamachika S，Muta K，et al. Preserving normal ventricular activation versus atrioventricular delay optimization during pacing：the role of intrinsic atrioventricular conduction and pacing rate. Pacing Clin Electrophysiol 2000；23：74–83.

［5］Koglek W，Kranig W，Kowalski M，et al. A simple method for determining the AV interval in dual chamber stimulation. Herzschr Elektrophys 2004；15(Suppl 1)：23–32.

18. 如何解释起搏器心电图

Giuseppe Bagliani [1], *Stefania Sacchi* [2, 3], *and Luigi Padeletti* [4]

1 Department of Cardiology and Arrhythmology，Foligno General Hospital，Perugia，Italy
2 Institute of Internal Medicine and Cardiology，University of Florence，Florence，Italy
3 International Centre for Circulatory Health，National Heart and Lung Institute，Imperial College，London，UK
4 IRCCS，MultiMedica，Sesto San Giovanni，Milan，Italy

人工刺激心脏是基于心脏能够对电脉冲做出反应，使起搏器（PM）所在的心腔发生去极化。在起搏器植入者中，心肌既可以通过自身的激发传导系统，也可以通过植入的起搏器激活。起搏器可检测到自身心律，当发现自身心率低于程控设置频率时，释放脉冲，刺激心脏[1]。

多年来，心脏植入式电子装置显著地从简单的可以挽救生命的起搏器发展到高度复杂的起搏系统，能够依照顺序刺激心房和心室的同时，允许生理刺激。几种技术算法已取得进展：

1）速率响应功能：在特殊传感器的调节下增加身体活动期间的心率；

2）速率平滑功能：当自发节律频率突然降低时逐渐降低起搏速度；

3）自动房室延迟功能：在生理上调节房室延迟；

了解植入式装置复杂的特性对于识别起搏器功能和避免错误诊断至关重要。在过去几年中，还开发了新型心脏装置，旨在使心力衰竭患者的左心室机械活动再同步。根据指南[2]，心电图是识别符合手术条件患者和验证系统功能正常的重要工具。

起搏器植入患者的正常心电图：基本原理的解释

心电图是研究起搏器功能的重要工具，其主要功能是感知和起搏（图 18-1）。

1）感知功能是起搏器检测心腔自身活动的能力，程控的感知水平较广，可排除外部噪音信号、危险故障来源。

2）起搏功能是起搏器传递电脉冲激活心腔的能力。在心电图中，人工刺激（尖峰）具有针状外观，由于其持续时间非常短且斜率高，通常可以从自身电活动中识别出来。

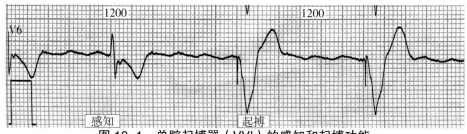

图 18-1 单腔起搏器（VVI）的感知和起搏功能

注：起搏器感知到自发性心室事件，在程控的一段时间后发出刺激（在这种情况下为1.2秒）。

单极和双极配置起搏

尖峰的形态主要取决于刺激的配置（图 18-2）。在存在单极配置的情况下，刺激存在于导线末端电极和金属发生器之间。在心电图记录中，会产生较大偏移。相反，在存在双极配置的情况下，在位于导线电端的两个电极之间提供刺激，导致心电图上的偏移大大减小。有时，心电图表面的双极尖峰的幅度非常低，需要将配置改变为单极以更好地显示出来。

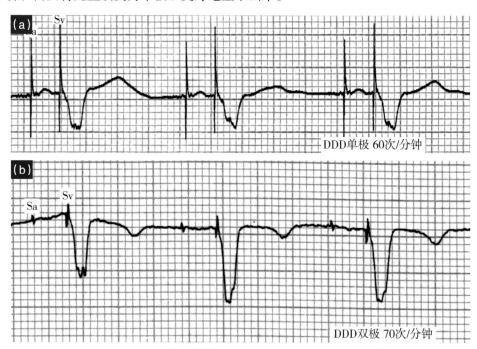

图 18-2 双腔起搏器（DDD）中的单极和双极刺激

注：（a）单极起搏配置：心房和心室起搏都很明显；（b）双极起搏配置：与单极配置相比，心房和心室起搏极低。

心房和心室起搏

心房起搏的导线通常放在右心耳。在这种情况下，心房起搏之后的心房去极化在体表心电图上几乎看不到。有心房起搏导线的替代位置（特别是房间隔），但使用频率较少。心室起搏引起的心室去极化通常在心电图上明显，其形态取决于刺激部位，一般右心室导线置于右心室尖部。在这种情况下，心室图的特征在于左心室内传导延迟形态，其心电轴方向从底部到顶部并向左侧（心电轴明显左偏；图 18-3）。

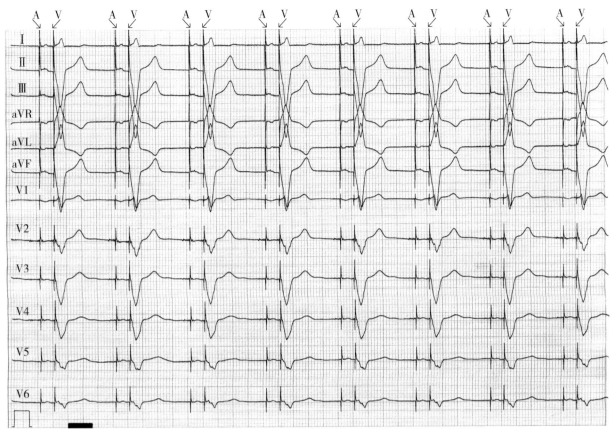

图 18-3　右心室心尖刺激：QRS 波形态

注：通过在心房和心室中定期连续刺激，可以看出心脏起搏器 DDD 存在。QRS 波起源于右心室心尖以左心室传导延迟的方式扩散到左心室心肌；因此 QRS 波形态类型是左束支传导阻滞。额面心电轴明显右偏。

融合与伪融合概念

融合现象是由自身和起搏器诱导的心室激活之间的竞争所致，从而在心电图表面上产生中间 QRS 形态学（图 18-4）。当存在非常延迟的脉冲时，不能使心肌的周围导线部分去极化也就无法使心腔的任何部分去极化，可以观察到伪融合现象。在这种情况下，尽管心室起搏，但 QRS 波形态类似体表心电图上自发的 QRS 波（图 18-5）。

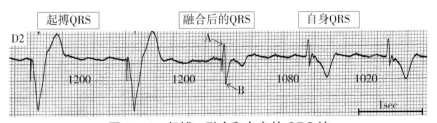

图 18-4　起搏、融合和自身的 QRS 波

注：基本节律是心房颤动，单腔起搏器（VVI）设定频率为 50 次 / 分钟（周期为 1200 ms）。前两个 QRS 是起搏 QRS（P QRS），有尖峰的存在，宽度为 180 ms，下导联为单相且波形态为负向。最后两个狭窄的 QRS 是自身 QRS，因为没有尖峰。第三个 QRS 是起搏 QRS 和自身 QRS 融合后形成的；持续时间仅略有增加（100 ms）。融合在心室复极水平也很明显：当 QRS 被刺激时 T 波是正向的，当是自身 QRS 时 T 波是负向的，而当 QRS 融合时 T 波表现为更小的负向波。

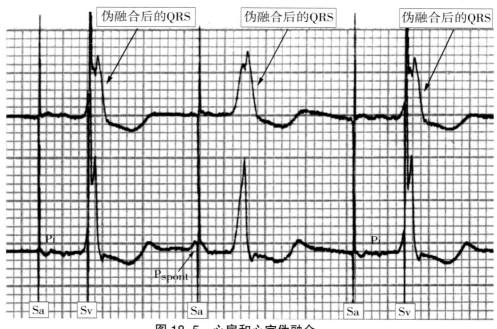

图 18-5　心房和心室伪融合

注：图中显示的是有双腔起搏器（DDD）参与的三个心动周期。心房起搏：起搏器在所有三个心动周期中均传递心房起搏，但仅在第一和第三个中诱发心房去极化；在第二心动周期中，自发性心房活动和尖峰实现心房伪融合。心室起搏：起搏器仅在第一和第三心动周期期间向心室发送刺激，而 QRS 波（心室伪融合）没有任何变化。

应始终识别心电图的融合和伪融合，以防止对起搏器功能异常的错误解释。

滞后功能

当自身节律和起搏节律之间存在竞争时，自身节律占优势，就会激活滞后功能。设置的起搏频率要低于程控低起搏频率（图 18-6）。滞后是程控起搏频率与导致起搏器激活的有效心率之间的差值。一般为 10 次 / 分钟、20 次 / 分钟和 30 次 / 分钟（大多数情况下为 10 次 / 分钟）。此功能可以应用于单腔和双腔起搏器。

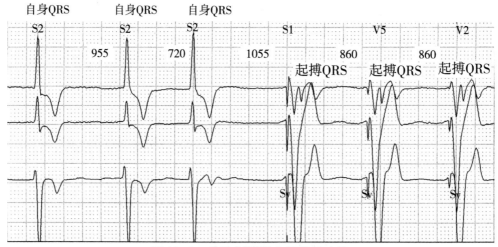

图 18-6　单腔起搏器中的滞后功能

注：心房颤动是基本节律，前三个是自身 QRS，而后三个是由起搏器在 860 ms 的心室周期诱导发出的 QRS，为起搏 QRS。起搏器在间隔（1055 毫秒）高于刺激间隔（860 ms）时介入，通过滞后功能选择自发节律。

应用磁力的反应

通过简单分析由放置在起搏器上的磁体切换引起的心电图变化，可以立即诊断起搏器起搏模式。在磁体的作用下，起搏器系统失去感知功能，并以最大振幅刺激非同步起搏模式（A00、V00、D00）。心电图分析可识别单极或双极刺激（图 18-7）。施加磁体引起的起搏心率被称为磁频率，是电池充电水平的标记，磁频率降低提示选择性替换，由外部磁体介导的非同步起搏模式也可以用于避免在需要电气装置的手术期间对起搏器的不适当刺激，由磁体引起的非同步刺激可能会导致危险的室性心律失常，因此，使用时需要采取适当的预防措施。

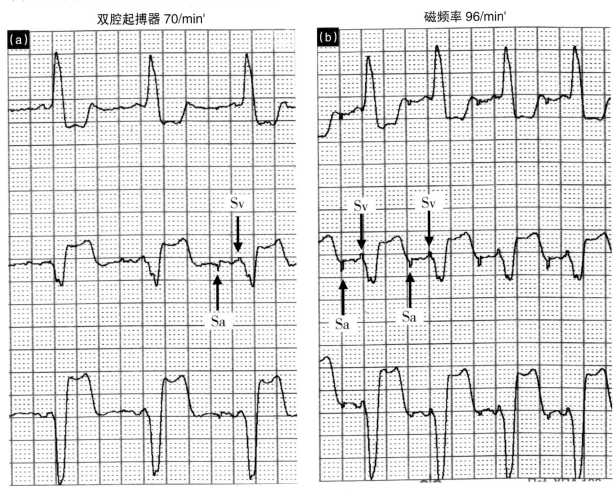

图 18-7 起搏器的磁频率

注：（a）以 70bpm 的频率进行人工心房和心室起搏；（b）在脉冲发生器上方施加磁力，起搏器会做出反应以 96bpm 的频率提供刺激。

NBG 代码对起搏器功能的分类（NASPE 和 BPEG Generic）

简单的代码分类有助于快速识别起搏器类型和起搏模式，该代码包括五个位置[3]，前三个代码位置（I、II、III）与抗心动过缓功能有关，第四个位置（IV）与程控模式有关，第五个代码位置（V）标识多位置起搏参数。

Ⅰ）起搏腔室：心房（A），心室（V），心房和心室（D），无（0）。

Ⅱ）感知腔室：心房（A），心室（V），心房和心室（D），无（0）。

Ⅲ）对感知事件的响应模式：在感知事件之后起搏器可以被抑制（I），或者在感知心房事件的情况下，触发机制（T）使心室起搏；字母 D（双腔）表示装置将通过抑制起搏器感知、跟踪感知事件或抑制感知通道上的输出并触发输出以维持房室同步来响应感知信号。

Ⅳ）程控模式：第四个位置标识可程控的特征。（0）表明起搏器没有可程控参数；（P）表明限于三个或更少的参数；（M）表示三个以上的程控参数；（R）将其分类为具有频率响应的功能，以根据患者的身体活动改变起搏频率。

Ⅴ）第五个位置用于标识多位置起搏是否都存在于心腔内（0），一个或两个心房内（A），一个或两个心室内（V），或者心房、心室内（D）。

起搏器程控模式

单腔起搏：AAI(R)，VVI(R)

在这些刺激模式中，仅有一个心腔起搏，分别是 AAI 和 VVI 模式下的右心房或右心室起搏。根据自身活动的结果，起搏器被抑制。刺激是从先前的自发或诱发事件起的预定间隔之后传递的。AAI 模式很少使用，VVI 模式仅限于与低心室反应相关的心房颤动病例。

双腔起搏器：DDD(R)

DDD 起搏模式能够重现正常心脏的生理事件，DDD 起搏器可检测心房和心室的自发节律。在没有自发活动的情况下，当心率低于预定频率时，DDD- 起搏器根据程控的频率间隔（LRI，下限间隔频率）顺序地调节心房和心室。房室延迟是心房和心室激动之间的间隔，可进行程控。心电图在 DDD（R）-起搏器接收者显示四种模式（图 18-8）：

1）当心房活动和向心室传导正常时，心房和心室起搏器通道均受到抑制。

2）如果窦性活动不足且房室传导阻滞，则心房和心室均受到刺激。

3）如果心房率低且房室传导正常，则右心房通过程控被刺激，而心室节律是自发（心电图）模式，与 AAI- 起搏器无差异。

4）当窦性心房激活被保留但房室传导改变时，在自发 P 波后，出现心室尖峰。

双腔起搏在心电图上的特殊表现

频率反应和自动房室间期

频率反应（RR）是刺激系统根据身体活动增加，使刺激频率增加的函数。起搏器具有检测身体活动（运动、肌肉震颤、氧饱和度、pH、呼吸速率、QT 间期持续时间）检测系统，能够增加起搏器的去极化频率直到最大程控值。还可以程控心率增加的斜率。随着刺激频率的增加，大多数发生器也可自动缩短房室间期。

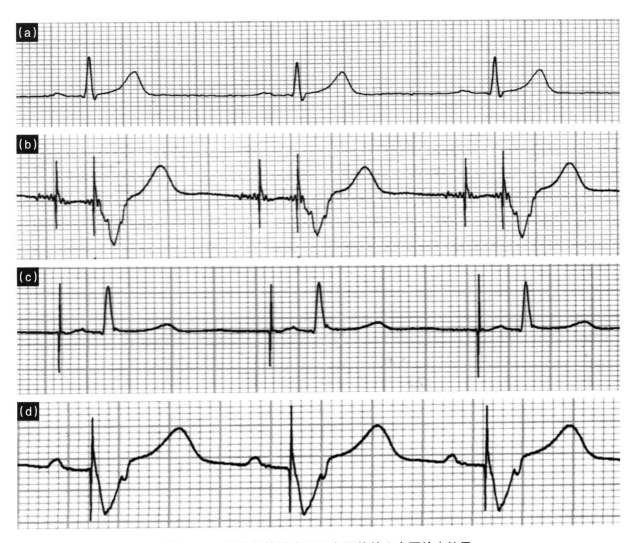

图 18-8　双腔起搏器（DDD）可能的心电图检查结果

注：（a）在正常心房电活动和正常房室传导的情况下，心房和心室通道都受到抑制，因此起搏器的任何刺激都是明显的；（b）在窦性活动不足和房室传导延迟的情况下，心房和心室都会受到刺激。因此，由程控设置的间隔分开的由两个刺激（分别为心房和心室）组成的经典心电图是明显的；（c）房内传导阻滞，同时 AV 传导得以保留：起搏器刺激心房但不刺激心室，心电图波形类似于 AAI 起搏器的波形；（d）心房率保持不变但 AV 受到损害，心脏起搏器触发心室，而心房是自身去极化。

空白期和心室安全起搏

尽管双腔起搏系统优于标准的单腔起搏系统，但存在许多问题，必须通过引入特定功能来避免。

双腔起搏器的主要问题之一是心室通道可以被心房去极化抑制。这是一种交叉感知的危险情况，会导致在没有自发性心律的患者中发生心脏停搏。交叉感知的概率也取决于心房去极化的振幅，因此更可能与心房单极起搏有关。为了避免交叉感知，在心室通道中存在空白期，其开始于心房去极化并且通常持续 15～50 ms。在空白期间，消除了对心室通道的感知（图 18-9）。在空白期之后，为了避免进一步抑制心室电活动，进一步引入期间，在此期间，起搏器通过心室安全起搏对任何感知事件做出反应。这种起搏模式通常被定义为"已提交"，特征在于房室间隔特别短（通常为 110 ms；图 18-10）。

高心室起搏频率的控制机制

房室触发器是典型的 DDD 起搏工作模式，是起搏器在自发性心房去极化后刺激心室的机制。在快速型房性心律失常中，在起搏器中引入了特定的功能以避免高心室率，主要机制是最大跟踪频率（MTR），其后实现文氏型房室阵列。心室起搏的传递逐渐延迟，直至心房活动，而心室内没有刺激物传递（图 18-11）。通过引入心室后心房不应期（PVARP）使得这种功能成为可能，心室后心房不应期是室内去极化后心房通道不应性的一个时期。在心室后心房不应期期间，起搏器无法感知心房活动。在房性心动过速的过程中，心房波在心室后心房不应期内部时，常不被察觉，因此不可能触发和维持持续性的心动过速。

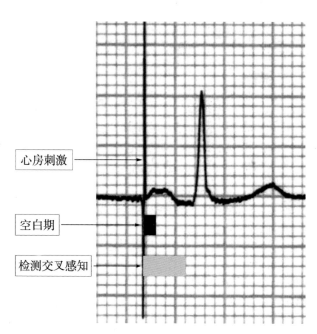

心房刺激

空白期

检测交叉感知

图 18-9　空白期和心室安全期

注：在心房起搏之后，会有一段空白期，在此期间内，心室被控制。随后的间隔是检测交叉感知的窗口期，其中每个感知事件之后都会进行心室安全起搏或"承诺"跟随。

当房性心动过速稳定在高频时，达到 2 : 1 房室阻滞点；可以通过将心房去极化定期交替进入心室后心房不应期来实现，MTR 和房室 2 : 1 阻滞点的值可以单独调整。

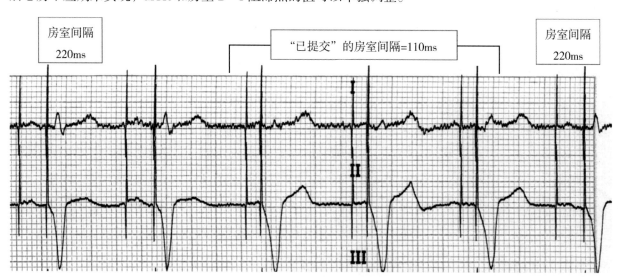

房室间隔 220ms

"已提交"的房室间隔=110ms

房室间隔 220ms

图 18-10　DDD 起搏器中的心室安全起搏

注：在前两个心动周期中，心房和心室都有刺激（房室间隔 220 ms）。接下来的三个心动周期中，发生心室安全起搏，特征是房室间隔为 110 ms。在最后一个心动周期中，房室间隔恢复到基线水平（220 ms）。

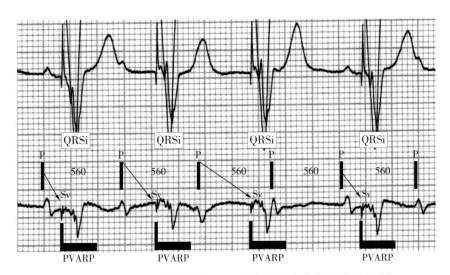

图 18-11　DDD 起搏器的 AV 减速传导（文氏型）的机制

注：房性心动过速（PP 间期 = 560 ms）以上限跟踪频率（RR = 720 ms）传导至心室。RR 间期不规则性（720–720–800 ms），最长的 RR 间期是由于第四个 P 波未传导至心室，因为它属于心室后心房不应期。下一个 P 波在节律上被感知到，因此以程控 AV 间隔触发心室。AV 区间表现出类似文氏型的趋势，在阻滞 P 波之前逐渐延长，之后缩短。

起搏器依赖性心律失常

起搏器介导的心律失常是指起搏系统参与心律失常的触发和 / 或维持。一般可将起搏器依赖型心律失常分为两个组，具体取决于刺激系统所起的作用：

（1）起搏器心房通道感知的房性快速性心律失常，并被动地传导至心室。在这种情况下，房性心律失常（心房扑动、房性心动过速或心房颤动）可能由起搏器的心房导线感知，并通过程控 MTR（图 18-12）传递到心室。在这种情况下，起搏器不是心律失常的电磁机制的一部分，而只能促进高心室率的发生。

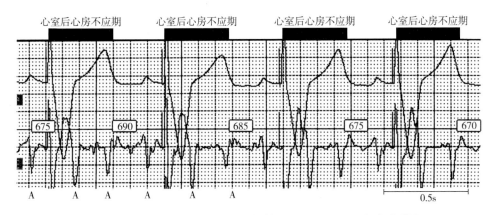

图 18-12　心房扑动触发 DDD 起搏器，以 3：1 进行房室传导

高心室率的抑制保护机制，心房记录（食管导线）显示由起搏器以 3：1 的比例传导至心室的心房扑动（间期 230 ms）。这种阻滞程度的发生机制是三个 F 波中有两个落在心室后心房不应期内。

（2）再入性心律失常中，起搏器是作为回路的组成部分。该心律失常也可称持续性心动过速或起搏器介导的心动过速（心动过速），刺激系统是电磁回路的必要部分。这些心律失常通常通过异位心房搏动（或将心室异位搏动逆行传导到心房）导致。如果起搏器的心房通道感知到这种过早的心房去极化，起搏器将会触发到心室，通过 nodo-Hisian 系统中的逆行传导到心房（图 18-13）。在持续性心动过速的这种回路机制中，起搏器、心房和心室是再入式电路的重要组成部分，房室比例为 1∶1。图 18-14 显示了一项持续性心动过速例子，其中通过双心房食管导线记录心房活动。起搏器具有

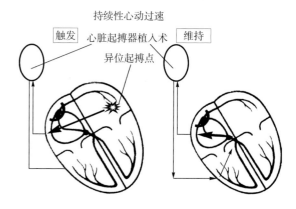

图 18-13　持续性心动过速：触发和维持

注：右图显示了再入式起搏器介导的心动过速的触发机制和随后的维持。触发器通常是心房异位搏动，由起搏器感知并触发到心室。通过房室结 – 希氏束系统的逆行传导，将刺激传导到心房，维持期是通过以起搏器为基础的机制进行。

自动系统，用于在固定心跳次数之后中断这种心律失常。为了防止持续性心动过速，许多起搏器具有在每次过早搏动后延长心室后心房不应期的能力。

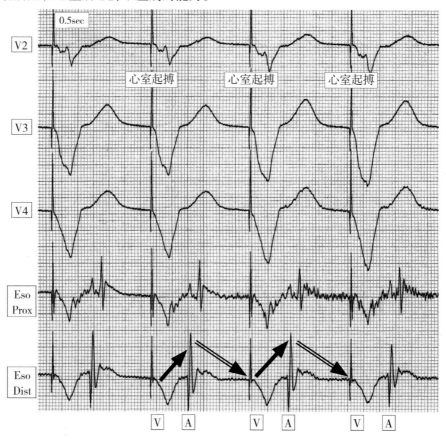

图 18-14　持续性心动过速：起搏器介导的折返性心动过速

在电磁机制识别中使用食管导线。由起搏器诱导的心室去极化通过房室传导系统（暗箭头）逆传导至心房。起搏器在心房通道内感知到心房去极化（A），随后心室去极化（双箭头）。

双室起搏的心电图特征

双室起搏的主要目的是使心肌多个部位同步化，使心肌晚期自发地去极化，恢复收缩功能。为了更好地理解双室起搏的心电图模式，应该记住，右心室起搏模式的特点是左心室内传导延迟状态伴心电轴明显左偏（图18-3）。关于左心室起搏心电图模式，左心室的刺激导致从左向右的激活，在 D_1 QRS 波基本上为负向。额面的心电轴右偏与 V_1 中的典型形态相关，伴正向 QRS 波初始成分（图18-15）。在双室起搏中，由于激活的两个额面（左心室和右心室）的融合，QRS 波持续时间小于单次的左室或右心室起搏（图18-16）。双室心电图模式的特征在于 D_1 中的初始 QRS 负向波（Q 波）和 V_1 中的正向波（R 波），两者均由左心室起搏产生。额面的 QRS 轴是左心室起搏轴和右心室起搏轴的中间形态。左心室起搏轴的方向是从底部向右侧，而右心室起搏轴的方向是从上向左侧。右心室和左心室通道的时间程控是完全独立的，可实现左右心室活动之间的宽范围的融合形态（图18-17）。图18-17（b）显示左心室的早期激活（Vs –30 ms）使 V_1 中的 D_1 波和 R 波中的 Q 波更加明显，为左心室激活的特殊迹象。相反，当左心室激活延迟时（图18-17d，Vs 30 ms），D_1 中的 Q 波和 V_1 中的 R 波逐渐减小，直到消失（图18-17e，Vs 60 ms），QRS 波形态与单独的右心室起搏相似。额面中的 QRS 轴方向：（1）当心室起搏同步（Vs 0 ms）时，向上和向右；（2）当预期左心室起搏时，向下和向右（Vs –30 ms）；（3）右心室起搏占优势时，向上和向左（Vs 30 ms）。

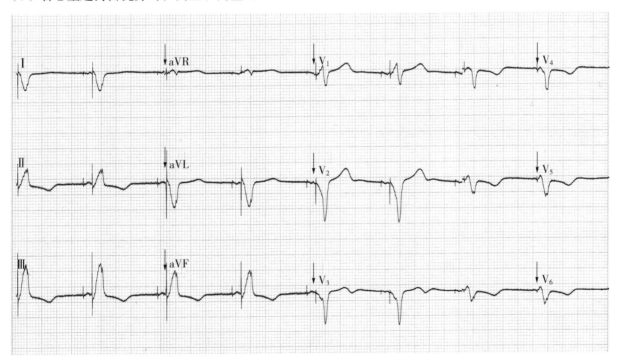

图 18-15　单独左心室起搏的心电图

注：该图指的是在左心室外壁进行心室起搏的心电图。这种模式刺激产生从左向右指向的刺激，左心室（D_1、aVL、V_5、V_6）QRS 基本为负向波，在 V_1 导线中为正向波。D_1 中的 Q 波和 V_1 中的 R 波表示来自左心室侧壁的刺激。

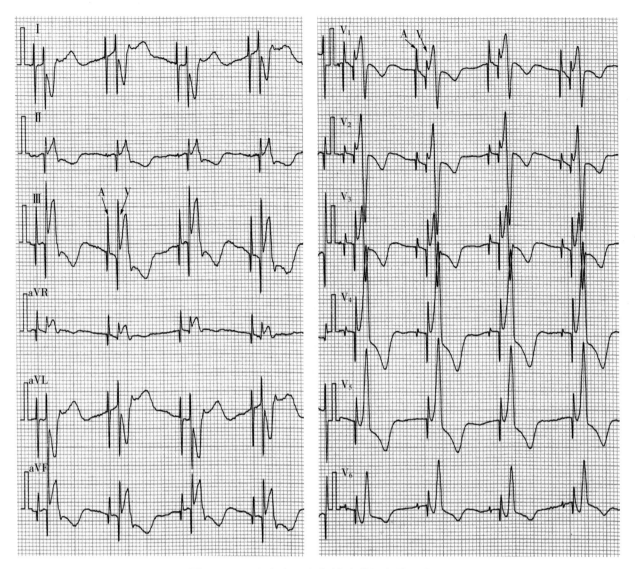

图 18-16　心房和双室起搏（单极）的心电图

注：心电图显示单极起搏，心房起搏之后是由双室起搏（第一代）系统提供的心室起搏。诱导的 QRS 是左心室和右心室去极化融合的结果，Q 波延伸 D_1 和导线 V_1 中的 R 波通常由左心室去极化产生。额面中的 QRS 轴介于从底部指向右的左心室起搏轴和从上指向左的右室起搏轴之间。

PM 故障

当感知和起搏功能各自或是均发生变化时，起搏器功能会出现异常[4]。

起搏功能障碍

起搏功能障碍通常表现为起搏器电脉冲不能使导线所在的心腔发生去极化，心电图显示存在尖峰，但之后没有去极化波。起搏功能障碍可能发生在心房（图 18-18）和心室（图 18-19）。插入部位的导线脱落、纤维化和电池漏电是导致起搏功能障碍的主要原因。

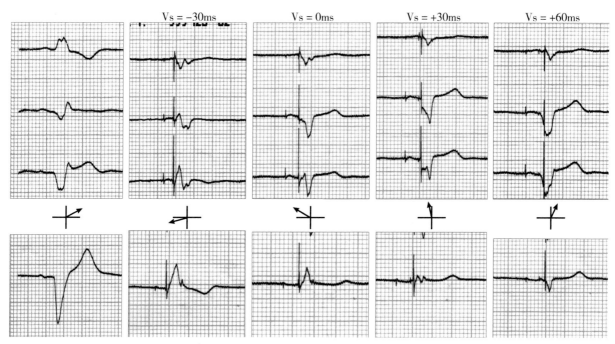

图 18-17　双室起搏时心电图上的 QRS V₁ 变化

注：QRS 的形态随着两个心室起搏的时间顺序而变化。上图显示了导联 D_1、D_2、D_3 和 V_1 中 QRS 波的形态变化及具有第二代双室起搏的额叶平面中的矢量方向。（a）在基本条件下，存在典型的左束支传导阻滞。QRS 波持续时间为 180 ms；（b）对起搏器进行程控设置，使左心室起搏比右心室起搏早 30 ms，因此表现为非常明显的左心室起搏的典型迹象（导联 D_1 中的 Q 波和导联 V_1 中的 R 波）。D3 显示通常与心电轴右偏相关的正向 QRS 波；（c）左心室和右心室起搏同时传递。QRS 波的形态与第一代双室起搏的形态相同，与（b）相比，减少左心室起搏的分量使 V_1 导联中的 R 波振幅和 D_1 导联中的 Q 波振幅下降。出于同样的原因，额面中的 QRS 轴向上移动，D3 中 QRS 波的形态非常明显地说明了这一点；（d）与右心室起搏相比，左心室起搏延迟 30 ms；V1 中的 R 波振幅和 D1 中的 Q 波振幅进一步下降。在 D3 中，额面的 QRS 轴发生左偏变为负向；（e）左心室起搏明显延迟（60 ms），整个心室去极化几乎完全由右心室起搏决定。QRS 形态类似于孤立的右心室起搏。

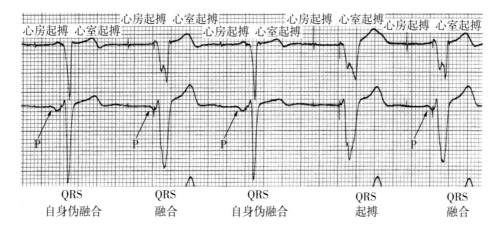

图 18-18　DDD 起搏器心房起搏受损

注：DDD 起搏器同时提供心房和心室起搏，均出现去极化尖峰。观察到心房的起搏功能受损，因为心房起搏后，未出现相应的心房去极化，所以偶尔会出现自发性 P 波。起搏器不断地使心室起搏，但是在第一和第三复合体中，自发心房活动似乎能够到达心室，产生正常形态的 QRS 波（伪融合）。

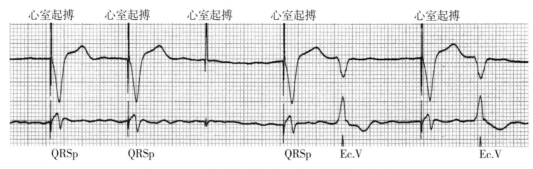

图 18-19　单腔起搏器中心室起搏的偶然损伤

注：心房颤动的基本节律与心室起搏的存在，第三次心室起搏之后没有适当的心室去极化，第四次心室起搏近似正常传导到心室，起搏器接下来感知到有心室异位搏动，起搏器在释放新的心室起搏之前处于等待状态。

感知功能障碍

感知功能改变是指起搏器无法感知到放置起搏器导线的腔室的自身去极化（感知不足），或者过度感知，导致起搏器起搏抑制。

感知不足的心电图的特征是尽管存在自发节律，但仍会出现尖峰。这种改变可出现在心房（图 18-20）和心室水平（图 18-21）。

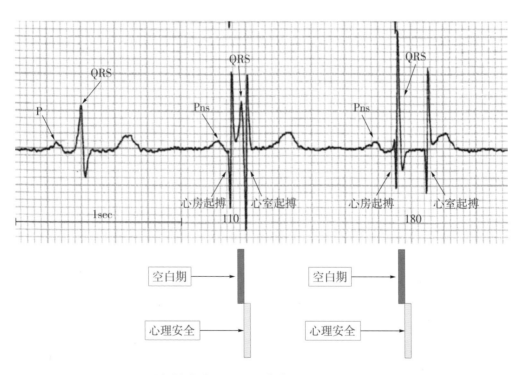

图 18-20　双腔起搏器（DDD）心房传导阻滞，空白期和心室安全期

注：图中显示了具有双腔起搏器患者中的三个心动周期阵列。在第一个心动周期中，起搏器感知到心房正常起搏（P-QRS）。在第二个心动周期中，由于心房感知的瞬时丢失，未感知到 P 波（Pns）并且进行了心房起搏；源自未感知的 P 波的下一个自发 QRS 落入"交叉感知检测窗口"内导致心室安全起搏；在这种"承诺"起搏中，通常房室间期持续 110 ms。而且，在第三个心动周期中，未感知到 P 波，因此进行了心房起搏。随后的自身 QRS 波落入空白期内，因此起搏器无法感知；在程控房室间期（180 ms）内给予了心室起搏。

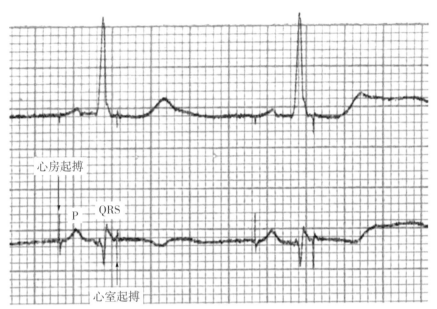

图 18-21　心室感知不足：双腔起搏器心室感知功能丧失，心室通道无法感知心室自发活动：在自身 QRS 后进行心室起搏

　　过度感知是指起搏器记录到心腔导线（肌肉震颤或其他）之外的电信号（图 18-22）。这是一种非常危险的现象，因为这种现象可引起起搏停止，可导致起搏器依赖患者的长时间心脏停搏。

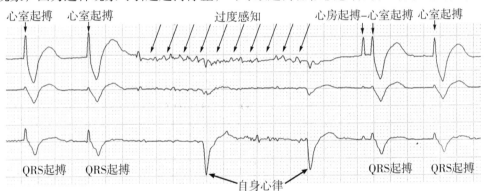

图 18-22　心室过度感知

注：DDD 心脏起搏器患者的动态心电图记录。心外电信号（箭头）能够抑制刺激的发出，存在逸搏心律。

参考文献

[1] Trohman RG，Kim MH，Pinski SL. Cardiac pacing : the state of the art. Lancet 2004；364：1701–1719.

[2] Vardas PE，Auricchio A，Blanc JJ，et al. Guidelines for cardiac pacing and cardiac resynchronization therapy. Europace 2007；9(10)：959–998.

[3] Bernstein AD，Daubert JC，Fletcher RD，et al. The revised NASPE/BPEG generic code for antibradycardia，adaptive - rate，and multisite pacing. PACE 2002；25：260–264.

[4] Maisel WH，Moynahan M，Zuckerman BD，et al. Pacemaker and ICD generator malfunctions : analysis of Food and Drug Administration annual reports. JAMA 2006；295(16)：1901–1906.

19. 如何进行起搏器故障排除

Brian Olshansky [1, 2] *and Nora Goldschlager* [3, 4]

1 University of Iowa, Iowa, USA
2 Mercy Hospital–North Iowa, Mason, Iowa, USA
3 San Francisco General Hospital, San Francisco, CA, USA
4 University of California, San Francisco, CA, USA

起搏可以为患者提供足够的心率，两个心室同时进行并且在某些情况下，可以为患者提供适当的激活顺序（在适当时间起搏，先是心房去极化，然后是两个心室同时进行的心室去极化）以优化心输出量，并满足患者的生理和代谢需求。当考虑心脏起搏器患者的实际情况、起搏器管理和起搏器故障排除的必要性之前，首先要知道患者的起搏目的及患者是否会依赖起搏器。

当涉及故障排除时，关键是要确定故障是什么，以及起搏器的型号和程控特征。常见的问题是不该起搏时，发生起搏；该起搏时，没有起搏。查询以评估心电图特征和标记通道的使用情况通常可以了解起搏和感知问题。

起搏器选择和程控特征

起搏模式有多种（表 19-1）。根据患者的临床情况，包括但不限于心律异常（适应证）、年龄、生活方式、合并症、心脏功能、服用药物和其他因素选择合适的起搏模式。起搏器可以是基于单腔、心房（AAI）或心室（VVI）、双腔（DDD）或三腔（心房和左右心室 – CRT），还可以是各种感知频率响应功能（例如运动、心室收缩性、体温和每分钟通气

表 19-1 常见起搏模式

腔内起搏	腔内感知	模式	反应速率
A	A	抑制——AAI	R
		非同步——AOO	
V	V, A	抑制——VVI	R
		激发——VAT（很少使用）	
		非同步——VOO	
D (A + V)	D (A + V)	抑制 / 追踪——DDD	R
		抑制，无 A 感知	
		起搏——VDD（很少使用）	
		A+V 起搏，无 A 感知或追踪——DVI	
		抑制——DDI	
		非同步——DOO	

量）以指导起搏频率增加或减少来满足代谢需求。

可程控起搏器参数（包括时间间隔）对于优化起搏器功能至关重要，不会引起不良的参数相互作用或临床问题，并且在特定情况下提供房室同步，心室同步或简单适当频率（表19-2）。有些参数通常不可程控，特殊可程控功能可能因装置而异（表19-3）。本章不会讨论时间参数相关的内容。

除了定时间隔和基本可程控参数之外，还应了解公认的标准感知和起搏特性。心房电信号（通常表示心房去极化）应超过1.0mV，右心室电信号通常代表心室去极化，一般超过5.0mV。右心室和右心房夺获阈值通常应<1.0V@0.5 ms（但左心室可能更高）。

在正常情况下，感知

表 19-2　基本程控参数

功能模式

下限频率（基本频率）

上限跟踪频率（基于心房）

下限感知频率（基于感知器）

心室后心房不应期

心室不应期

心房不应期

房室起搏间期

房室感知间期

房室动态间期

灵敏度

起搏输出（电压和脉冲宽度）

心室后心房空白期

心室空白期

心房后心房室空白期

表 19-3　特殊程控特征

房室搜索迟滞－延长房室间期搜索房室间期的自身房室传导＞程控间期

频率下降响应－如果自身心率突然放缓，则发生频率更高的程控起搏（起搏频率高于下限频率）

频率缓慢变化－当自身心率突然发生变化时，起搏器官做出响应，起搏频率会逐渐增高或下降

MVP－（心房模式 ↔ 双腔模式改变）－AAI起搏（除非有房室阻滞），然后将模式切换到双腔模式

滞后功能－逸搏间隔超过起搏间隔，自身心律出现

模式改变（"模式转换""心房发作反应"）－当发生特定的房性心动过速（通常是心房颤动）时，双腔模式自动转换为DDI或心室模式避免心室跟踪心房率

噪声响应－防止电噪声引起的不适当的抑制功能。通常这种模式是双腔模式或VOO

自动夺获－根据诱发电位的自动检测降低起搏输出

表 19-4　频率响应参数

频率适应性起搏

最大感知器频率

活动阈值

响应系数（给定活动的频率变化幅度）

响应时间（频率变化的时间间隔）

恢复时间（心率恢复到基线水平的时间间隔）

和起搏阈值保持不变，波动很小。尽管心内信号质量稳定，但心内信号的感知阈值程控设置为感知到的心电图振幅的3倍，起搏阈值程控设置为起搏电压的2倍或脉冲宽度的3倍，以确保一致的感知和起搏功能，由于心肌功能和解剖结构、药物、自主神经张力和电解质紊乱（特别是钾的波动）的变化，这些功能会随着时间的推移而发生变化。

最复杂的心脏起搏器是将导线放置于心房、心室内的起搏器，包括双腔和三腔起搏器，具有时序特征，包括使用各种感知器和程控参数做出频率响应（表19-4），感知和起搏房室间隔随心房驱动或感知器驱动率而变化，以模拟正常的房室传导生理学和上限频率（模式转换）时序特征，防止响应心房感知（跟踪）而发生不适当的快速心室起搏，不恰当的快速心室起搏情况包括心房颤动、心房扑动或房性心动过速。模式转换是一种算法，可以程控设置为"ON"以将双腔功能模式改为一个不会跟踪

单个电信号的起搏模式（DDI或更少见的是双腔或三腔系统中的VVI）。最后，不应期可自由程控设置，用于心房和心室感知和起搏事件，防止不适当和/或不必要的电信号感知（抑制应有的起搏），以及防止不适当的和不需要的起搏（例如在起搏器介导的心动过速中以上限频率进行跟踪，或在感应模拟快速心房率的远场信号时不适当地切换模式）。

重要的是要认识到，起搏系统（包括脉冲发生器和导线）的特殊功能会影响数据的分析。因此，在考虑起搏器故障解决之前，要了解以下内容：

1）起搏器的类型及功能；

2）起搏系统的制造商、型号、特征及复杂功能；

3）程控参数和特性（如频率下降响应、频率缓慢上升或下降、房室搜索滞后、AAI↔DDD模式转换功能、模式转换）；

4）特定的单极和/或双极导线相关问题，包括召回或警告；

5）可影响起搏器功能的特定干预措施，包括医疗和非医疗环境中的电磁干扰（EMI）（表19-5）。

除了需要了解有关起搏器和导线的制造商、型号外，还需要了解系统植入时可能遇到的具体问题（例如中心静脉闭塞和中心静脉畸形），起搏器植入的确切原因，之前的程控参数，以及装置和导线召回问题。

最好将个人（和之前的）程控参数记录和选择储存下来，并将选择特定参数、执行胸部X线、心电图记录、定时循环记录和任何跨电话监测数据记录保存下来。如果起搏系统的品牌和型号未知和/或没有记录，可以查找制造商保留的数据库。显然，通过查阅起搏系统可以获得正确管理特定患者所需的大部分信息，从而选择正确程控。

从这个起点出发，可以采用实用方法进行故障排除。解决起搏器故障首先是获得正确的起搏器程控系统，然后按下"查询"按钮。当打开程控页面时，将显示程控参数、趋势信息，例如导线阻抗、电活动感知事件和起搏阈值、频率直方图、存储的高频率事件及相应的心电图和时间标记（取决于装置）或通过相关按钮获得这类信息（表19-2、19-3和19-6）。

表19-5　电磁干扰（EMI）来源

内因性——肌电位医疗设备
●电烙术；
●磁共振成像；
●心脏复律和除颤；
●经皮起搏；
●电疗法；
●经皮神经刺激；
●植入的神经肌肉刺激物；
●电离辐射；
●碎石术。

表19-6　查询参数

心律失常负担；
阻抗；
频率直方图；
感知；
起搏输出；
下限频率；
上限频率；
趋势（阻抗、起搏阻抗、感知信号电压）；
活动水平。

希望术者熟悉这些参数并理解在依赖起搏器的患者中起搏器启动抑制功能会导致严重后果。在每次复诊中确定起搏器依赖性并不是必需的，尽管很多医疗机构这样做是为了确定植入起搏器的患者是否还具有自身心律，并评估可能的自身心律（如果存在），以及自身P-QRST形态的特征和稳定性。

了解起搏器查询的原因很重要，是否有远程监控异常？是否有起搏器功能异常的症状？是否有心电图上观察到的异常情况？是否用于常规评估？虽然完整的评估可能是最好的策略，但有针对性的查询将有助于满足患者的需求。

第一步：查询

在查询起搏系统之前，应记录 12 导联心电图以确定患者的心律和其他特征，如自身 QRST 或起搏 QRST 形态。此记录之后应进行第二个 12 导联心电图，即将磁铁应用于脉冲发生器后获得的心电图。磁铁频率和功能可以提供电池功能的线索，重要的是要知道制造商的磁铁率、房室间隔（如果适用）及任何特定的功能。磁铁率和功能是不可程控的。我们一般喜欢 12 导联的心电图，这样就能在所有导联中观察到起搏和自身 PQRST 的复合波。

确定正在使用植入起搏系统的程控仪没有问题之后，确保程控仪头部和脉冲发生器之间连接良好并按下"查询"键。除非沟通中有特殊问题（例如程控仪不正确，脉冲发生器到期，或者起搏器处于一个意想不到的位置如上腹部），查询不应该出现这些问题。重要的是要注意程控仪屏幕显示的任何"危险信号"信息，因为这将提供起搏系统功能的相关线索，包括系统到期。如果脉冲发生器到期，处于工作停止状态，则可能无法进行查询，因为查询需要电池供电，此信息通常可从程控仪屏幕了解到。

按下"查询"按键后，屏幕上将出现一些信息，显示的是起搏器的程控参数。应记录所有信息，打印所有最终信息并保存在光盘上。大多数现代起搏器都是通过算法来系统地检查起搏器，这包括检查感知特性、导线阻抗、起搏阈值、起搏和感知频率，以及两个腔室中起搏和感知的时间百分比。几种起搏器可提供上述参数的趋势信息，以及患者的活动水平。通常，频率响应参数查询，检测存储的心律失常事件及电池电压，电流和阻抗查询时应独立进行，往往需要检索心动过速发作次数以用于分析。多数现代心脏起搏器都提供实时和存储心电图，可以分析心电图、时间测量及起搏器如何"运行"。

感知阈值

要检查某个腔室的感知阈值，需要临时或永久性地将基准频率通过程控设置使其低于自身心率。必须停止跟踪功能（即必须将起搏模式程控设置为双腔模式）以检查自身心室心律和心率，重要的是要知道患者是否依赖于起搏器。如果自身 QRS ≤ 30 次 / 分钟（30 次 / 分钟是所有起搏器可程控设置的最低频率）或是当起搏器通过程控设置将患者自身心率作为主导，而患者无法耐受心率低于基线频率时，是无法检测起搏器的感知功能的。

"抑制起搏"是一种可程控的临时功能，但不建议这样做，因为这样做可能会导致非自身逸搏性的心脏停搏。在大多数情况下，可以检查感知。建议以每分钟 5 ~ 10 个脉冲的间隔递减基础频率来检查自身心律。通常需要在某个低基础频率下允许 10 ~ 20 秒来观察自身心律的出现和预热。例如，一次性地将基础频率从 35 次 / 分钟降低到 30 次 / 分钟，经常导致不必要的不适及患者的恐惧。

首先，在检测腔室存在自身心律情况下，通过程控设置灵敏度来检测心律并抑制起搏器功能。然后，逐渐降低灵敏度，直到无法感知到电活动并且发生异位起搏，以毫伏为单位记录感知到的心电图振幅。重要的是要准确记录在何处感知到腔室去极化导致的 P 波或 QRS 波，由于去极化波前沿到感知电极需要时间，因此这通常是在体表心电图记录上清晰可见，可能会在测量间隔或试图了解起搏器活动时引起混淆。通过检查灵敏度，可以理解可以被感知的其他信号，包括 T 波、肌肉电位、电磁干扰或由有缺陷的导线产生的噪声，必须采取适当的措施来避免后一种"过度感知"问题。

起搏夺获阈值

心室和心房起搏阈值可以通过从高电压输出或程控电压输出开始，并逐渐减小输出来确定，直到起搏器无法起搏（去极化）腔室。如果对间歇性检测和起搏器抑制或起搏丢失有任何疑问，记录局部心电图和标记通道注释可以帮助区分感知抑制和缺乏起搏器起搏（注释的代码可以在每个程控化的"帮助"部分找到）。该注释通过特定装置用于表示感知事件的"符号"来完成（例如心房感知用"As"表示）。起搏刺激输出（例如心房起搏用"Ap"表示）并不表示起搏，只表示刺激已经被传递。因此，必须通过程控化屏幕上显示的表面心电图和 / 或独立的心电图记录来判断是否有腔室起搏。独立的心电图记录并不常见，因为在程控化屏幕上展示的体表心电图并不总是清楚地显示心房起搏未成功。

频率响应参数

可以确定速率响应参数和其他特征，并且对于许多起搏器，可以确定监测患者活动的预测频率响应，响应可程控设置为"开启""关闭"和"被动"，感知器用于监测患者活动但不用于装置性能监测，速率响应感知器包括身体运动和振动、加速器和每分通气量。查询的频率直方图允许进行适当的程控调整，可更好地监测患者日常活动以影响更好的患者表现。

房室间期

可以将房室间期程控设置为固定的或者根据心房心率或感知器感知到的心率发生变化。可以存在房室间期的感知偏移。在房室传导正常的患者中，通常让右心室起搏的次数最少，并为达到此目的而调整房室间期。然而，特定的调整，例如非常长的程控间期，也可能影响血流动力学，需要仔细考虑。

房室间期调整取决于完全心房不应期（TARP），换句话说，必须考虑心室后心房不应期（PVARP）（房室间期加 PVARP = TARP）。对于有房室阻滞的患者，重要的是调整房室间期，使其在程控上限频率（URL）或心房率超过 URL 的房室间期不会影响 TARP，如果这个人在不经意间，2 : 1 房室阻滞突然减慢，可能会出现症状。如果 TARP = URL（以毫秒为单位），2 : 1 房室阻滞将发生在刚大于 URC 时，并且心室率突然下降而心房率较高时会出现问题。如果没有，程控起搏器文氏循环将是存在的，如果 TARP<URL。房室阻滞对起搏器依赖的患者来说是好的，但房室间期的设置与心室后心房不应期、URL、潜在的节律及可能导致起搏器介导的心动过速的逆行传导有关。

第二步：起搏器故障排除

在进行故障排除之前，首先要弄明白的一个重要问题是：为什么要排除？是患者在定期随访中发现？还是患者因其他原因就诊，进行简单的查询时发现？在这些情况下，起搏器故障排除时，可能发现的问题没有任何临床意义，但也可能是发现的问题只是起搏器功能异常的"冰山一角"。

更常见的是，当观察到或是发现记录上有心律异常时，需要进行故障排除。多个同时记录的心电图导线有助于验证这些问题。这些问题包括应该起搏时没有起搏，不该起搏时发生起搏，或者自身心律不齐或起搏心律不齐，起搏器查询通常会解决这些问题。

如果有症状可以通过发作性心动过缓或意外心动过速来解释，那么应该查询和评估患者起搏器相关情况。在这种情况下，存储的心律失常数据可能会解释临床问题。同样，如果患者不去专门的医院定期随访，在手术之前要先对起搏器进行评估。

通过跨电话监测，如果发现缺乏有效反应或阵发性无症状房性快速性心律失常，特别是心房颤动，要让患者去看医生。在某些情况下，可能会发现症状恶化的心脏收缩性心力衰竭患者右心室高频次起搏过于频繁（通常起搏时间 > 25%），会导致功能性左束支传导阻滞，从而导致心室不同步（即左心室和右心室不同时去极化和收缩）。该问题可能需要重新进行程控设置，调低下限频率或延长房室间期以减少右心室起搏。当患者出现晕厥或几乎晕厥的症状时，植入起搏器没有改善，或是植入起搏器才出现晕厥症状时，需要对起搏器进行检查。

识别起搏器和 / 或导线问题

临床医生常会认为起搏器会引发心律失常。大多数时候，问题不是起搏器故障导致的，而是缺乏对起搏器定时和程控特征的理解，查询可记录心电图并发现起搏器如何"运行工作"（定时循环特性）。

心房或心室起搏失败

如果在心律图上，或者最好是 12 导联心电图上，发现心脏起搏器刺激，但心脏腔室的心肌组织没有明显的去极化，起搏失败可能提示导线有问题。这些问题包括导线与起搏器连接松动、导线从心脏上脱落下来、导线断裂及绝缘层破坏，导致电流无法到达心脏；心肌处于不应期或程控输出脉冲低于阈值（图 19-1 和 19-2；表 19-7）。但可能需要观察几个心电图导联后才能确定起搏失败（图 19-3）。

如果最近植入的起搏系统发生起搏失败，考虑组织 – 心肌界

表 19-7 起搏器无法起搏的原因

组织不应性（功能性的无法起搏）；
（例如先前除极）；
导线脱落；
心肌刺激阈值升高；
导线绝缘层破坏；
导丝断裂；
不适当的低程控输出；
发生器寿命终止；
程控的输出强度低于阈值。

面的局部炎症（目前使用类固醇头端导线的可能性较小）导致的起搏阈值急剧上升的可能性，以及导线的微小脱落或导线显著脱落或导线穿孔（图 19-4）。有时原因可能是导线和脉冲发生器头部之间的连接松动或在植入期间导线绝缘层遭到破坏。

● **短期植入**

如果患者最近植入了导线，起搏是间断性的或是完全失败，可以首先尝试增加电压输出。然而，需要前后位胸片和侧位 X 片检查导线是否发生脱落，通过阻抗测量排除绝缘破坏或导线断裂，以及要经常随访检查导线感知和起搏阈值，这两个值应该是稳定的（图 19-5 和 19-6），导线微脱落可以解决。如果担心导线穿孔，特别是在心室，需要对导线进行程控设置调整，使其从双极变成单极，因此仅从导线头端或线圈起搏，可能比双极起搏的成功率更高，导线头端或线圈不一定与心肌并置。导线单极

化设置后，即使在短期内成功，需要经常检查或更换，以确保永久正常的功能。

12 导线心电图与即时植入记录相比有助于对心室导线位置的深入了解，因为起搏 QRS 形态和右心室起搏导致的心电轴具有左束支传导阻滞的特征，为右偏，如果 V₁ 导联 V₁ 上出现一个新的右束支传导阻滞形态或起搏 QRS 波心电轴发生变化，提示导线可能发生移位（图 19-4）。在极少数情况下，需要使用经胸超声心动图排除导线穿孔导致的心包积液。在临床上通过超声心动图诊断心脏压塞是一个意外的情况。

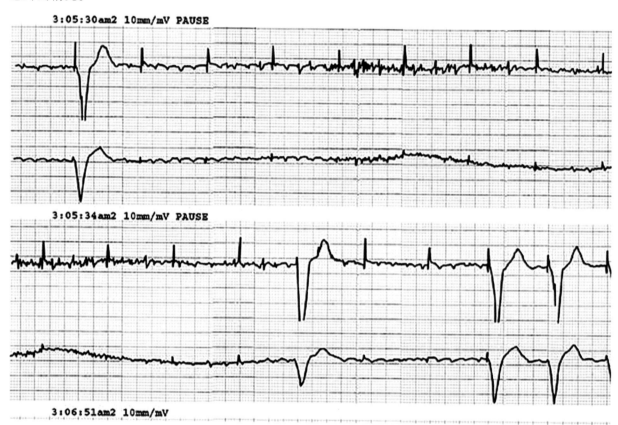

图 19-1　同时动态心电图显示心室起搏失败，心房律房颤

注意第一个 QRS 波群有心室起搏的起搏刺激，虽有多个起搏刺激，但心室起搏失败，未形成 QRS 波群。

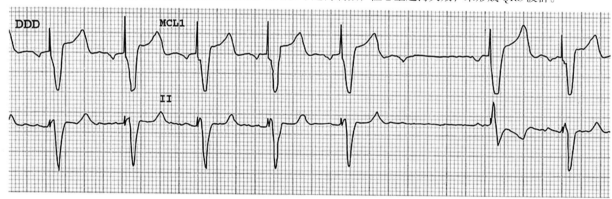

图 19-2　晕厥患者的 MCL₁ 和 V₁ 导联心电图

注意：第 6 个自身 P 波，其后没有心室起搏刺激。该患者有导线断裂。过度感知不会引起可见的心室输出，并且通过心内心电图和标记通道证实来自断裂导线的噪声对心室起搏有抑制作用。

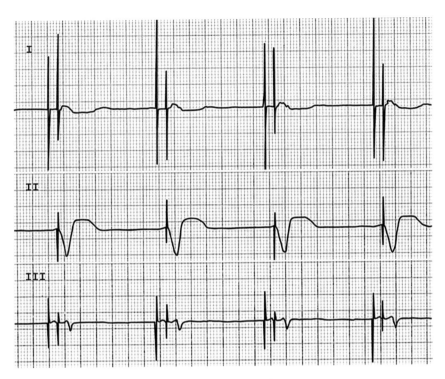

图 19-3　心电图①

　　注：在 I 导联中，QRS 波在起搏刺激后发生但在心房起搏后没有 P 波可见。在 II 导联中，没有心房起搏或 P 波。在 III 导联中，所有 P 波都是起搏 P 波，但似乎心室起搏失败和窄的 QRS 波群。实际上，通过观察同时记录 3 个导联，可以看到适当的房室起搏，这些心电图说明了同时获得心电图记录的价值。

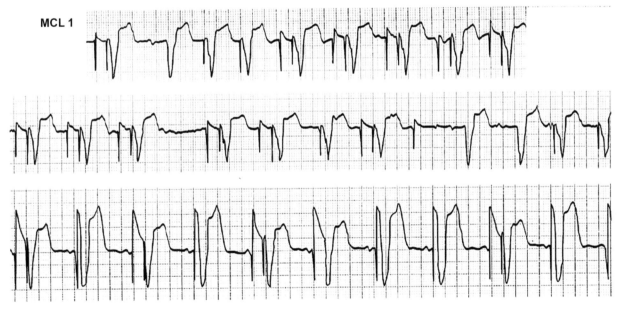

图 19-4　心电图②

　　注：在这个 MCL₁ 导联心电图上，有证据表明尝试心房起搏和明显的心室起搏具有不同的 QRS 形态。可能存在间歇性心房起搏，但在中间的心电图提示患者有房扑或房颤。第 3 个心电图提示患者有心房导线脱落问题，可见心房起搏刺激心室成功起搏，QRST 形态发生变化。在此之后，没有心室起搏刺激，因为感知到有 QRS，使刺激释放受到抑制。

● **长期植入**

起搏系统植入较长时间后，发生起搏失败，其原因是起搏阈值逐渐升高，导致起搏阈值升高的原因包括药物（例如I类抗心律失常药物，特别是氟卡尼）、高钾血症、心力衰竭或导线阻抗缓慢变化。阻抗降低提示导线绝缘层遭到破坏，阻抗增加提示导线断裂。但是，起搏阈值的增加可能是突然的，阈值的逐渐增加更可能是由导线头端的纤维化引起，而起搏阈值的突然变化在导线相关问题中更常见，例如导线断裂或绝缘层破坏。在起搏问题的实际发生期间，将出现异常的导线阻抗测量值，但是如果在查询时起搏系统功能正常，测量值可正常。虽然通常准确，但是在自动起搏开启的情况下，噪声（EMI）或刺激伪像可能会抑制心肌夺获所需的脉冲输出。

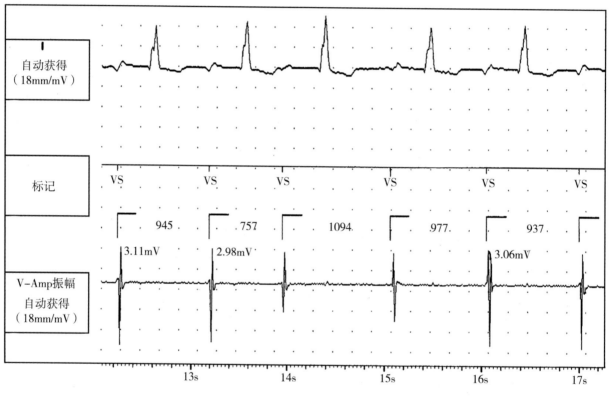

图 19-5　心电图③

注：在具有体表心电图（顶部）、标记通道和心室心电图的记录中，心室感知标记物感知到自身P波。未发现QRS波群感知或起搏。该记录说明了心室导线脱落进入心房。

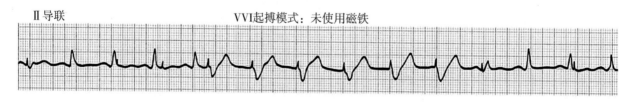

图 19-6　心电图④

注：在具有VVI起搏模式的患者中，心电图（II导联）提示当刺激落入心室不应期内时，仍有有效的心室起搏，但未发现感知自身QRS波群（感知不足）。有QRS融合波（第1个和第12个QRS波）。

感知功能不足

当起搏器感知到腔内电信号时，起搏要么被压制，要么被激发。如果这种情况没有发生，常见原因是感知不足（图 19-7、图 19-8、图 19-9；表 19-8）。当确定原因是腔内电信号感知不足之前，要确定这种电信号是发生在某腔的不应期或空白期之外；或是确定心肌因之前的去极化处于不应期内，例如，发生较早的异位心房去极化会发生在起搏或感知的 QRS 波之后，也就是心房去极化发生在心室后心房不应期内。这种竞争性心律会导致心房或心室发生起搏。起搏刺激可能会发生 P 波内，或是 QRS 波（图 19-10）。重要的话是要认识到这种现象是正常现象，因为去极化产生的电信号扩散到腔室的电极位置需要花费一些时间（几毫秒）。这种情况不是感知不足，这是起搏系统在感知到电信号之前，处于逸搏间期，此时形成的 QRS 波被称为"伪融合"。

表 19-8　感知不足和明显感知不足的原因

心室内信号弱

导线脱落

绝缘层破坏

传导导线断裂

明显的感知不足：信号发生在不应期或空白期

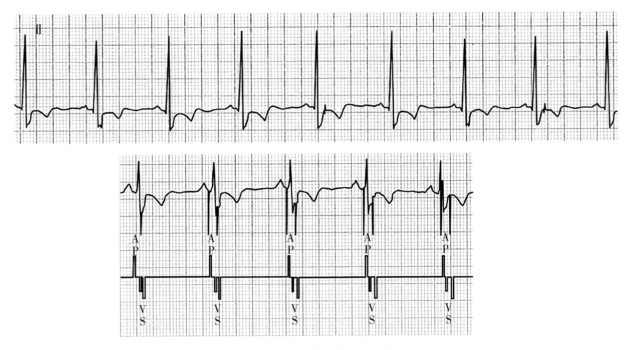

图 19-7　可能是窦性心律

注：在第一个心电图中，偶尔有搏动刺激发生在心室不应期期间的 QRS 波之后。在第 3 个心电图（未与第一个心电图同时记录）中，未感知到自身 P 波，并且所有心房起搏似乎都在起搏心室。心室感知标记（心室感知）重新感知到 QRS 波落入安全起搏间期内。因此，证明存在短房室间期。

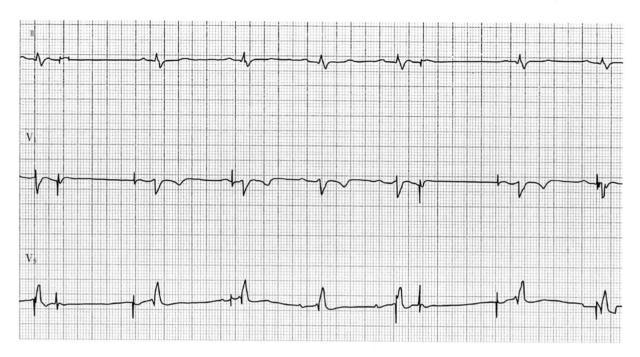

图 19-8　心电图⑤

注：在 II、V₁ 和 V₅ 导线的心电图中，心房起搏落在 QRS 复合波（伪融合 QRS 波）开始时。程控的房室间隔约为 300 ms。没有发生安全起搏（房室间隔可程控），因为 QRS 波群在空白期发生，因此没有响应。心室起搏没有起搏心室，因为心室处于不应期（功能性夺获失败）。

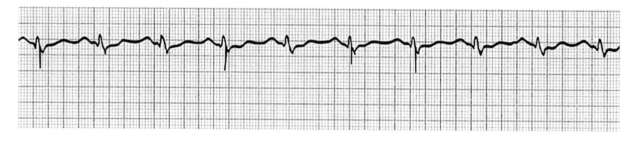

图 19-9　心电图⑥

注：在具有 VVI 起搏模式的患者中，在 QRS 复合波的附近和末端发生起搏刺激，但不改变 QRS 波群形态，因此 QRS 波群是伪融合波。其原因是心室电极对心室电信号的检测取决于局部双极的感知，并且相对于体表心电图上的 QRS 波标记在该点处存在延迟。虽然在该导线中不明显，但该患者具有右束支传导阻滞，因此在进行的起搏期间延迟使刺激到达右心室心尖处延迟。似乎是感知不足所致，但实际是起搏器的正常行为。

表观感知也可以是某个起搏模式的特征。例如 AOO 或 VOO 不感知任何心房或心室信号。类似地，AAI 模式本身就不能感知到心室事件。一个腔室内的电信号被另外一个腔室的导线感知到，这种现象被称为交叉感知，这并不是起搏器发生功能障碍，可以采取交叉感知抑制措施。交叉感知发生原因包括高振幅电信号和 / 或两个腔室内导线距离太近，可以通过调整程控参数（降低灵敏度、延长不应期或开启安全起搏）来解决交叉感知的问题，通过在另一个腔室产生的电信号中有意地传递刺激来避免交叉感知。

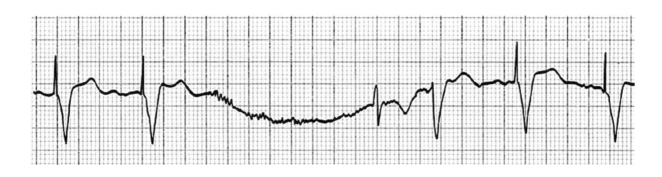

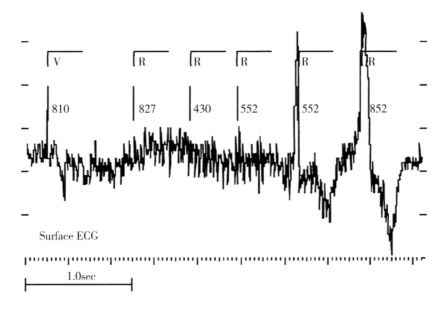

图 19-10 心电图⑦

注：在具有 VVI 起搏系统的患者中，通过感知"噪声"抑制了起搏（如下面心电图的标记通道所示）。这是感知了手臂运动过程中的肌电信号引起的。起搏系统将这些信号设置为感知信号（该设备中的 R）。对于单极导线配置，肌电信号过度感知更常见。

真正的感知不足可能是由于电子信号振幅改变或导线脱落引起的。如果信号振幅小于程控的灵敏度，通过程控设置增加灵敏度可能会解决感知不足，但也可能导致过度感知。此外，一些电信号例如由心室组织产生的电信号，即使不进行心室去极化，也可以感知不足。这种感知不足可能是在电极部位的转换速率（电压变化率）减慢的结果，即使传导幅度很大。内置于起搏器中的滤波器可以排除对电活动低速率上升信号的感知。类似地，在心房颤动或其他房性快速性心律失常期间产生的电信号可能不会像波动幅度和波动速率的窦性 P 波一样被感知到。

感知过度

当心房或心室电极感知到来自同一腔室的明显电信号（例如 T 波或由心室导线对 QRS 波重复计数），发生过度感知，信号源自另一个腔室，感知身体外部的电信号（环境"噪声"电磁干扰）或身体内物质，例如由于导线断裂或绝缘层破坏，导致的短路电流（表 19-9）。

心室导线感知过度可抑制刺激输出，引起心动过缓或停搏。也是导致无刺激输出的几个原因之一（表 19-10）。心房导线感知过度可使 AAI 起搏器引起心动过缓，或使 DDD 系统中对感知信号的不适当追踪，导致较快的心室起搏速率及房室同步性丧失（表 19-11）。

心房过度感知不适用于心房颤动等心律失常，在这种情况下，如果没有发生"模式转换"功能，要么是因为程控设置没有开启，要么是由于频率变化导致心房电信号感知不足，明显的感知过度会导致不适当的心室起搏输出抑制。或由于感知到电"噪声"，电磁干扰可导致不需要的跟踪现象（表 19-6）。

与源自外部环境的"噪声"类似，心房导线感知到肌电位（电肌肉信号）后，可导致心房起搏的抑制和 / 或对感知信号的跟踪，或者由心室导线感知，可导致心室输出抑制。单极配置因为具有接受更广范围电信号的"天线"，更容易导致心肌电位抑制（图 19-11）和感知到环境"噪声"信号。

一些起搏器，特别是在一些个体中，可以无意地感知到 T 波并"认为"是 R 波，导致在预期时间内刺激输出，起搏系统的逃逸间隔将从检测到这些信号的时间开始计时，一些起搏器滤除 T 波信号的能力低于其他起搏器。

起搏刺激输出的交叉过度感知可抑制刺激输出、不必要的跟踪或快速心房率的错误诊断，导致不适当的模式转换，可通过程控的空白期间隔的起搏系统功能，防止起搏刺激被感知为真正的电信号，防止出现不适当的反应。

通过程控调整灵敏度来有效地处理感知不足和感知过度。然而，为解决感知不足增加灵敏度可能会导致不必要的感知过度，以及为解决感知过度而调高灵敏度可能会导致心房或心室的感知不足。

表 19-9　过度感知的原因

生理性心内信号
- T 波（VVI 系统）
- R 波（AAI 系统，DDDR 系统伴模式转换）
- 隐匿型期外收缩（罕见）

生理性心外信号
- 肌电信号（横膈、胸大肌、癫痫和震颤）

电磁干扰
- 电烙术
- 导线消融
- 复律和除颤
- 电离辐射
- 磁共振成像
- 手机
- 防盗设备
- 泰瑟枪
- 经皮神经刺激
- 汽车智能钥匙系统
- 脊椎按摩治疗设备

表 19-10　非刺激输出的原因

自身心房 / 心室事件的正常抑制
电磁抑制
导管与发生器的连接不牢
导线断裂
未通过记录设备登记的低振幅刺激物
电池寿命终止
元件失效

表 19-11　快速起搏的心室率

DDD 系统	PMT
快速心房率的正常追踪	窦性心动过速
	房颤
	房扑
	房性心动过速
肌电位激发	伴顺序 PMT
	不伴顺序 PMT
电磁激发	烧灼器
	环境因素

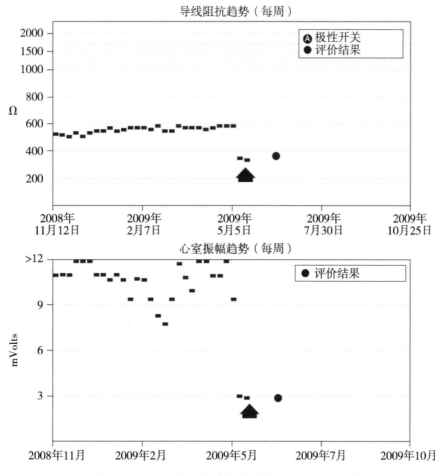

图 19-11　电位振幅和导线阻抗的变化趋势可提示导线完整性的变化

注：本图提示存在绝缘破坏，绝缘破坏导致阻抗和信号强度突然显著下降。

阻抗测量

特别是对于跨电话监测，起搏器不仅增强了检测和存储功能，还可以存储导线阻抗随时间变化的趋势信息。发生小变化时，在临床上意义不大，但是如果发生较大变化，例如，降低到 200Ω 以下，提示起搏器电极之间的绝缘遭到破坏（图 19-12）。

导线阻抗的逐渐增加可以提示纤维化的发展（不常见），尤其是间歇性增加可能表明导线断裂。导线断裂可能与身体或上半身位置或手臂运动有关。当怀疑该诊断时，必须让患者活动，以便展示出与身体表面记录相一致的起搏刺激丧失。有时，由于来自脉冲发生器本身的起搏输出没有受到干扰，导线完全断裂可以表现为没有可见刺激，但是如果看到，该刺激长度是程控起搏周期长度的倍数。

频率反应问题

通过查询心脏起搏器可以获得心房和心室起搏的百分比，根据不同的起搏器，频率响应可以程控设置为"开启"或者监测自身心率。对于因慢性心功能不全而植入心脏起搏器但仍然有症状的患者，可以使用频率直方图来帮助确定对频率响应的需求或其调整要求（图 19-12）。调整可能涉及下限频率、频率响应程度或阈值的变化,或激活该特征需要多大的活动水平。许多起搏器提供活动级别的模板,以帮助优化频率响应。

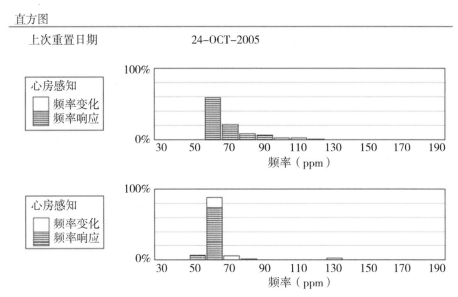

图 19-12 不同频率心房感知与心室起搏或心室感知事件的百分比不同

注：在心房起搏期间,可以看到心室起搏和心室感知事件。通过观察诸直方图,可以确定频率响应是否适当及频率变化情况,此信息有助于频率管理和间期调整。

其他特殊事件

起搏器介导的心动过速是一种特异性心律失常,发生在心室追踪心房事件的起搏患者中,但心房事件由逆行（室房）传导的心室激动引起。这通常是由于室性复合体伴有心房逆行性激动被感知并被适当跟踪而导致重复节律的结果。心动过速可能是由感知并随后跟踪的心室后心房不应期后发生的P波引起的（通常在P-V起搏间期,在给予心室起搏后心房不再处于不应期）,导致产生另一个逆行P波和重复心律。防止这种类型心动过速的一种方法是延长TARP,可以通过在心室组织之后自动延伸心室后心房不应期来实现,该设计特征认识到心室组织倾向于引发心动过速。如前所述,为了不超过上限频率使房室或PV间期延长更可能与心动过速相关,因为当房室结和心房不再处于不应期时,可发生心室–心房逆行传导,激活心房。因此,缩短房室间期也有助于避免心动过速,同时要记住,这种操作会导致更多的心室起搏,重要的是要认识到当心房率超过上限跟踪频率时,房室间期和心室后心房不应期的变化将影响上限跟踪频率和心室起搏率,大多数起搏器具有终止心动过速的自动算法,包括忽略单个心室起搏以重新建立正常程控的房室或PV间期。

起搏器可用于检测特定的心律失常,这是一个在临床实践中越来越多地被用到的功能。起搏器最常用于确定心房颤动发作的次数和持续时间,"心房颤动的负担"（患者心房颤动的时间百分比）。不同的起搏器还在于检测心房颤动的能力不同,不仅仅是检测房颤次数和模式转换。然而,心脏起搏器在检测心室心动过速方面也很重要。此外,起搏器可通过程控检测心房和心室起搏的数量,以将其与心率的症状和分布相关联（图 19-12）。

通过查询起搏器可以检测到电池寿命。当起搏器出现电池更换提示时，电池寿命至少还可以使用3个月，但是当起搏器寿命终止时，程控甚至查询将变得困难或不可能，因为这些过程都需要能量。有时，起搏器接近或结束寿命时，如果它暴露于包括电烙术在内的任何外部噪声，起搏器会变得十分不稳定，程控设置会立即发生变化，有时甚至改变为非起搏模式。任何起搏系统的部分后续监测是确定电池寿命和预计寿命，装置的寿命取决于起搏百分比、起搏电压输出及导线阻抗，因为电流决定电池消耗。

当心脏起搏器暴露于诸如电烙术的 EMI 时，可能发生"上电复位"状态，起搏器具有稳压二极管，可保护其敏感电路免受外部环境噪声的影响，包括用于外部心脏复律的电磁干扰和直流脉冲。如果检测到信号被感知，则信号被阻止进入脉冲发生器并且内部电压下降导致可能的电源复位。具有低电池电压的起搏器更容易受到这种现象的影响，起搏器可以重新程控，通常是 VVI 模式，需要通过重新程控将其重置为所需的功能模式。

结论

起搏器故障排除需要逐步处理：

（1）问题的识别和评估的原因。

（2）确定起搏器适应证、起搏器依赖性和起搏器类型，以及程控特征，包括特殊的特征。

（3）起搏器查询、标记通道和存储的心电图的评估。

（4）将体表心电图上看到的异常与程控特征和标记通道测量的潜在问题联系起来。

（5）确定机电干扰、不适当的起搏和感知引起的问题。

最终，通过适当的故障排除，起搏器不仅改善了患者的生活质量和功能，而且不会带来危险。

20. 如何编程 ICD 以编程 ATP 及室性心动过速 / 心室颤动程序

P. Pieragnoli[1]，*G. Ricciardi[1]*，*Margherita Padeletti[2]*，*Stefania Sacchi[1]*，*Alessio Gargaro[3]*，*and Luigi Padeletti[4]*

1 Heart and Vessels Department，University of Florence，Florence，Italy

2 Cardiology Unit，Borgo San Lorenzo Hospital，Florence，Italy

3 Biotronik，Clinical Research Department，Vimodrone (MI)，Italy

4 IRCCS MultiMedica，Sesto San Giovanni，Milan，Italy

抗心动过速起搏治疗

抗心动过速起搏（ATP）疗法定义为在心动过速期间给予临时快速起搏。由可植入式心律转复除颤器（ICD）自动进行的心室 ATP 疗法可以终止相应比例的慢型和快型室性心动过速。

由于 ATP 疗法无痛且需要的能量远低于 DC 电击，ATP 治疗的每一个适当且成功的实施可显著改善患者的生活质量和延长装置寿命。此外，相关研究已经证明因任何心律失常而接受电击的患者与没有接受电击的类似患者相比，死亡的风险要高得多[1]，可以推测，通过对 ATP 进行程控性微调，能够最大限度提高成功率避免电击，最终降低死亡率。

病理生理背景知识

折返是导致室性心动过速持续存在的最常见机制之一。心肌梗死、右心室室性心动过速致心律失常性疾病、扩张型心肌病、更少的肥厚型心肌病及术后疾病是导致室性心动过速折返发生和持续的最常见原因。

临床上大多数室性心动过速都是心肌梗死后室性心动过速，并且折返机制是很好理解的。折返产生的解剖学基础是瘢痕组织和重要活动心肌的交织，其分别代表解剖学屏障和慢传导区域。慢传导区域可以充当正常传导的至少两个区域之间的通道，促使梗死导致的不应期改变部位和自律性增强部位发生折返。

慢传导区域可以在近端和远端连接正常闭塞的通路，形成闭合的传导回路。当发生这种情况时，穿过瘢痕区域的慢传导通路可激发远端另一条通路，使其沿着闭塞通路形成逆行波前导致折返，这种类型的室性心动过速特别容易被快速起搏终止。

ATP 疗法终止室性心动过速需要两个重要因素：首先室性心动过速周期必须足够规律，其次起搏应该严格与室性心动过速周期同步，诱导波前进入不应期。这两种特性都很容易被现代装置检测到，这些装置能够测量室性心动过速周期稳定性，根据室性心动过速周期长度计算精确的程控脉冲耦合并自动递减脉冲阵列。

ATP 介绍

从理论上讲，一次时间精确的脉冲可以终止折返性室性心动过速，但实际上效率很低。以起搏传动系统形式传递的多个脉冲可更有效地与室性心动过速电路相互作用，增加了终止室性心动过速的可能性。

有几种类型的 ATP 疗法。通常，由一系列一个或多个脉冲阵列组成，重复递送直至确认室性心动过速终止或高能 DC 电击疗法。脉冲从心室电极的头端开始传递，但电极不一定位于右心室心尖处，为了确保局部组织夺获，产生通过左心室心肌传播的波前，在 ATP 期间应用最大脉冲振幅和持续时间。

在慢型室性心动过速治疗施加 DC 电击之前可以尝试更多的 ATP 阵列，而对于快速和血流动力学不可持续的室性心动过速，建议使用一个或非常少的脉冲阵列。现代装置允许在第一次电击治疗前或电容器充电之前进行单个 ATP 阵列，也用于快速规则性室性心动过速落入心室颤动检测区域。

室性心动过速监测区域的 ATP 疗法

ICD 程控设置包括根据频率或周期长度范围程控定义一个或两个 室性心动过速 检测区域。对于第一个慢型室性心动过速检测区域，一般设置为 300 ~ 360 ms（167 ~ 200 次 / 分钟），对于快型室性心动过速区域程控设置为 250 ~ 300 ms（200 ~ 240 次 / 分钟），即使最近证据支持更短的周期（更高频率）范围。在相应的室性心动过速检测区域内检测到预定数量的间期（NID）之后，ATP 通过程控将治疗阵列设置在电击之前。每个区域都有自己的 NID 计数器，根据装置制造商的不同可以是顺序也可以是逆序。最近的趋势是尽可能延长室性心动过速的检测过程以使其自行终止，然而，一旦室性心动过速区的计数器达到 NID 水平，就立即启动第一个 ATP 治疗阵列（如果是这样程控设置的话）。即使存在不同的版本，最常见的 ATP 类型仍是短阵快速和周期长度递减起搏。

● 短阵快速起搏

单阵短阵快速起搏模式由多个脉冲（通常以最大幅度和持续时间输出）和相等刺激间期，以及与检测到的室性心动过速周期长度的程控耦合组成。例如（图 20-1），如果检测到室性心动过速的平均周期长度为 340ms，起搏周期长度从平均周期长度的 80% 开始，那么起搏周期长度为 $340 \times 0.80 = 272$ ms，其中检测到的室性心动过速起搏频率为（R-S$_1$ 间期），接着是另外 3 个脉冲的阵列，具有 272 ms 的相互距离（S$_1$-S$_1$ 间期）。如果第一传动系统是无效的并且在同一检测区域中重新检测到室性心动过速，则在为新的 R-S1 和 S$_1$-S$_1$ 耦合重新计算更新的室性心动过速周期长度之后，可以自动传递第二传动系统，可以在治疗程控时对第二脉冲阵列进行调整。例如，通过在 S$_1$-S$_1$ 间期中引入递减可能需要更积极的 S$_1$-S$_1$ 间期，或者可以将脉冲附加到每个重复阵列。由于非常快速的起搏具有导致心律失常的作用，会加速心律失常而不是终止它，因此可以设置一个最小的起搏间期，从而防止脉冲阵列具有更短的周期。

● 周期长度递减起搏

周期长度递减起搏刺激模式由一系列起搏脉冲组成，自动递减刺激间期。该刺激模式是一种频率适应型 ATP：根据从室性心动过速期间的最后一次感知的心室事件到第一次起搏刺激的这个间期内检测到的室性心动过速周期长度的可程控百分比，后续脉冲阵列中的脉冲可以以固定数量减少，也可以以自适应数量减少。对于短阵快速起搏，周期长度递减起搏可以由几个重复阵列组成，这些阵列可能因脉冲数量和室性心动过速周期适应的程度而不同（图 20-1）。

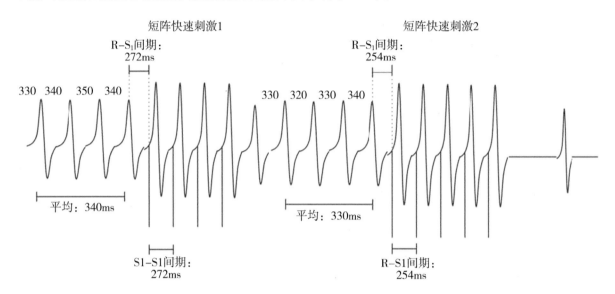

室性心动过速平均周期：340ms ——————— 室性心动过速平均周期更新：330ms

短阵快速刺激1：
R–S₁间期：80%=340×0.80=272ms
S₁–S₁间期：4×272ms

短阵快速刺激2：
R–S₁间期：80%−10ms=330×0.80−10ms=254ms
增加S₁刺激：开启
N×S₁–S₁：5×254ms

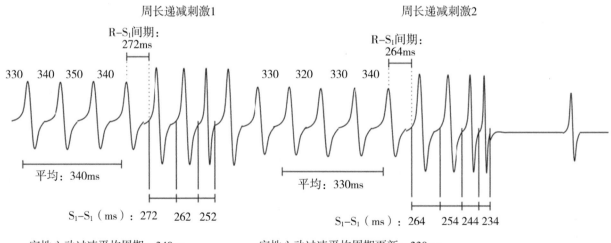

室性心动过速平均周期：340ms ——————— 室性心动过速平均周期更新：330ms

周长递减刺激1：
R–S₁间期：80%=340×0.80=272ms
S₁递减：10ms
N×S₁：4

周长递减刺激2：
R–S₁间期：80%−10ms=330×0.80−10ms=254ms
增加S₁：开启
S₁递减：10ms
N×S₁：5

图 20-1　顶部条图为简单短阵快速起搏方案，下部条图为简单周期长度递减起搏方案

周期长度递减起搏刺激模式可以多种方式组合。例如，在极少数情况下，额外的刺激可以加到具有不同（通常更短）耦合（S_1–S_2 间期）的短阵快速起搏阵列上，所有这些变化可能都没有什么临床益处。图 20-2 显示了一个典型的程控面板，在其中可以详细设置 ATP 治疗细节。

	频率	1.ATP	2.ATP	1.电击
VT2	182	2 次 短阵快速起搏	1 次 周期长度递减起搏	40

S_1 次数	8		8	
增加 S_1	ON		ON	
R–S_1 间期	80	%	80	%
S_1 递减		ms	10	ms
S_1–S_2 间期		%		%
振幅递减	20	ms	OFF	ms
最小时间间期	200			ms
ATP 优化	OFF			
ATP 暂停	OFF			mm：ss

图 20-2　植入式心律转复除颤器（ICD）中 ATP 治疗程控的典型屏幕截图

注：对于短阵快速和周期长度递减起搏，都显示以下程控参数：阵列数，阵列中的脉冲数（S_1 数量），是否在每次重复时将增量脉冲添加到阵列中，耦合脉冲间期（R–S_1 间期）和倒数递减（周期长度递减起搏中 S_1 递减），每个后续阵列耦合的逐步递减和最小起搏间期 S_1–S_2 间期。

心室颤动检测区域的 ATP 治疗

许多心动过速具有规律的周期，而在心室颤动检测区内的周期通常程控设置为 270 ~ 300 ms（200 ~ 220 次 / 分钟以上）。即使与心室颤动疗法有关系，但在所有方面都是低于室性心动过速。即使对于这些非常快的室性心动过速，现代装置也允许在电容器充电之前或期间进行至少一次短阵快速起搏。

基本上，当心室发作达到用于心室颤动检测的 NID 时，最后一个心室间期作为稳定性标准。典型的标准可以是最后四个间期与平均周期相差均不得超过 12%。如果稳定性标准已通过可程控脉冲数的短阵快速起搏，则立即提供自适应耦合。在阵列递送期间或在最后一个阵列上，脉冲电容器充电用于随后的程控性电击，而不等待起搏治疗的结果（图 20-3）。

这个简单 ATP "一阵列"最近引起了人们的兴趣，因为该治疗方法优点多，几乎没有缺点。优点是避免不必要的电击使死亡率下降，以及对 ICD 治疗的舒适度和接受度产生积极影响。此外，一些型号的 ICD 能够在电容器充电期间监测患者心律并在窦性心律恢复的情况下中断，对于电池电量保存具有明显益处。这种治疗的潜在缺点可以忽略不计：不相关的潜在第二次电击延迟（大约 1 秒）和室性心动过速节律的加速或紊乱（然而，在这种情况下，程控直流电击会发生）。

ATP 治疗效果和程控建议

慢型室性心动过速

在 20 世纪 90 年代早期，在第一台植入式除颤器中出现起搏功能后，就开始研究 ATP 在终止慢型室性心动过速发作（周期长度度为 300 ~ 320 ms）方面的效果。据报道，短阵快速和周期长度递减起搏方案终止了 70% ~ 80% 的自身室速和单形性室性心动过速，自发性室性心动过速比诱导性室性心动过速更容易发生 ATP 终止。此外，短阵快速起搏和周期长度递减起搏在终止室性心动过速成功率方面类似，但是在终止周期长度 < 300 ms 的快型室性心动过速方面，周期长度递减起搏的并不好。

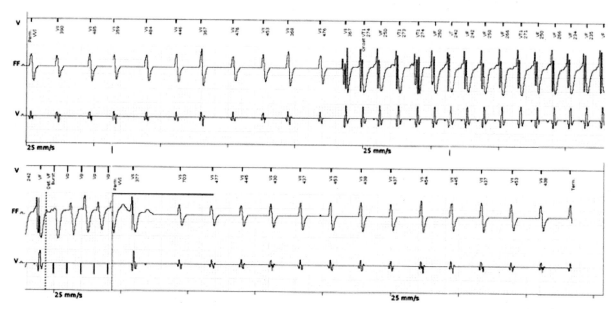

图 20-3　在程控的心室颤动区域中检测到快型和常规室性心动过速发作期间递送的 ATP "一次性"的示例

注：在这种情况下，治疗包括 5 个脉冲和 85% 耦联的突发，以有效地终止心律失常。ATP 疗法持续不到一秒钟，并且在最后一次脉冲电容器充电（由水平黑色实线表示）后立即启动。在室性心动过速检测区域外的 3 个间期之后，充电被中断，为不必要的完整电容器充电周期节省了能量。

快型室性心动过速和 Pain FREE 试验

关于如何及何时提供 ATP 治疗的普遍共识已发生很大变化。ATP 治疗可能会导致心率加快，导致痛苦的电击治疗和血流动力学不稳定型心动过速，引起晕厥等潜在重要的临床后果。最初认识到随着室性心动过速周期长度缩短，ATP 失败和使心率加速的风险增加。因此，往往不会将 ATP 系统程控设置为多阵列，特别是周期长度递减起搏方案治疗周期长度低于 290 ~ 300 ms 的快型室性心动过速。最近的试验结果已经证实了这一点，即使在快型室性心动过速下，这些试验仍然显示出高成功率和低加速率。

Pain FREE 试验是第一个解决这些问题的试验。第一项试验性研究 Pain FREE Rx[2] 使用标准化室性心动过速检测和 ATP 方案，对 220 名患有 1100 次自身室性心动过速的患者进行了研究，结果发现，慢型室性心动过速（周期长度 ≤ 320 ms）的 ATP 成功率为 92%，快型室性心动过速的 ATP 成功率为 89%。之后，PainFREE Rx II 试验使用随机方法对电击和 ATP 治疗大于 188 次 / 分钟的快型室性心动过速的安全性进行直接比较，研究对象为 634 名缺血性或非缺血性心肌病患者。在 1 年的随访期间，收集了 1760 次慢型室性心动过速、快型室性心动过速和心室颤动发作。结果表明，在 88% 室性心动过速周期长度的 8 个脉冲的单个短阵快速阵列安全地终止 77% 的快型室性心动过速和 90% 的慢型室性心动过速。因此，与对照组相比，电击使用减少了 70%，ATP 与猝死、晕厥甚至心律失常加速的增加无关，ATP 组的生活质量也优于对照组。这一证据强有力地表明在快速规律的 200 ~ 250 次 / 分钟室性心动过速中，在电容器充电期间或电容器充电之前建议使用程控设置的一个短阵快速起搏阵列，现代装置通常都配备有该功能。

检测慢型和快型室性心动过速频率后进行 ATP 治疗

Pain FREE Rx II 试验的一个重要发现是，与第一次 Pain FREE 研究检测到 12 个室速波后启动 ATP 治疗相比，本次研究延长到 18 个，这显著减少了治疗次数。这表明相关比例的自身室性心动过速事件会自行终止，不需要采取治疗。随后的其他研究进行了相应调查。在 ADVANCE III 研究中，计数进一步延长至 40 个间期中的 30 个，并且将治疗的发生率与 24 个间期中的 18 个进行比较[3]。在 ICD 干预之前仅等待的心动周期超过 12 次，可导致 ATP 的发生率减少 37%。ADVANCE III 试验没有发现计数增加对死亡率和晕厥有显著影响。然而，MADIT RIT 试验[4] 是一项三组研究，随机分配一级预防患者为三组：①高频率治疗（在频率 ≥ 200 次 / 分钟的治疗开始前延迟 2.5 秒）；②延迟治疗（在 170 ~ 199 次 / 分钟时，延迟 60 秒；在 200 ~ 249 次 / 分钟时，延迟 12 秒；在 250 次 / 分钟时，延迟 2.5 秒）；③传统程控（在 170 ~ 199 次 / 分钟时，延迟 20 秒；在 ≥ 200 次 / 分钟时，延时 1.0 秒）。试验表明，程控策略①和②与不适当治疗的危险性显著降低相关，甚至长期随访发现也与全因死亡率相关。然而，虽然结果很重要，但是得到了明显不一致的结果，即治疗发生率的大幅下降主要是由较少的 ATP 所致而不是电击所致，这就提出了 ICD 治疗与死亡率升高是否有因果关系的问题。

ATPM 类型的选择和程控

当基于室性心动过速周期长度进行比较时，短阵快速起搏更可能终止快型室性心动过速（周期长度 >300 ms）而不是周期长度递减起搏，而对于慢型室性心动过速则没有检测到差异。心率加快的发生率很低，但快型室性心动过速可能性更高。最近，随机对照 PETAGORA 研究直接比较了在单个短阵快速阵列（88% 耦联间隔 8 个脉冲）和周期长度递减（91% 耦合间隔 8 个脉冲）两者终止快型室性心动过速（周期长度 240 ~ 320 ms）的效果差异。结果发现短阵快速终止自身快型室性心动过速的成功率为 75%，而周期长度递减起搏为 54%[5]。

对一个短阵快速起搏阵列内的脉冲数量进行了研究，对一个含 8 个脉冲的阵列和一个含 15 个脉冲的阵列进行了比较，结果发现两者相当，尽管在没有心力衰竭病史的患者和射血分数较好的患者中使用 15 个脉冲的阵列效果更好。

总之，ATP 疗法可有效终止大多数自发的慢型和快型单形性室性心动过速，并且效率不受延长的检测持续时间或经验程控的影响。在此基础上，以下的 ATP 编程建议似乎合理（表 20-1）。

表 20-1　ATP 治疗程序的方案

	检测范围		检测持续时间	抗心动过速起搏方案	
	次 / 分钟	ms	—	短阵快速起搏	周期长度递减起搏
心室颤动	≥ 240	≤ 250	9 ~ 12s（30 ~ 40 个间期）	无	无
快型室性心动过速	200 ~ 240	250 ~ 300	9 ~ 12s（30 ~ 40 个间期）	不按顺序：18 S_1 × 85% CL	无
慢型室性心动过速	167 ~ 200	300 ~ 370	>12s*（30 ~ 40 个间期）	不按顺序：2*8 S_1 × 80% CL（加 1）	不按顺序：1*8 S_1 × 85% ~ 90% CL

注：CL，检测平均周期长度；

* 对于慢型 VT，较长的检测间期（如 60s），以及多个单独定制的 ATP 阵列的组合可以考虑。

● 对于 170 次 / 分钟到 200 次 / 分钟之间的室性心动过速，尝试 2 ~ 3 次 ATP（最好是两次短阵快速起搏和一次周期长度递减起搏）；

● 对于高达 250 次 / 分钟的快型室性心动过速，在电容器充电之前或期间尝试一次短阵快速起搏；

● 对于低于 170 次 / 分钟的慢型室性心动过速，可能会考虑更多的 ATP 尝试，具体取决于个体患者；程控应根据患者的情况进行调整，并且根据现有证据无法给出建议。

心脏再同步化治疗除颤器的 ATP 治疗

双心室装置能够从右心室、左心室或两个心室输出起搏脉冲，因此还研究了刺激起始部位与 ATP 效果之间的关系。然而重要的是，要注意折返型室性心动过速的病理生理机制不依赖于或不受室性心动过速起始部位的影响。随机对照 ADVANCE CRT-D 试验比较了双心室和右心室 ATP 治疗终止各种室性心动过速的疗效。尽管 ATP 在植入心脏同步治疗除颤器（CRT-D）装置的患者中也证实了疗效，但在一般人群中，双心室和右心室传导的 ATP 之间没有显著差异。在双心室 ATP 患者组中观察到快型室性心动过速期间频率加速的趋势较低，分配给双心室 ATPs。

电风暴中的 ATP 治疗

ICD 患者尤其是因二级预防植入 ICD 的患者，出现电不稳的风险较高，表现为反复出现持续时间较短的稳定型室性心动过速。这种情况通常被称为电风暴（ES），即使不同的研究者定义差异很大。如今，最广泛使用的定义是在 24 小时内出现 3 次以上需要 ICD 治疗（ATP 治疗或电击）的室性心动过速或是持续时间超过 30 秒的室性心动过速。值得注意的是，该定义既未提及室性心动过速的血流动力学不稳定性，也未提及电击放电次数和不适当的检测。此外，室性心动过速发作必须是独立的，这意味着一系列不成功的 ATP 或电击疗法导致的室性心动过速不是电风暴。但是，继发的室性心动过速（即在终止后的几秒内连续重新启动的室性心动过速）应该被认为是特别严重的电风暴类型。

植入 ICD 12 ~ 36 个月内电风暴的发生率在 10% ~ 28%，而一级预防患者植入 ICD 后的电风暴的发生率相对较低。触发电风暴的明确原因仍然未知。然而，交感神经张力可能会诱导电风暴的发生，通过发现增强的压力反射敏感性、β 受体阻滞剂的治疗效果和早晨的高峰发病率间接证明的。

无论原因是什么，86% ~ 97% 的电风暴由单形性室性心动过速组成，在大多数情况下揭示了电风暴与折返和电生理变化有关。因此，ICD 中的检测和治疗程控至关重要。首先，对慢型持续型室性心动过速，尽可能少用电击疗法，甚至要避免使用，因为交感神经压力是一个重要的触发因素。其次，ATP 治疗可以终止大多数折返型单形性室性心动过速并且应该用于延迟或者甚至在可能的情况下更换高能量疗法。有些装置提供的算法只有在检测到不规则的室性心动过速周期时才会进行电击疗法，这个特性可以在电风暴期间被有效利用。

检测持续时间当然是另一个需要仔细程控的重要参数。根据最近的证据，检测应尽可能延长以允许自发终止，特别是在血流动力学上可耐受的室性心动过速。目前尚不清楚，如果治疗进一步延迟，有多少治疗过的室性心动过速会持续存在。甚至还不清楚持续时间的截止点是何时，超过这个节点室性心动过速会持续存在并需要治疗。还应该提到的是，至少对于可逆性原因触发的非散发性的患者，ICD 疗法应该被认为是最终的治疗。射频导线消融可以抑制持续性室速并预防电风暴复发。越来越多的证据表明，对自身室性心动过速采取导线消融预防性治疗，可减少 ICD 的使用频次。

参考文献

［1］Poole JE，Johnson GW，Hellkamp AS，et al. Prognostic importance of defibrillator shocks in patients with heart failure. N Engl J Med 2008；359(10)：1009–1017.

［2］Wathen MS，DeGroot PJ，Sweeney MO，et al. PainFREE Rx II Investigators. Prospective randomized multicenter trial of empirical antitachycardia pacing versus shocks for spontaneous rapid ventricular tachycardia in patients with implantable cardioverter - defibrillators：Pacing Fast Ventricular Tachycardia Reduces Shock Therapies (PainFREE Rx II) trial results. Circulation 2004；110(17)：2591–2596.

［3］Gasparini M，Proclemer A，Klersy C，et al. Effect of long - detection interval vs standard - detection interval for implantable cardioverter - defibrillators on antitachycardia pacing andshock delivery：the ADVANCE III randomized clinical trial. JAMA 2013；309(24)：2552.

［4］Moss AJ，Schuger C，Beck CA，et al. MADIT - RIT Trial Investigators. Reduction in inappropriate therapy and mortality through ICD programming. N Engl J Med2012；367(24)：2275–2283.

［5］Gulizia MM，Piraino L，Scherillo M，et al. PITAGORA ICD Study Investigators. A randomized study to compare ramp versus burst antitachycardia pacing therapies to treat fast ventricular tachyarrhythmias in patients with implantable cardioverter defibrillators：the PITAGORA ICD trial. Circ Arrhythm Electrophysiol 2009；2(2)：146–153.

21. 如何解决 ICD 故障

Advay G. Bhatt，*Santosh C. Varkey*，*and Kevin M. Monahan*

Boston Medical Center，Boston University School of Medicine，Boston，MA，USA

植入式心律转复除颤器（ICD）的植入在过去 20 年急剧增加，因为大型临床试验认为 ICD 植入可改善二级预防和一级预防人群的死亡率。缺血性心脏病和充血性心力衰竭治疗的进步，需要 ICD 的患者寿命更长。据估计，美国每年有超过 15 万个 ICD 植入，其中四分之三用于一级预防，四分之一用于二级预防。同时，人们越来越认识到尽管 ICD 可以挽救生命，但接受 ICD 治疗的患者与未接受治疗的患者相比，死亡率、住院率和生活质量下降的风险更高。

第一代 ICD 不具有程控功能并且需要开腔手术植入，但随着技术得到了长足发展，现在可通过静脉植入且可被高度程控，能够提供多层次的治疗及广泛的诊断或监测选择。每个装置制造商都有专有的诊断和治疗算法，可能在类似的临床环境中有不同的表现。此外，复杂的工程决策和严格的测试需要设计、制造，获得监管批准、植入装置体积巨大及机电故障仍然是一个问题。

对于普通心脏病专家、心力衰竭专家或电生理学家而言，对心律失常检测和治疗，以及失败的共同点的算法方法有一个全面的了解非常重要，这样有助于评估和识别适当和不适当的 ICD 功能。

室性快速性心律失常监测的基础知识

尽管当前 ICD 具有复杂性和可配置性，评估室性快速性心律失常的中心参数仍然取决于感知的心率。适当的检测和避免不适当检测室性心动过速 / 心室颤动取决于两个因素：

1）装置过滤或拒绝所有不代表心室去极化信号的能力[1, 2]；

2）为室性心动过速 / 心室颤动区域建立适当的频率截止值[1, 2]。

装置感知到生理信号（即心室去极化）来监测和提供挽救生命的疗法，同时拒绝所有其他无关的生理或非生理信号。为了正确区分心室去极化信号，原始电信号依次通过放大器、带通滤波器、整流器和电平检测器（灵敏度）[1]。带通滤波器允许较窄范围内的频率信号通过，同时减弱剩余信号。心室和心房去极化的频率范围往往在该频带内重叠，T 波通常是低频信号，而肌电是高频信号[1]。

可靠地检测心室颤动需要能够在宽且快速变化的动态范围内感知信号振幅。例如，该装置能够区分需要起搏的心室停顿和微小的心室颤动，通过自动增益控制（AGC）实现，其中峰值或平均信号用于动态调整增益（灵敏度）[1, 3]。灵敏度可程控设置一个最低值，如果低于该设置值，则装置无法感知。AGC 以固定或可程控的衰减速率动态降低灵敏度，以便能够避免心室颤动交叉感知，复极过度感知，同时避免感知不足。在 ICD 中对高灵敏度的需求增加了过度感知的风险，从而抑制起搏或不适当地检测室性心动过速 / 心室颤动。

一般而言，室性心动过速 / 心室颤动区域程控设置截止值时，选择高频率值，以避免与窦性心动过速或房性快速性心律失常重叠。不恰当程控设置为低频率截止值或多个区域增加了不适当的 ICD 治疗的可能性。

影响是否进行 ICD 治疗的另一个可程控因素取决于确定室性心动过速 / 心室颤动存在所需的间期检测。室性心动过速检测基于以下概念：室性心动过速一般是整齐的，频率低于心室颤动[1]。如果 ICD 在指定的室性心动过速区域内感知到间期事件，则开始计数，连续计数达到程控检测间期数（NID）或持续时间为止。心室颤动检测基于概率计数器，发现心室颤动频率非常快，间期不规则震颤波振幅发生显著变化。利用 AGC 来减少过度感知和容忍未检测到的间断性低振幅室颤波[1]。

植入相关问题

在装置植入期间，急性失败的原因与植入医师的技能和经验相关。最常见的问题与导线脱落、穿孔和连接有关。这些因素很容易通过植入后查询和胸片检查进行评估，所有问题都需要检查导线以纠正问题。

单腔或双腔 ICD 中的导线脱落可以从起搏失败、感知丧失、窦性心动过速或室上性心动过速的不适当电击，或室性心动过速 / 心室颤动的感知不足中推断得知。使导线脱落风险最大程度降低的植入技术包括确保导线头端是嵌入心肌内，轻微牵引或评估伤害电流。站立时存在足够的松弛以适应心脏运动和向下脱落，并用缝线套管将导线固定在囊袋中。

导线穿孔患者可出现与心脏压塞有关的低血压或呼吸急促，可在胸片指导下，通过手术来处理。导线穿孔的患者也可能出现亚急性症状，包括心包疼痛、膈肌卡位或肋间肌卡位，需要修复导线，在有积液的情况下，压塞风险可能更高，并且应该通过 CT 手术支持进行导线修复。阻抗急性增加会增加穿孔的可能性，然而，如果环形电极保持与心肌接触，则导线阻抗和阈值可不发生变化。使穿孔发生风险最小化的植入技术包括在避免使用螺钉时使钢丝完全进入导线、避免过度拧紧螺钉、评估超出范围的阻抗或膈神经刺激。

装置与螺钉连接松动或右心室和上腔静脉线圈针的反转将导致过度感知，感知到机电干扰（EMI）或肌电位，分别抑制起搏或输出不适当的电击。在除颤阈值测试（DFT）时低的高压阻抗或无效除颤提示装置头部的线圈反转。植入时，导致 DFT 提升的其他因素包括导线位置不佳或气胸。右心室和上腔静脉线圈反转将导致胸肌肌电位或机电干扰被感知到，发生过度感知（见肌电位和机电干扰）。

评估 ICD 功能的临床原因

对患者进行 ICD 评估的最常见原因包括电击、晕厥前期、晕厥、心悸、声音警报、围手术期治疗或 ICD 定期随访。

晕厥前期、晕厥和心悸可由多种原因引起，包括低于检测区域的室性心动过速、进入和离开区域的室性心动过速、室性心动过速 / 心室颤动感知不足、非持续性室性心动过速、频繁室性早搏或室上性心动过速。声音或触觉警报是可程控参数，用于提示电池耗尽、充电时间延长、磁铁应用、电复位、导线阻抗警告和胸内阻抗变化。警报是否激活、警报的性质和意义对于不同患者来讲，都会有所不同。警报的音调或振动可能增加患者的焦虑，且远程监测的广泛应用，导致警报的实用程度越来越低。

应该采集完整病史，内容包括药物和最近的手术；体格检查以评估创伤或感染迹象；心电图、胸部 X 线片来评估导线脱落、导线断裂或其他导线异常；查询用于综合装置评估。目标是评估电池状态及导线完整性，密切关注高压部件，程控参数，存储的快速性心律失常发作，以及疗法的适当性和有效性。

最常见的诊断问题是区分适当的 ICD 治疗（每种治疗方法不同）和抗心动过速起搏（ATP）或除颤的有效性。

对于单形性或多形性室性心动过速、心室扑动或心室颤动，可以采取 ATP 或电击治疗。ICD 治疗时需要仔细评估是否存在缺血、失代偿性心力衰竭、多种药物和代谢异常。如果患者存在上述触发因素应该入院接受稳定治疗，优化和评估是否需要消融治疗，以减少电击的使用次数。在评估对室性心动过速 / 心室颤动的感知、对 ATP 的响应、第一次电击的有效性、是否发生不必要的起搏，或是无效的 CRT 之后，进行装置优化。

由于过度感知外来生理信号，ATP 或电击可能被不适当地传递，来自 EMI 或装置故障的非生理信息，或室上性心动过速，最常见的心房颤动（房颤导致不恰当启动 ATP 或电击治疗）。

过度感知导致的不适当 ICD 治疗

过度感知是将与 QRS 复合波无关的电压变化误解为心室去极化，导致感知到虚假的心室率升高。如果在室性心动过速或心室颤动区域中检测到足够快的频率，则会导致对起搏、ATP 或电击的不适当抑制。

过度感知的常见原因包括两类：为生理或非生理信号。生理信号可能来自心内或心外，包括 T 波过度感知、P 波过度感知、R 波重复计数和肌电位[1-4]。非生理信号或 EMI（噪声）仅属于心外，与导线异常、电烙术或其他外部来源有关（参见机电干扰和导管或连接器故障）[1-3]。

过度感知可由感知电路或配置、真双极或集成双极引起。通常集成双极导线更容易导致过度感知，因为阴极和阳极之间的感知范围更广。据报道，当导线和脉冲发生器制造商不匹配时，过度感知发生的频率更高。

T 波过度感知

T 波过度感知是心腔内信号过度感知中最具临床意义的。一般而言，基于 AGC 敏感度和衰减延迟，以及心室空白期，ICD 中避免了 T 波过度感知。如果初始阈值太高、延迟时间太长或者空白期太长，则心室颤动检测将被延迟。因此 T 波过度感知发生在 T 波振幅增加，相对于 T 波的低 R 波振幅或 QT

间期延长超过心室空白期时。

可能遇到的常见临床情况是肥厚型心肌病、长 QT 综合征、短 QT 综合征、Brugada 综合征、高钾血症和高血糖。T 波振幅也随着位置和自主神经张力的改变而变化（图 21-1）[1-3]。要记住的另一个问题是，每个装置制造商都有针对避免 T 波过度感知的专有算法，制造商不同，临床操作也不同。

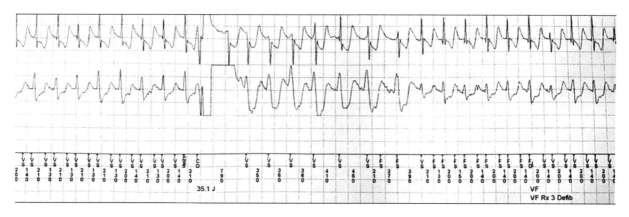

图 21-1　窦性心动过速和明显高血糖引起的 T 波过度感知会导致不适当的电击

注：电击过后心动过速继续，但由于电击后复极异常，暂时未见 T 波过度感知。复极异常解决后 T 波过度感知恢复，重新检测到心室颤动。随着高血糖的纠正，T 波过度感知不再发生，也可以在高钾血症中看到。

当 T 波过度感知发生时，如果感知到的 R 波到 T 波间期落在室性心动过速或心室颤动检测区域内，则 ICD 可以将事件解读为室性心动过速 / 心室颤动。可通过心电图电交替（EGM）形态来表示，并且很少有两个不同的 V-V 间期群，一个短的和一个长的。

有效管理 T 波过度感知的能力主要依赖于 R 波和 T 波振幅的相对差异。如果 R 波振幅明显大于 T 波，一种简单的处理方法是降低心室敏感度。必须注意通过 DFT 测试重新评估感知来充分检测心室颤动。从理论上讲，增加心室空白期可以纠正这个问题。然而，并非所有制造商都支持对心室空白期进行操控调整，因为增加空白期会导致心室颤动的感知不足。美敦力现在允许在真实和集成双极配置之间切换来纠正问题，因为这种现象更常见于真正的双极导线中。圣犹达装置可程控阈值启动和衰减延迟，允许通过程控来解决方案。其他考虑因素包括提高室性心动过速和心室颤动的检测区域，增加检测间期的数量，或使用 β 受体阻滞剂以降低窦性心律。如果是某些代谢紊乱导致 T 波过度感知，对潜在疾病进行治疗将纠正该问题。

如果 T 波振幅几乎等于或大于 R 波，这些方法将失败并危及适当除颤。在这些患者中，除颤导线可能需要重新调整位置或者植入起搏 / 感知导线以获得更大的 R 波振幅，或者通过将脉冲发生器更换为不同制造商的脉冲发生器来尝试不同的滤波算法，但实际很少会这样做。

R 波重复计数

R 波重复计数以多面的心电图电交替和超过心室空白期的持续时间发生。现在很少见，因为这需要更换装置。这个问题可能出现在室内传导明显延迟的情况下，高钾血症或钠通道阻滞剂导致的毒性会使该情况恶化，这种情况更常见于集成双极导线[1-3]。在前几代的 CRT-D 装置中遇到这种情况的可能更高，因为这类装置允许在左心室电极和右心室电极之间进行双极感知。

R 波重复计数导致两个不同的心室间期群，一个短的和一个长的，间期点出现了特征性的"轨道"外观（图 21-2）。

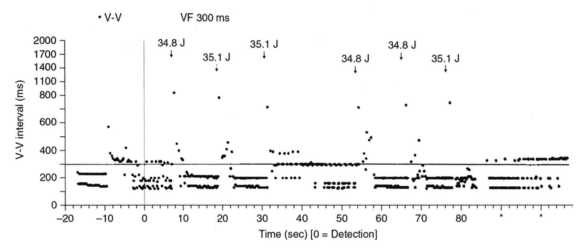

图 21-2　经典轨道外观提示瞬态 R 波发生了双重计数，导致多次不适当的电击

增加心室空白期可以解决问题，但只有圣犹达装置有此支持。较旧的 CRT-D 装置可以更换为不再具有扩展双极感知配置的较新型号。

P 波过度感知

如果集成双极导线的右心室线圈没有完全穿过三尖瓣，可感知远场心房活动且 PR 间期超过心室空白期，这可导致 P 波过度感知，且是一种最常见的 P 波过度感知。可能导致在窦性心律和室上性心动过速期间不适当地检测室性心动过速 / 心室颤动，最常见于心房扑动伴有导线近端放置。如果发生导线脱落，或是专线放置于房室间隔近端[1-3]，真正的双极导线，可能发生过度感知，降低心室敏感度只会导致心室颤动感知不足，最常见的是需要进行导线修复。

肌电位过度感知

靠近 ICD 系统的肌肉的正常电活动可以在心脏周期的整个或一部分中被感知到，肌电位的两个来源是膈肌和胸肌。

对于包括集成双极导线或感知配置的系统，通常观察到膈肌肌电位感知（DMO）。DMO 是一种高频电活动，在心电图电交替近场最为明显。长的舒张间期后或心室起搏后 ICD 最为敏感时，往往会发生 DMO，一旦感知到真正的 R 波，AGC 通过调整使其敏感度下降，过度感知就会停止。此外，膈肌肌电位可抑制呼吸变异，因为导线位置的微小变化会影响感知。可能导致晕厥或对室性心动过速 / 心室颤动的治疗不适当，Valsalva 动作可导致膈肌肌电位，常见于便秘时过度用力。

如果感知到肌电位，但未导致不恰当的 ICD 治疗，那么除非在起搏依赖性病例中抑制起搏或限制有效 CRT，否则不需要进行程控调整（图 21-3）。频繁监测非持续性事件将加速电池耗尽，因此延长检测间隔将是另一个考虑因素。如果 DMO 导致不适当的电击，则可以降低心室敏感度以纠正问题，在重新评估心室颤动的充分感知后进行。不太常见的是，可能需要插入新的频率感知导线，或者需要调整惯性除颤导线的位置，使其远离右心室心尖。这在 Boston Scientific 装置中最常见，如果无法进行导线修复，则需要更换发生器来解决问题。

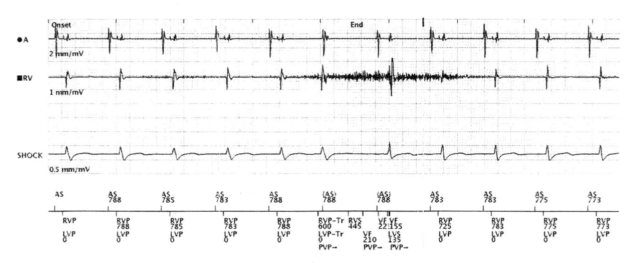

图 21-3 间歇性膈肌肌电位过度感知导致检测到心室颤动，但未导致电击，降低心室敏感度会使过度感知得到改善，但不会导致心室颤动感知不足

在远场心电图上，可以看到胸部肌电位过度感知或具有电活动的双极或集成双极导线最为突出[1-3]。等长运动可导致这种情况出现。胸部肌电位不会导致不适当的治疗，当远场心电图不用于频率感知时，不进行单极感知。但是，胸肌肌电位可能会限制基于形态学的室上性心动过速鉴别器的有效性。

机电干扰（EMI）

EMI 是指感知到心外电活动信号，并将其解决为心室事件，引起室性心动过速 / 心室颤动检测和治疗的现象。常见临床表现是在没有任何警告或预先症状的情况下接受电击。通常在近场和远场心电图电交替上感知到高频电活动，但在远场心电图电交替上具有更大的振幅，在双腔系统的心房和心室导线都会检测到 EMI。这可以区分 EMI 和除颤导线失败，因为 EMI 会局限于受影响的导线[1-4]。

这些问题通常不会经常出现，但在接近工业电磁铁、磁共振成像装置和电弧焊时会出现。诸如手提钻和链锯之类的振动装置是 EMI 的其他来源，导致心室颤动检测的过度感知。另一个 EMI 来源是一个接地不良的游泳池过滤器，可能导致心室颤动检测和电击，发生在当试图离开水池或触摸水外的东西时，从而提供了一种接地 EMI 来源的方法（图 21-4）。极少数情况下，交叉感知是 EMI 的内部源，可发生于在其他正常运行的装置（图 21-5）。

更常见的 EMI 医疗装置包括体外冲击波碎石术、放射治疗、射频消融、电神经刺激、MRI 或电烙术。如果电烙术仅用于短时间爆发，则不太可能导致装置治疗，因为往往达不到检测标准。此外，现代 ICD 上的噪声过滤通常可限制不适当的装置治疗。双极电烙术两个电极彼此非常接近，不太可能引起不适当的检测和治疗。

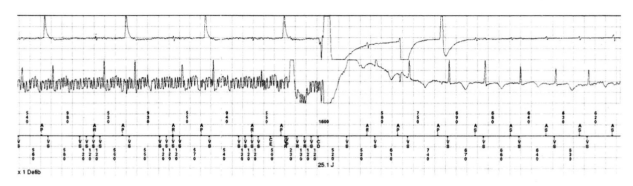

图 21-4　由不良接地的池式过滤器引起的 EMI 导致不适当的电击

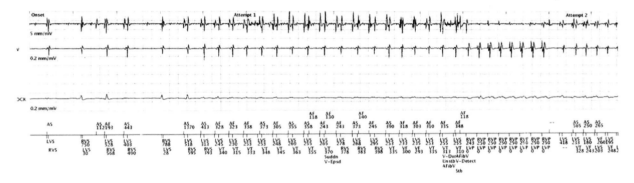

图 21-5　寄生耦合引起的虚假交叉感知，可能导致插入心房端口插头的 CRT 设备中的心房感知

注：这是一种 CRT-D 设备，其中由于永久性房颤而导致心房端口堵塞，心房通道中的过度感知导致错误解读为室上性心动过速并延迟定性心动过速 / 心室颤动治疗。

导线或者连接器故障

尽管经过了广泛的测试，但是在广泛应用于临床实践之前，除颤器导线的可靠性和功能仍不清楚，其原因是尽管每个主要导线制造商使用的材料相似，但这些材料的应用方式存在差异。

与起搏器导线相比，ICD 导线的设计更复杂，增加了导线发生故障的可能性。起搏导线的寿命估计提示导线发生故障的风险非常低，而大约 20% 的 ICD 导线会在 10 年后出现需要干预的故障。

导线故障或召回是不可避免的。清楚地了解故障机制至关重要。导线故障的原因包括：

1）导线相关技术因素。

2）患者相关因素：

● 过多的上肢活动；

● 扭转。

3）植入相关因素：

● 粗糙的导线处理或血管内创伤；

● 锁骨下静脉而不是腋静脉 / 头静脉植入；

● 用完全插入钢丝定位导线；

● 主动固定结构的过扭矩；

● 过度收紧锚固套管缝合线；

● 导线和连接器在囊袋内缠绕。

导线故障类型包括绝缘缺陷、导线断裂、异常阻抗和感知失效。导线绝缘破坏或磨损通常是由于粗暴操作、锁骨挤压或与装置的其他部件或解剖结构导致的摩擦或内部缺陷造成的。导线导体的断裂往往在机械应力点发生，例如部件黏合点、锁骨水平、与缝合套管的急性角度或囊袋内的其他位置。

导线绝缘破坏的常见表现包括低阻抗、突然上升或夺获失败，以及过度感知或感知不足[4,5]。导线断裂的常见表现是感知不稳定、过度感知、高阻抗或夺获间歇性失败或完全失败[4,5]。起搏阻抗的异常（如果存在）有助于确定断裂点，但是阻抗异常有可能是间歇性的。

导线或连接器问题导致的过度感知可能与绝缘破坏、导体断裂、定位螺钉松动或接头故障有关（图 21-6 和 21-7）。由于这些问题，具有非常短的心室间间期的非生理信号的过度感知往往是间歇性的，并最常见于近场心电图电交替上。集成双极导线中的右心室线圈导体失效除外，近场和远场心电图电交替都有过度感知，囊袋操作或手臂动作可导致过度感知。胸部 X 线片或透视检查可以确保钢钉靠近远端螺钉。美敦力采用了导线完整性警报（LIA）算法[2]，提供重复的声音警报，并通过远程监控自动通知医生，如果满足下列至少两个标准，就可以发生上述事件。

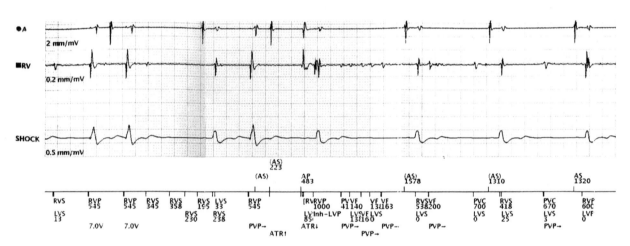

图 21-6　在 CRT-D 脉冲发生器更换后，有固定螺钉松动，引起过度感知导致抑制起搏和非持续心室颤动的不适当检测

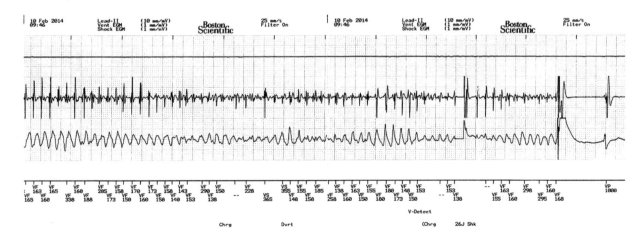

图 21-7　心室颤动的感知不足导致治疗转移，之后 26J 电击除颤失败，采用外部救援电击。增加灵敏度可减少感知不足，从而电击不会延迟，并且 26J 成功终止了心室颤动

1）与计算的基线相比，导线阻抗发生突然变化；

2）两次或多次非持续高频率事件，伴心室间间期小于 220 ms ；

3）在之前的 72 小时内有 30 个短心室间间期。

LIA 将自动增加检测室性心动过速和心室颤动所需的间期数，以便尽量减少电击次数。该算法提供预先警告，减少电击，并可以在导线完全发生故障之前进行早期干预。

评估 ICD 治疗心动过速的适当性

ICD 为预定的检测区域内的任何快速性心律失常提供治疗，一旦满足检测标准，包括心室颤动、室性心动过速、室上性心动过速，以及罕见的双重心动过速就会提供治疗。导致不适当疗法的最常见的室上性心动过速是房颤。区分室性心动过速和室上性心动过速难度较大，特别是在评估单腔 ICD（相较于双腔 ICD）时。单腔 ICD 仅感知心室事件，并且唯一可用的存储数据是近场和远场心电图电交替，双腔 ICD 可感知心房和心室事件。可基于规律性、突然发作、形态学、房室关系、腔室发作，以及通过心电图或电生理学测试进行的过早搏动或起搏的反应做出推论，基本原则保持不变。

单腔和双腔 ICD 都具有诊断算法（室上性心动过速鉴别功能），以便基于这些基本原理区分室上性心动过速和室性心动过速。室上性心动过速鉴别仅应用于室性心动过速区域而不是心室颤动区域，以便最小化检测和处理心室颤动延迟。算法可能会有所帮助，但应该避免过度依赖，因为算法并不完美。室上性心动过速识别在预定时间后超时以避免不治疗室性心动过速，然而，室上性心动过速往往更稳定且不连续。室性心动过速，可能导致不适当的电击。

需要对存储的心电图电交替进行系统地评估，以确定该装置是否正确地将快速性心律失常解读为室上性心动过速或室性心动过速。

单腔和双腔 ICD 室上性心动过速区分功能可用于评估稳定性、突然性和形态学特性[1-3]。双腔 ICD 具有同时评估心房和心室心电图、房室关系和腔室快速心律失常开始的能力[1-3]。

稳定性

稳定性标准可用于区分室性心动过速和房颤。室性心动过速通常突然开始，但形态和间期都比较稳定。房颤突然开始，形态变异大（频率相关异常），间期也发生变化。当心室率超过每分钟 180 次时，稳定性鉴别功能的有效性不太可靠。频率高于 180 次 / 分钟的房颤向下传导时，这个频率往往更加规则，具有规则的心室传导的房颤的瞬时组织可能导致重新分类为室性心动过速[1-3]。稳定性标准可进行程控设置，识别特异度增加，最常见的设置是大于 30 ms 的可变性表明房颤。触发或自动室性心动过速通常见于结构性心脏病，从加速、减速或不规则方面达不到稳定性标准，会被不适当地解读为房颤。

突然发作

突然发作标准用于区分窦性心动过速和室性心动过速。室性心动过速突然开始，而窦性心动过速逐渐加速。当心室速度超过 180 次 / 分钟时，突然发作标准就不太可靠了，这一点与稳定性类似。室上性心动过速突然开始，如果在室性心动过速区域内的心率下降，将被归类为室性心动过速[1-3]。

形态学

形态学标准用于区室上性心动过速和室性心动过速这两种快速性心律失常，区分时需要基线窦性心律模板。在室性心动过速检测时，ICD 将实时比较心电图电交替形态和模板。基于预先指定的百分比匹配阈值，将对室上性心动过速和室性心动过速进行匹配的定量评估。并不是所有装置都可以程控设置该功能[1-3]。

保证正确功能的关键是确保定期更新准确模板，因为心电图电交替可能因导线腐蚀、传导性疾病的发展或抗心律失常药物的使用而发生变化。在无自身心室传导的情况下，将无法获得模板，另一个考虑因素是模板是否是过早的心室搏动或异常的室上性搏动。形态学分析的有效性将受到下列因素的不良影响：对齐误差、信息截断导致形态学信息的丢失和错位，远场心电图电交替分析将受到胸肌肌电位和频率相关异常的影响[1-3]。

当通过视觉评估形态学时，近场心电图电交替通常用于分析，如果与窦性心动过速不同，则诊断为室性心动过速。然而，如果室性心动过速的起源接近除颤导线，单独使用近场心电图电交替可能不够可靠，使用远场心电图电交替可能会增强识别力。另一个常见错误是将快速性心律失常形态与电击后形态进行比较。在电击之后，由于瞬时局部和整体复极异常，心电图电交替形态与基线相比仍然显著扭曲。

房室关系

双腔 ICD 首先评估房室关系，以判断是否存在房室分离或关联。

当心室事件比心房事件更多（V > A）时，存在房室分离，提示有室性心动过速。一个非常罕见的例外，被不恰当地归类为室性心动过速的是双重房室结反应性心动过速[1-3]。

当心房事件多于心室事件（A > V）时，房室分离或关联不能被充分评估，因此在房颤、心房扑动或室上性心动过速期间鉴别出室性心动过速更加困难。进一步的区别在于分析形态、稳定性和房室关系，不同的制造商各自的权重也不一样。

当心房和心室事件数量相同时，存在房室关联，其可表示具有 1∶1 心室心房传导，房室结依赖性室上性心动过速或窦性心动过速。窦性心动过速是最常见的 1∶1 室上性心动过速，并且会逐渐发作。具有 1∶1 室房传导的室性心动过速是罕见的。瞬时房室或室房阻滞分别支持室上性心动过速或者室性心动过速的诊断，房室阻滞有效地排除了房室结依赖性室上性心动过速。对 1∶1 室上性心动过速的进一步区分依赖于形态学、发作腔室和反应 ATP。形态匹配不良将被解读为室性心动过速。具有短 P-P 间期或短 V-V 间期的起始将分别支持心房或心室起源。房室结折返性心动过速（AVNRT）会有近期同时发生的心房和心室感知事件。

ATP 可以模拟心室过度起搏使心房兴奋，因此可以解释起搏停止后的反应（VAV 和 VAAV 反应）。ATP 常常终止室性心动过速和房室结依赖性室上性心动过速，但终止房性心动过速、心房扑动、房颤和窦性心动过速的可能性很小[1-3]。

从理论上讲，双腔室上性心动过速鉴别比单腔室上性心动过速鉴别在减少 ATP 治疗次数或电击次数方面应该更具优势。然而，这在临床试验中仍未得到证实，仍然存在争议[1-3]。双腔室上性心动过速鉴别受适当的心房感知限制，需要避免 P 波感知不足，但应尽量降低远场 R 波感知。P 波感知不足可能导致不适当的分类，因为室性心动过速和远场 R 波过度感知会导致不适当地分类为室上性心动过速[1-3]。某些制造商提供的可程控心室后心房空白期、阈值、衰减率可以缓解这个问题。

通过程控以避免不适当的治疗

通常的做法是对多个室性心动过速区域进行程控以进行 ATP 治疗，对于慢型和快型室性心动过速都有效。以这种方式程控的装置可导致窦性心动过速、室上性心动过速和室性心动过速之间的大量重叠，导致不适当的电击。这推动了室上性心动过速识别算法的发展，但仍然不可靠。积极的程控可能导致对可能自我限制事件的过度处理。此外，ATP 有可能将稳定的室性心动过速加速成需要电击的不稳定节律。

越来越多的人认识到 ICD 疗法与不良结果有关，并且适当的 ICD 疗法是否会导致发病率和死亡率升高，以及是否作为不良结果的标志，仍存在争议。

尽量减少不适当治疗的重要方法是仔细考虑装置选择（单腔或双腔 ICD）和植入时的程控设置。临床工作数据支持程控大于 200 次 / 分钟的单个心室颤动区域或在检测时间内显著延长的多个区域，以减少不适当的电击和死亡率，在理论上延迟了血流动力学不稳定室性心动过速的治疗。

考虑到这些因素，大多数用于终止心室颤动的一级或二级预防装置可以通过程控设置单个心室颤动区域使检测时间延长来达到目的。如果需要，在充电期间启动 ATP。只有当有证据表明已证实持续性室性心动过速对 ATP 有反应时，才会程控设置为在进行电击之前，先尝试 ATP。

电击的有效性

在确定 ICD 电击合适之后的下一步是确定除颤的充分感知和有效性。

对心室颤动的感知不足可能导致检测、重新检测和给予电击治疗，可能引发晕厥、血流动力学不稳定或无效的除颤[4, 5]。心室颤动和 DFT 之间存在线性关系，如果遇到，首先应提高灵敏度并重新评估感知，另一种可能性是改变系统中的感知矢量，以便检测真双极和集成双极配置。如果感知不足导致心室颤动持续存在，则可能需要导线修复或植入新的频率感知导线。

与 DFT 增高相关的患者特异性因素包括扩张型非缺血性心肌病、浸润性心肌病、肥胖、胸腔积液、失代偿性心力衰竭和需要右侧植入。此外，除颤的成功率因缺血、代谢异常、自主神经紧张和药物而改变，特别是长期口服胺碘酮与 DFT 增高有关。与 DFT 增高相关的其他药物包括利多卡因、美西律、维拉帕米、异丙酚、麻醉剂、可卡因、文拉法辛和西地那非。

在可逆性因素或药物治疗的情况下，DFT 增高应分别通过治疗相关疾病和停止药物来解决。

在一段时间使干扰因素完全消除后，需要重新测定 DFT。在没有可逆原因的情况下，应该通过胸片来确认适当的导线头端位置。用于评估 HV 系统完整性的查询可发现阻抗值不在正常范围内，提示导线功能异常。特别是阻抗的突然变化暗示导线失效。同样，任何导线如果有感知不足、过度感知或起搏阻抗变化，应该仔细评估，查看是否有导线异常。

在没有可逆原因或导线失效迹象的情况下，可以尝试进行一些改变，以便在足够的安全范围内改善除颤：

1）改变极性；

2）排除 SVC 线圈。少于 40 的 HV 阻抗将提示 SVC 线圈的排除；

3）调整圣犹达 ICD 上的波形斜率；

4）可以在其他措施失败且无法使用侵入性方法的情况下，尝试降低 DFT 的药物（例如索他洛尔和多非利特）。

大多数 DFT 增高病例可以使用非侵入性方法进行处理。当没有其他替代方案时，可以考虑进行导线修复、新植入电极（奇静脉、锁骨下静脉、冠状窦或皮下通路）或使用高能量装置。

电池作用

现代 ICD 能够根据当前使用率估计装置的寿命。每个制造商的电池耗尽率都不同，心脏起搏器等 ICD 将电池消耗分为两个级别：

1）选择性替换间隔（ERI）；

2）寿命结束（EOL）。

ERI 标准表明，在安排装置更换的同时，装置仍具有足够的功能，在长达 3 个月内，功能均正常。EOL 标准表示没有足够的能量来实现全部功能。装置可能无法正常工作。因为其除颤能力不明确，装置更换不应该延迟。

充电时间

充电时间、心律失常检测和电击之间的时间均取决于装置和电池的完整性。较长的充电时间会导致治疗延迟，引起晕厥、血流动力学不稳定或无效除颤。

长时间充电表明需要修理电容器、有部件故障、电池故障或电池耗尽。随着时间推移，电容器充电时间逐渐增加，这是正常现象。ICD 具有可程控的电容器自身调整方案，来保持适当的功能。随着电池耗尽进展并达到 ERI，充电时间将增加。

遇到充电时间延长时，第一步是检查电池状态，调整电容器。将电容器充满，然后继续充电 10 分钟，之后调整电容器，接下来耗尽电量再对电容器充电，再次评估充电时间。

参考文献

[1] Swerdlow CD, Gillberg JM, Olson WH. Sensing and detection. In Ellenbogen KA, Kay GN, Lau C, Wilkoff BL (eds). Clinical Cardiac Pacing, Defibrillation, and Resynchronization Therapy, 3rd edition. Saunders, 2007：75-160.

[2] Koneru JN, Swerdlow CD, Wood MA, et al. Minimizing inappropriate or "unnecessary" implantable cardioverter - defibrillator shocks. Circ Arrhythm Electrophysiol 2011；4(5)：778-790.

[3] Swerdlow CD, Friedman PA. Advanced ICD troubleshooting：part I. Pacing Clin Electrophysiol2005；28：1322-1346.

[4] Swerdlow CD, Friedman PA. Advanced ICD troubleshooting：part II. Pacing Clin Electrophysiol2006；29：70-96.

[5] Epstein A. Troubleshooting of implantable cardioverter - defibrillators. In Ellenbogen KA, Kay GN, Lau C, Wilkoff BL (eds). Clinical Cardiac Pacing, Defibrillation, and Resynchronization Therapy, 3rd edition. Saunders, 2007：1063-1086.

22.ICD 装置和导线故障及召回的处理

Yousef Bader and N.A. Mark Estes III

Tufts University School of Medicine，Tufts Medical Center，Boston，MA，USA

作为救生装置，植入式心律转复除颤器（ICD）和配套导线对可靠性的要求较高。此种心律管理系统很复杂且故障率较低[1-5]。许多患者从植入技术中受益，在未来通过精心设计、制造，严格测试，以及依托强大的监测，心律装置和导线发生故障的风险应该更低。产品特定性能问题的及时检测和识别，医患沟通和临床管理对于患者安全都至关重要。虽然 ICD 导线可用于人体机械应激的血管内和心脏环境中向装置传递信息和维持生命的治疗，但这被认为是心律管理系统中的薄弱环节。多个 ICD 和导线的明显故障和召回削弱了人们对治疗的信任。目前已有及时检测、识别、沟通和纠正产品性能缺陷的建议，为临床管理提供系统方法，提高 ICD 和导线的可靠性[1-5]。

如今，ICD 导线故障、性能和可靠性已经有标准化的定义，可对装置和导线进行基于证据的比较[1]。可靠性是指某装置或导线在工作时间，其结构和功能没有发生异常的可能性。评估 ICD 和导线性能的时间依赖性使得必须在其使用寿命的整个持续时间内追踪所有装置和导线。不幸的是，制造商产品性能报告和独立注册信息受到心律装置报告不足和导线故障、患者随访不足、缺乏统一定义、缺乏退回产品失败分析，以及基于自愿报告的被动监测系统的限制[1]。

许多建议与装置和导线性能、通信、上市前评估、上市后监督、导线建议和临床管理有关[1,2]。明确规定了制造商、监管机构和医疗保健提供商在解决公认的 ICD 和导线设计、测试、制造、监测、报告和改进的局限性方面的责任[1,2]。注册管理机构以合理且易于理解的方式报告装置和导线的可靠性，旨在改进装置和导线的性能。对预期注册数据进行独立分析可以提供最可信、最可靠和最值得信赖的数据[1,2]。

确保通过众多临床试验得到的 ICD 系统的临床益处显然符合 ICD 患者的最佳利益。无论是否出现故障，植入或跟踪 ICD 和导线的医生和其他医疗保健专业人员应始终有责任向食品药品监督管理局（FDA）报告任何导线故障，并将所有导线退回制造商。此外，所有涉及植入或追踪 ICD 和导线的医疗保健专业人员应该了解用于报告、沟通、监测和管理 ICD，以及导线召回和故障的最佳处理方式[1,2]。

ICD 和导线性能的监测

ICD 发生器和导线的功能和寿命由制造商、独立注册管理机构和 FDA 监测。起搏器和 ICD 的制造商在公共网站上报告装置和导线可靠性数据，通常每季度更新一次。然而，该数据基于被动监测系统，依赖回收产品分析和医疗保健专业人员的报告，因此，很有可能报告故障率显著低于真实水平。同样，FDA 制造商和用户装置体验（MAUDE）数据库依赖被动监测系统，并且存在明显漏报[1, 2]，对死者的起搏器和 ICD 强制性查询的缺失也是现有数据库的重大不足。

召回的定义

当 ICD 发生器或导线疑似出现故障时，其发生频率或故障机制可以反映临床显著风险，需要根据 FDA 的要求召回产品[1]。当装置被召回时，装置的制造商和分销商有义务去处理市场上销售的产品，否则 FDA 会采取法律措施。召回分为三类：I、II 和 III。I 类是最严重的，提示使用该产品有可能导致严重的不良后果或死亡。因此，装置和导线应被召回，故障应该得到妥善处理和关注，必须更换失败的 ICD 和导线，并且更换方式应由管理医师自行决定。已经召回的 ICD 或导线的管理通常更复杂，需要正式的处理策略。与 ICD 和导线可靠性相关的共识文件已发布，是一种有价值的资源[1, 2]，这些文件提供了有关咨询通知、实地行动信函、技术通知、性能更新，以及由 FDA 或制造商发送的其他通信信息管理方面的细节[1, 2]。

ICD 召回或故障的处理

对被召回或发生故障的 ICDs 患者而言，主要目的是预防患者发生任何不良反应[1-4]。尽管人们对装置故障的认识日益增强，但装置公司和 FDA 没有就患者的处理提出具体建议。根据对监管机构、制造商、专业机构和患者的指导原则，处理决策最终保留在医生手中。相关部门已经制订了针对此类患者处理的共识建议（表 22-1）[1, 2]。尽管有这些建议，但对于相同的临床问题，不同医生对 ICD 的召回或故障的处理方式差异很大。例如，发生电池提前报废的 ICD，如果发生频率低被召回的话，总共有 30% 的召回装置被更换，其中绝大多数可继续展示正常的装置。更换率取决于医生，更换率为 0% ~ 100%。

表 22-1　ICD 设备更换的考虑因素

如果有以下情况考虑设备更换：
● 故障风险有可能导致死亡或严重损害
● 患者有起搏器依赖
● ICD 用于猝死的二级预防
● ICD 用于接受适当治疗的一级预防

当临床医生意识到 ICD 要被召回或治疗失败时，立即对患者进行评估至关重要，并对患者进行仔细的风险分层，以确定适当的设备功能缺乏时相关不良后果发生的潜在风险（表 22-2）。在初始评估中要解决的关键临床问题包括针对当前适应证的除颤和起搏治疗。一般来说，由于 ICD 不能恰当地为已经植入该装置进行猝死二级预防的个体提供适当的治疗，该装置发生潜在不良后果的风险较大。为初级预防植入装置，且能提供合适 ECD 治疗的患者，与未接受治疗的患者相比，其风险也比较高。显然，ICD 功能故障时无法正常起搏，将使起搏器依赖患者处于特殊危险状态[3, 4]。

极少数情况下，患者 ICD 放置的初始适应证不再存在，临床上合适的做法是无须更换装置，而是通过程控使心动过速检测和治疗功能停止。当存在 ICD 的适应证时，应根据若干考虑因素选择性地替换被检查或符合召回条件的 ICD。很明显，更换符合召回条件但继续正常运行的 ICD 或导线的决定要根据具体病例做出，应在仔细考虑风险和收益的情况下进行。通常会有监管机构、装置或导线制造商及专业组织的相关指南资料[1-4]。但对于每位患者，还需要将最佳可用证据、患者偏好及所有处理方案的风险和益处纳入临床决策制订中。

表 22-2　ICD 装置被召回

临床风险	起搏器依赖	二级预防	先前治疗的一级预防	无先前治疗的一级预防
失败风险	高	高	中等	低
处理	更换	更换或监控	监控	监控

对于植入 ICD 进行二级预防或一级预防且能够进行适当电击的患者，未来对室性心动过速或心房颤动进行装置治疗的可能性更大。在决定继续监控装置功能或更换装置时需要仔细考虑这一点[5]。对于真正起搏器依赖的患者，起搏失败可能会导致危及生命的后果，如果装置已经证明失效并且提示有需要更换 ICD 的指征，则需要及时更换。任何处于被查询或符合被召回条件，或被发现以异常方式运行的装置或导线应退回给制造商并报告给 FDA。这样可调查失败的原因和发生频率，该信息可用于改进监测策略并改进未来的装置[1, 2]。

当 ICD 或导线被召回或被证明有故障时，医生还需要做以下几件事情，包括与患者直接沟通[1, 2]，应该以清晰、简洁、及时的方式进行。沟通应包括对问题进行解释并提供有关的处理策略的指导，制造商应该独立于医生，单独与患者进行联系。因此，重要的是直接联系患者，讨论处理策略的具体风险和益处。标准化的医师装置咨询通知表和患者装置咨询通知书提供了关于包括导线召回[1]信件中信息的指导。

与持续监测相比，已经开发的决策模型用于评估与装置或导线更换直接相关的风险和益处，为一种有用的资源[3, 4]。决策工具的目标是比较与装置或导线更换与不更换并发症的发生风险[3, 4]。需要考虑的几个变量，包括装置或导线植入指征、装置或导线故障发生后的预计处理程序、装置召回的失败率每年从 0.0001% 到 1.0% 不等。装置更换术死亡率为 0.10%～1.00%[3, 4]。决定更换装置或导线的主要因素是装置故障率或导线预期失败率[3, 4]。手术相关死亡率也略有影响，但发生器剩余寿命和患者年龄对更换装置的决定没有影响[3, 4]。对于心脏起搏器依赖的患者，失败率超过 0.3% 必更换装置，而在所有其他患者中，如果失败率达到 3% 才需要更换装置[3, 4]。在可以避免装置更换的患者中，医生应该增加后续监测，以便尽早识别装置故障[3, 4]，在适当的时候，应对装置进行程控参数调整，以最大限度降低与装置故障相关的风险，包括不恰当的 ICD 电击[3, 4]。

导线召回或故障的处理

当 ICD 导线被召回或无法正常工作时，临床医生应考虑许多因素（表 22-3）[2-4]。如果存在不适当的电击风险或是检测失败无法给予适当的治疗，说明 ICD 导线存在故障则应停用这种抗心动过速治疗[2-4]。通常，患者应住院进行连续监测以确保安全性，直到制订和实施最终处理策略。有关导线召回或故障处理的决策与 ICD 相比更为复杂[2-4]。对于符合召回条件但功能正常的导线的患者来讲，其中一个处理办法就是通过远程监控强化对导线的监测，以及通过导线警报激活，在早期发现问题[5]。其他处理办法还包括对符合召回条件的导线更换新导线，更换有两种处理办法，一是拔除原有的导线，换上新导线；二是不拔除原有导线，直接植入新导线。最后一种处理办法是植入起搏/感知导线，同时在适当位置保留高压电击导线。最近出现了另一种办法是植入经皮 ICD（S-ICD）。虽然这类装置不具备提供起搏的能力，但是它们可以安全地通过常规经静脉通路植入双极导线。很明显，对于被证明有故障的导线，强化监测这个处理办法不行，临床医生应该从其他处理办法中进行选择[1-5]。

表 22-3 处理导线召回的临床建议

临床医生建议：
●医生应在植入时与患者讨论导线和脉冲发生器的寿命预期，以及导线失败的可能性，这可作为知情同意的一部分
●植入医生必须拥有所有患者的一个数据库，其中包括植入装置、导线及型号
●植入机构和医生应监测当地的结果和不良事件
●植入医生必须能够及时更新 FDA 召回和查询
●植入机构应具备执行远程监控、数据解释及根据需要进行装置设置更改的功能
●植入机构应具备基础设施和支持，以便在召回时能够联系到每位患者。与每位患者的沟通应以口头和书面形式进行
●医疗保健专业人员应向制造商和监管机构报告已经公布的或是疑似的导线故障，并应将所有取出的导线或导线片段送回给制造商进行分析
●当确定要召回导线时，直接负责联系患者的医生应该通过电话、信件进行，或者最好亲自与患者联系

有些临床医生主张对于符合召回条件或是证明有问题的导线，应将其拔除，换上新导线。支持这种主张的原因是，多导线的存在与锁骨下静脉和上腔静脉阻塞、狭窄、闭塞的风险增加有关。其他原因包括感染风险增加和如果不拔除原有导线，直接植入新导线会导致导线之间相互作用的发生。另外，一般认为，导线植入后，会与血管系统发生作用，时间越长，导线拔除相关风险就越高。如果存在多个 RV 导线或旧导线，持续时间每增加 3 年，导线拔除失败的风险就会增加一倍，重大不良结局的风险就会增加 2~3 倍。然而，导线拔除不是良性手术。

即使在经验丰富的医疗中心进行，主要并发症的风险约为 2%，死亡风险为 0.5%。因此，在植入新导线时，是否要拔除，需要仔细考虑。应特别强调与导线拔除相关的医生专业知识和医疗中心的经验。有些患者体内含有符合召回条件功能异常的导线，针对这些患者做临床决策，还需要考虑一些因素，可参见表 22-4。其中一些考虑因素与符合召回条件或功能异常 ICD 的考虑因素相同。然而，导线特征也需要仔细考虑，包括导线的年限和型号、召回/失效机制的类型和

表 22-4 与导线修复有关的患者因素和导线因素

管理体内含有出现官方警告但功能正常导线时通过风险获益分析需要考虑的因素

患者	●起搏器依赖 ●室性心律失常的病史 ●患者预后 ●未来心律失常的风险 ●修复或替换手术的外科风险 ●患者对于导线失效的担忧 ●电池即将耗尽
导线	●异常发生率出现官方警告的导线观察到或预测异常发生率 ●导线失败率 ●故障特征（是逐渐发生的还是突然发生的；是可预测的还是不可预测的） ●识别高失败率的导线类型 ●已知的或理解的故障机制 ●导线失败的不良后果 ●程控参数调整以缓解临床风险的可能性 ●通过算法早期检测在导线异常的可能性

失败率。

召回导致的不良事件风险及监测技术的可用性，以检测早期失效和降低患者不良后果的风险[5]。如果可以选择对正常运行的 ICD 或导线进行随访，则应制订并实施专门的加强监测协议[5]。远程监测可进行频繁的自动安全信息检索，从而减少频繁去医院。应认真听取制造商的建议[5]。为增强监测而开发的算法示例包括导线完整性警报（LIA），以检测美敦力非达尼斯导线故障的信号。该算法是一种可下载到 ICD 中的软件，用于及早识别导线故障并最大限度地降低电击风险。60 天内满足以下三个标准中的两个就可激活该算法。

1）RV 导线阻抗异常；

2）两个或更多高频率感知间期短于 220 ms；

3）3 天内至少有 30 个短 V–V 间期计数。

一旦满足标准，装置将立即从 ICD 发出警报并且每 4 小时发出一次警报。该警报信息和装置诊断信息也会通过远程监控传给医生，以便医生采取适当措施。此外，该装置通过将检测室性心动过速 / 心室颤动所需的间期数量增加到 30/40 来调整检测算法，从而进一步减少不适当的电击。在一项随机抽样试验中，与标准监测相比，LIA 组中接受 >5 次电击的相对风险降低了 50%。在第一次电击之前，在 LIA 组的患者中，72% 的患者没有受到电击或者是受到电击前 3 天接到了警告，而标准监测组为50%。

其他装置制造商也开发了类似的程序，以最大限度地降低电击风险。圣犹大开发了 SecureSense 导线噪声判别算法，该算法主要是为 Riata 导线提供服务，当存在导线噪声时，抑制心动过速治疗，该算法通过比较双极心室心电图和远场心电图来工作。如果在双极通道中存在短周期长度事件而在远场通道中不存在，则该算法将其分类为噪声并延迟或抑制治疗。还可以将这种情况进行编程，一旦发生这种情况，就发出警告，通知相关人员，以便对患者和医生进行调整。通过算法研究发现，真实心室颤动发作检测成功率为 100%，持续 RV 导线噪声检测成功率为 97%，非持续 RV 导线噪声检测成功率为 90.5%。当装置警报激活时，患者应该进行彻底的 ICD 查询以评估导线的完整性。医生对警报进行全面评估，并确定是否存在真正的故障及故障机制。如果确认装置或导线出现故障，应停用心动过速治疗并监测患者，直至确定处理办法。

一些制造商建议对召回的导线进行常规透视检查以为处理提供指导，但仍存在争议。Riata 导线发生绝缘破坏和导体外露的风险较高，通过透视检查发现导体外露的导线不一定都有电流的异常，而有些导线虽然透视检查结果正常，但电活动异常。然而，有研究发现，使用外置电缆的导线具有 25% 的故障率，而透视正常的导线故障率仅为 6%。在某些情况下，导线故障风险可能会改变医生的治疗策略，因此透视数据很重要。在更换装置时，会遇到功能正常但导体外露的导线，这类导线的处理决策很棘手。

为了确定导线修复是否合适，必须平衡每个患者的导线故障风险及导线修复的风险，应将患者分为高风险、中风险或低风险（表 22-5）。影响决策的主要因素应该是起搏器依赖和 ICD 放置导致心源性猝死。其他患者因素包括先前快速性心律失常治疗、患者偏好和患者手术风险。导线特征也很重要，包括故障的概率和原因、故障的临床后果，以及尽快检测故障并尽量减少不良事件的程序和算法[2]。

例如，在使用 Fidelis 导线的情况下，有几个报告显示 ICD 发生器更换后 Fidelis 导线故障率很高，发生器更换 1 年后故障率为 21%。这提示在发生器更换时需要对导线进行预防性修复，但在做出治疗决策之前，应考虑所有患者因素和导线因素。如果确定了修复导线的决定，主治医师应根据患者的个人情况和中心的专业知识在多种方案中选择最合适的一个[2]。

表 22-5　出现警报导线的处理建议

保守的非侵入性治疗伴周期性装置监控应首先考虑，尤其是：
● 非起搏器依赖患者
● 用于一级预防心源性猝死的 ICD 患者，不需要装置治疗室性心律失常
● 手术风险高的患者或患有其他显著竞争性疾病的患者，存在导线故障或患者伤害的风险很大

在临床医生的以下判断下，导线修复或更换应当考虑：
● 故障风险有可能导致患者死亡或严重损害
● 修复或更换的风险要小于导线故障对患者造成伤害的风险

起搏器或 ICD 的再次操作应当在可以减轻由导线故障引起的不良事件风险时进行

结论

ICD 和导线故障及召回对制造商、监管机构、专业机构、医生和患者提出了临床挑战。虽然制造商、监管机构和医疗保健专业人员对心律治疗装置相关问题有共同责任，但最终管理决策由医生做出。最近对产品性能问题进行检测、识别、沟通和修正的建议有助于指导治疗过程。虽然应该对 ICD，以及导线召回和故障采取系统的方法，但是医生必须牢记每个患者都是独特的，个性化的治疗策略是重要的。现在强大的 ICD 软件算法可以通过远程监测早期发现 ICD 和导线的性能问题。参与 ICD 患者护理的医生和其他医疗保健专业人员负责与制造商、监管机构和患者进行沟通。报告 ICD 和导线故障和召回情况等相关数据是一项责任，将改善未来的治疗决策及提高 ICD 和导线的可靠性。

参考文献

[1] Carlson M，Wilkoff B，Ellenbogen K，et al. Recommendations from the Heart Rhythm Society Task Force on Device Performance Policies and Guidelines. Heart Rhythm 2006：10；1250-1273.

[2] Maisel W，Hauser R，Hammill S，et al. Recommendations from the Hearth Rhythm Society Task Force on Lead Performance Policies and Guidelines. Heart Rhythm 2009；6：869-885.

[3] Amin M，Matchar D，Wood M，et al. Management of recalled pacemakers and implantable cardioverter-defibrillators. JAMA 2006；296；4：412-420.

[4] Burri H，Combescure C. Management of recalled implantable cardioverter-defibrillator leads at generator replacement：a decision analysis model for Fidelis leads. Europace 2014；16(8)：1210-1217.

[5] Resnic FS，Gross TP，Marinac-Dabic D，et al. Automated surveillance to detect postprocedure safety signals of approved cardiovascular devices. JAMA 2010；304：2019-2027.

23. 如何通过程控 ICD 使不适当的电击最小化

Paul J. Wang and Winston B. Joe

Stanford University School of Medicine，Stanford，CA，USA

植入式心律转复除颤器（ICD）已成为预防心源性猝死的主要策略。尽管有大量证据支持 ICD 植入患者在降低心脏猝死风险的优势，但也有证据表明 ICD 电击疗法可能对健康有影响，并对生活质量和死亡率产生不利影响。为优化 ICD 治疗的风险 – 效益比，除了临床相关的室性心动过速（室性心动过速）、心室颤动（心室颤动）之外，最大限度地降低 ICD 电击次数也至关重要。大型临床试验的荟萃分析发现不适当电击的发生率很高（20～45 个月随访期间为 10%～24%）[1]。最近扩大了 ICD 适应证范围，包括一级预防，可能会使不适当电击与适当电击的比例增加。

本章介绍了预防不适当 ICD 电击的策略，包括优化程控设置、使用抑制心律失常的药物和预防性导管消融。所谓不恰当治疗的常见原因包括高于频率截止值的窦性心动过速或室上性心律失常，包括导线噪声过大、电磁干扰、T 波和 QRS 双重计数。有些方法可以集体或单独地解决许多这些问题，例如，可以通过调整程控数值，如增加频率截止值和增加持续时间来防止大多数停搏。其他算法可用于防止 T 波过度感知或隔绝与导线相关的噪声。这些算法的组合可用于减少不适当治疗的发生率。

程控

所有 ICD 使用的基本标准检测值高于程控频率截止值。其他程控参数在单腔、双腔和皮下 ICD 中会有所不同[2]。

频率截止值与持续

适当的初始检测频率选择时，要平衡检测不足无法检测到慢型室性心动过速的情况，以及检测过度导致不适当治疗的情况[3]。此外，延长检测持续时间可能会使短暂的心律失常自行终止，减少非必要电击的可能性。上述研究中包括了室上性心动过速鉴别因子，因此难以确定室上性心动过速鉴别因子的独立贡献。

有多个研究分析了增加频率截止值和延长持续时间对不适当治疗的影响。植入式心律转复除颤器参数设置的经验与定制比较（EMPIRIC）的试验研究，比较了标准化 ICD 设置与医生定制对相关电击发病率的影响，说明了缩短周期长度对于室性心动过速检测的潜在价值。在这项研究中，干预组采用了室性心动过速检测设置，频率值为 150 次 / 分钟，持续时间是 16 个间期，快型室性心动过速检测设置，频率值为 200 次 / 分钟，持续时间是 24 个间期中检测到 18 个；心室颤动检测设置，频率值为 250 次 / 分钟，持续时间是 24 个间期中检测到 18 个。第一次电击的时间在干预组中是非劣效的，发生五次或更多次电击的患者减少。在总死亡率、晕厥、急诊室就诊和非计划门诊就诊中没有显著差异。干预组的计划外住院人数有所减少[4, 5]。

在多中心自动除颤器植入试验以减少不适当治疗 MADIT-RIT 试验中分析了降低频率设置以减少不适当治疗的效果，这是一项针对一级预防 ICD 患者的随机前瞻性研究。在研究中，患者被随机分配到三组中。

1）高频率治疗（检测 ≥ 200 次 / 分钟，治疗时间为 2.5 秒）；

2）延迟治疗（170 ~ 199 次 / 分钟延迟 60 秒，200 ~ 249 次 / 分钟延迟 12 秒和 ≥ 250 次 / 分钟延迟 2.5 秒）；

3）常规治疗（170 ~ 199 次 / 分钟延迟 2.5 秒，200 次 / 分钟延迟 1 秒）。

研究发现，具有高频率截止值和较长延迟治疗的组中，不适当治疗发生率较低和总体死亡率较低[4, 6]。对 MADIT-RIT 试验的分析还表明，在缺血性和非缺血性心肌病患者中，高频率截止值和延迟室性心动过速治疗程控与首次和完全不适当和适当的 ICD 治疗显著减少相关[7]。

PREPARE 研究是一项对 700 例患者进行的前瞻性队列对照研究。本研究中的程控设置包括室性心动过速监测设置，167 次 / 分钟，32 个间期；快型室性心动过速为 182 次 / 分钟；40 个间期中检测到 30 个；，以及心室颤动设置，250 次 / 分钟，40 个间期中检测到 30 个。ATP 用于 182 ~ 250 次 / 分钟的常规心律，室上性心动过速鉴别器用于小于 200 次 / 分钟的心律，比较队列由 EMPIRIC 试验和 MIRACLE ICD 组成，PREPARE 试验组患者的电击率为 8.5%，而对照组的电击率为 16.9%[8]。

RELEVANT（长期检测窗口程控在患有左心室功能障碍、非缺血性病因患者中在使用双心室 ICD 治疗的一级预防中的作用）研究对非缺血性心肌病和 ICD 患者的短期（12/16 间期）或长期（30/40 间期）的一级预防区间检测[9]。在长期检测窗口组中，ICD 治疗发生率降低，90% 的室性心动过速 / 室上性心动过速事件在检测窗口结束前自行终止[9]。类似地，ADVANCE-III 试验发现，检测时间长（30/40 间期）与电击减少 37% 和 ATP 发生率降低相关，但总死亡率没有任何显著变化[10]。研究总结和额外的随机试验[11]调查率和持续时间设定见表 23-1。

尽管有证据支持更长的检测窗口，但美国 CareLink 的最新数据表明，60% 的 ICD 选择相对较短的间期检测数（NID），为 18/24 间期[12]。上述数据表明，患者中选择性延长 NID 设置可能会显著减少 ICD 人群的不必要性电击。

优化室上性心动过速识别算法

识别室上性心动过速和室性心动过速的算法在最小化不适当治疗方面具有重要作用，因为心律失常可能具有超过程控设置的检测频率[4]。如果没有这样的算法，只要满足频率标准，就会提供治疗。

虽然增加频率截止值和检测持续时间可能会减少不适当治疗，但是房颤经常会传导得非常快。实际上，房颤和其他室上性心动过速导致了 79% 的不适当治疗[13]。室上性心动过速 / 室性心动过速区别算法在二级预防 ICD 患者和服用抗心律失常药物的患者中尤为重要，在这些患者中，频率截止值可设定在较低水平，因此室上性心动过速和室性心动过速频率更可能重叠[2]。

表 23-1　频率截止与持续优化研究总结

试验名称	发表年度	样本数量	研究设计	调查参数	发现
EMPIRIC	2006	900	RCT	频率截止值	在最初的 12 个月随访中，具有较低频率截止值的队列避免不适当的电击方面效果更好
RELEVANT	2009	324	观察性	持续时间	固定的长检测窗减少了 ICD 治疗负担和心衰住院治疗，而不会引起其他晕厥或死亡
ADVANCE - III	2013	1902	RCT	持续时间	由于非持续性心律失常的自我终止，扩展的检测窗口导致较低的电击率
MADIT - RIT	2012	1500	RCT	频率截止值，持续时间	高效率和延迟治疗组的不适当治疗显著减少。高效率组全因死亡率的额外减少和延迟治疗组中有显著降低的趋势
PROVIDE	2013	1670	RCT	频率截止值，持续时间，室上性心动过速识别因子，用于快型室性心动过速的 ATP	高效率截止，长检测持续时间，室上性心动过速鉴别因子和侵袭性 ATP 的组合导致适当和不适当的电击显著减少
PREPARE	2008	1391	观察性	频率截止值，持续时间，用于快型室性心动过速的 ATP	用于 NSVT 的治疗减少，ATP 消除了快型 VT 中 75% 的电击

识别算法可以减少针对室上性心律失常的不适当治疗[14]。有许多算法可以在所有装置中使用，包括单腔和双腔 ICD。例如，突然发作检测算法识别出在室性心动过速中发生，但在窦性心动过速中不发生 RR 间期的突然变化。虽然能够在室性心动过速检测下限区分窦性心动过速与室性心动过速，但突然发作的鉴别存在许多相关的缺点。在窦性心动过速，室上性心动过速或室性异位搏动发生期间的室性心动过速事件，会将室性心动过速认为是室上性心动过速，会不恰当地避免电击。伴有快速心室反应的突发性房颤也可能被错误分析为室性心动过速，导致不适当的电击[2]。窦性心动过速是逐渐发作的，突然发作检测算法在抑制窦性心动过速方面非常有效。然而，因为其他节律通常是突然发作，所以常需要额外的算法。

稳定性算法就是依赖于与室性心动过速相关的稳定 RR 间期来区分室性心动过速和房颤，但在预防其他室上性心律失常的治疗方面通常没有效果。该算法在整个心律失常期间持续应用，因此只要 RR 间期随时间稳定[2]，RR 间期没有变化的室性心动过速仍将被归类为室性心动过速。尽管有稳定性算法，有些节律 RR 间期发生微小变化，例如快速房颤、心房扑动和规则性室上性心动过速，尽管对于具有不规则 RR 间期的室性心动过速发作而言可以抑制治疗，但并不常见。

形态识别（MD）算法有几种。将心动过速时的实时心电图形态与先前获得的窦性心律模板进行比较，如果心动过速期间 QRS 的形态与窦性模板的程控阈值或百分比不同，则将节律解读为室性心动过速。通常认为 MD 算法比起始和稳定性算法具有更高的灵敏度（92%～99%）和特异度（90%～97%）[4]。然而，MD 算法偶尔会导致分类错误和不必要的 ICD 电击。有关解决分类错误的策略，请参阅表 23-2。

表 23-2　纠正形态学鉴别器错误分类

MD 错误分类起源	纠正策略
室上性心动过速伴频率相关偏差	将自动模板更新设置为"关闭"并获取新模板，同时在 AAI 模式下足够以夺获任何异常频率的方式进行起搏。对于不可重现的错误,减少需要的心电图分数超过匹配阈值[14]
心电图错位或截断	通过选择适当的心电图来源和调整可以避免[2]
肌电位变形	MD 的近场心电图可预防肌电位过度感知[14]
导线成熟或束支阻滞	定期获取新模板以更新窦性心电图的变化，如果无法获得自动模板更新，则避免使用 MD 直至导线成熟完成（植入后 3 个月）[2, 14]

单腔和双腔 ICD

单腔 ICD 算法依赖于间期和形态学的心室心电图信息区分室上性心动过速和室性心动过速[2, 4]，双腔 ICD 可使用从心房通道收集的信息。虽然许多研究表明双腔 ICD 可能导致不适当治疗的发生率降低，但研究结果并不一致，且样本量可能不够大[15-18]。例如，Friedmon 等人[19]发现，用于一级预防的双腔 ICD 的常规植入增加了成本，但没有改善生活质量或减少不适当的治疗。然而，OPTION（没有起搏指征的 ICD 患者中的最佳抗心动过速治疗）研究证明，当与最小化心室起搏的算法结合使用时，双腔 ICD 可以降低不适当电击的风险[20]。限制双腔算法效益的一些因素包括心房感知不足或心房信号落入空白期。此外,由于远场感知心房通道上的 R 波,可能会出现错误分类为心房心动过速事件[2,4]。

治疗程控参数

● 抗心动过速起搏

ATP 通过比室性心动过速更快的频率起搏来终止折返性室性心动过速，其机制是使可兴奋间隙中的折返组织去极化并终止折返性室性心动过速[21]。ATP 已经被证明可以终止 60%～90% 的室性心动过速发作，并且已经取代除颤作为 ICD 给予的主要治疗[4, 8, 22, 23]。ATP 治疗后导致快型室性心动过速的发生率只有 1%～5%。短循环长度的室性心动过速、致心律失常基质的性质、抗心律失常药物的使用及 ATP 是导致快型室性心动过速发生风险的增加因素[22]。

ATP 可通过一阵列或短阵快速起搏的方式刺激传递，其中连续刺激之间的间隔是固定的，或者是连续刺激之间的间隔是缩短的，虽然短阵快速起搏和周期长度递减起搏似乎对慢型室性心动过速同样有效，但在快型室性心动过速中短阵快速起搏比周期长度递减起搏导致治疗发生室性心动过速的风险较低[24]。

● 治疗区

现代 ICD 允许程控设置一到三个区域用于室性心动过速检测和监测。只有这些区域内检测到心动过速达到一定的频率，ICD 才会发生 ATP 治疗或电击治疗。在频率最高的区域，通常只有电击疗法，或电击疗法和一个 ATP 阵列。如果使用第二频率区，则可以使用更多的 ATP 阵列。对于患有慢型室性心动过速（通常低于 240 次 / 分钟）的患者，通常选择多于一个 ATP 阵列。

最近，RISSY-ICD（减少 InCreaseD 区域的不适当电击）试验发现，对区域边界的简单调整可以显著减少不必要电击的风险。在这项研究中，Cay 等人[25] 随机将 223 例患者分为两组，一组为一级预防患者纳入三区程控组，采用常规边界程控设置；另一组为高区程控设置组，其中三个区域各自的下限频率增加。高区设置与减少不必要电击相关，对死亡率没有不利影响。

感知优化

● T 波过度感知

T 波过度感知（TWOS）可导致不适当的治疗，T 波过度感知常与低振幅 R 波（< 3mV）及肥厚型心肌病（可导致高振幅 T 波）、电解质异常如高血糖和高钾血症、药物如组胺 -2 受体阻滞剂、损伤电流相关的 T 波电压增加及交感神经张力的变化有关[26]。装置特定的滤波特性和可程控设置可以影响 T 波过度感知的发生。降低心室感知以尽量减少 T 波过度感知，只适用于 R：T 比值足够大且 R 波振幅足够的患者，因此不能作为首选策略[2]。在检测到 QRS 后，圣犹达和百多力公司的 ICD 都允许改变初始值、起始时间和感知斜率算法。百多力装置还增加了高通滤波以降低 T 波过度感知。美敦力胸前 ICD 中的 T 波过度感知算法将使用差别高通滤波器后的输出与标准感知放大器后的输出进行比较[4]。

● 导线断裂监测

在某些情况下，导线断裂表现为导线阻抗和噪声检测值突然发生变化，这可能导致感知到室性心动过速。因此，早期识别导线断裂可降低不适当电击的风险[4]。美敦力的导线完整性警报（LIA）和导线噪声过度感知算法能够提醒患者和医生存在导线问题，完整性警报在预防不必要电击方面的效果已经在许多研究中得到验证[27, 28]。导线噪声过度感知算法比较近场和远场心电图振幅，以帮助识别导线和连接问题，远场与近场信号的峰 - 峰振幅的不协调表明，幅度测量窗口正在感知由导线或连接问题引起的 R 波和等电子电位[4]。

● 噪声防护算法

噪声防护算法能够将电磁干扰与心肌激活区分开来，主要挑战是继续检测心室颤动的快速信号频率。波士顿科学的动态噪声算法使用噪声频率和功率近似来识别机电干扰，一旦识别出干扰，该算法就会升高动态感知下限，使其高于噪音振幅，以防止过度感知和减少不适当的 ICD 治疗的风险[4]。

不适当治疗的减少

使用这些算法的组合，可以实现不适当治疗的显著减少。在对超过 2500 例患者的研究中发现，单腔装置 1 年的不适当电击率为 2.5%，双腔或三腔装置为 1.5%[23]。

药物使用注意事项

抗心律失常药物可以通过抑制房性心律失常和室性心律失常，减慢室性心动过速的速度，并允许更广泛地应用 ATP 来预防 ICD 患者的不适当电击[29]。在 OPTIC（植入式心脏复律除颤器患者的最佳药物治疗）试验中，联合 β 受体阻滞剂和胺碘酮治疗的 ICD 患者，1 年内 ICD 电击的数量减少 75%[30]。

虽然量身定制的抗心律失常治疗可以减少 ICD 电击，但必须根据具体情况权衡 III 类抗心律失常治疗的风险和不良反应。有趣的是，一些研究表明，与单独使用其他 β 受体阻滞剂相比，索他洛尔不会显著降低电击风险[30, 31]。在 MADIT-CRT 试验的亚分析中，与美托洛尔不同，卡维地洛降低了不适当 ATP 和电击的风险[32]。

导管消融

导管消融可以最大限度地减少不适当电击，但数据有限。偶发性室上性心动过速与不适当的 ICD 电击之间的较强关联表明，室上性心动过速的预防性消融可能是 ICD 患者的重要潜在选择。Mainigi 等[33]发现，导管消融室上性心动过速后，95% 的具有室上性心动过速的 ICD 患者不再发生不适当 ICD 电击。在由于快速房颤或心房扑动而接受多次 ICD 放电的患者中，成功的 AVN 调整降低了电击频率[34]。在一项对房性心动过速引起 ICD 放电的 22 例患者的研究中，在室上性心动过速消融术后 19 个月的平均随访中未发生不适当电击[35]。

经皮 ICD

完全皮下植入式心律转复除颤器（S-ICD）是经静脉植入式心律转复除颤器（TV-ICD）的新替代品。EFFORTLESS（波士顿科学邮政市场 S-ICD 登记处）试验和 IDE（S-ICD 系统 IDE 临床研究）表明，通过增加鉴别器可以减少不适当电击的发生率[36]。

结论

不适当的 ICD 电击会对生活质量产生负面影响。已经证明不管增不增加持续时间，增加频率截止值可以减少不适当治疗。特定的算法可以用于区分室上性心动过速和室性心动过速，ATP 疗法可减少总电击次数，减少不适当电击可降低患者的发病率和死亡率，除非绝对必要，否则应采取措施尽量减少电击治疗[29, 37-41]。

程控指南

对于一级预防 ICD，采用与 MADIT-RIT 试验或 PREPARE 研究中使用的类似频率截止值和持续时间。具体参数总结在表 23-3 中。应该对室上性心动过速识别器进行程控设置，如果可能的话，应该为室性心动过速区域及心室颤动区域程控设置 ATP。此外，如果可用，应程控设置导线完整性算法。如果存在 T 波过度感知的证据，则程控设置 T 波过度感知算法。

表 23-3　潜在的频率截止值和持续时间程控参数

MADIT-RIT 参数			
设置	区域	速率 / 持续时间	治疗
高频率设置	1	>170 次 / 分钟	监测
	2	>200 次 / 分钟，2.5s	电击 + 快速转换 ATP
持续 - 延迟设置	1	>170 次 / 分钟，60s	ATP+ 电击
	2	>200 次 / 分钟，12s	ATP+ 电击
	3	>250 次 / 分钟，2.5s	电击 + 快速转换 ATP
	监测	频率 / 持续时间	治疗
PREPARE 参数	室性心动过速	>167 次 / 分钟，32 次	无
	FVT	>182 次 / 分钟，40 中的 30 次	短阵快速起搏（1 个阵列），30 ~ 35J（最大输出）*5
	心室颤动	>250 次 / 分钟，40 中的 30 次	30 ~ 35J（最大输出）*6

参考文献

［1］Germano JJ，Reynolds M，Essebag V，et al. Frequency and causes of implantable cardioverter - defibrillator therapies：is device therapy proarrhythmic? Am J Cardiol 2006；97(8)：1255-1261.

［2］Madhavan M，Friedman PA. Optimal programming of implantable cardiac - defibrillators. Circulation 2013；128(6)：659-672.

［3］Mansour F，Khairy P. Programming ICDs in the modern era beyond out - of - the box settings. Pacing Clin Electrophysiol 2011；34(4)：506-520.

［4］Koneru JN，Swerdlow CD，Wood MA，et al. Minimizing inappropriate or "unnecessary" implantable cardioverter - defibrillator shocks：appropriate programming. Circ Arrhythm Electrophysiol 2011；4(5)：778-790.

［5］Wilkoff BL，Ousdigian KT，Sterns LD，et al. A comparison of empiric to physician - tailored programming of implantable cardioverter - defibrillators：results from the prospective randomized multicenter EMPIRIC trial. J Am Coll Cardiol 2006；48(2)：330-339.

［6］Moss AJ，Schuger C，Beck CA，et al. Reduction in inappropriate therapy and mortality through ICD programming. N Engl J Med 2012；367(24)：2275-2283.

［7］Sedlacek K，Ruwald AC，Kutyifa V，et al. The effect of ICD programming on inappropriate and appropriate ICD therapies in ischemic and nonischemic cardiomyopathy：the MADIT - RIT trial. J Cardiovasc Electrophysiol 2015；26(4)：424-433.

［8］Wilkoff BL，Williamson BD，Stern RS，et al. Strategic programming of detection and therapy parameters in implantable cardioverterdefibrillators reduces shocks in primary prevention patients：results from the PREPARE (Primary Prevention Parameters Evaluation) study. J Am Coll Cardiol 2008；12(52(7))：541-550.

[9] Gasparini M, Menozzi C, Proclemer A, et al. A simplified biventricular defibrillator with fixed long detection intervals reduces implantable cardioverter defibrillator (ICD) interventions and heart failure hospitalizations in patients with non - ischaemic cardiomyopathy implanted for primary prevention : the RELEVANT [role of long detection window programming in patients with left ventricular dysfunction, non - ischemic etiology in primary prevention treated with a biventricular ICD] study. Eur Heart J 2009 ; 30(22) : 2758-2767.

[10] Gasparini M, Proclemer A, Klersy C, et al. Effect of long - detection interval vs standard - detection interval for implantable cardioverter - defibrillators on antitachycardia pacing and shock delivery : the ADVANCE III randomized clinical trial. JAMA 2013 ; 309 : 1903-1911.

[11] Saeed M, Hanna I, Robotis D, et al. Programming implantable cardioverterdefibrillators in patients with primary prevention indication to prolong time to first shock : results from the PROVIDE study. J Cardiovasc Electrophysiol 2014 ; 25 : 52-59.

[12] Medtronic CareLink Database. Accessed July 2012.

[13] Daubert JP, Zareba W, Cannom DS, et al. Inappropriate implantable cardioverter - defibrillator shocks in MADIT II : frequency, mechanisms, predictors, and survival impact. J Am Coll Cardiol 2008 ; 51(14) : 1357-1365.

[14] Gard JJ, Friedman PA. Strategies to reduce ICD shocks : the role of supraventricular tachycardia - ventricular tachycardia discriminators. Card Electrophysiol Clin 2011 ; 3 : 373-387.

[15] Kuhlkamp V, Dornberger V, Mewis C, et al. Clinical experience with the new detection algorithms for atrial fibrillation of a defibrillator with dual chamber sensing and pacing. J Cardiovasc Electrophysiol 1999 ; 10 : 905-915.

[16] Deisenhofer I, Kolb C, Ndrepepa G, et al. Do current dual chamber cardioverter defibrillators have advantages over conventional single chamber cardioverter defibrillators in reducing inappropriate therapies? A randomized, prospective study. J Cardiovasc Electrophysiol 2001 ; 12 : 134-142.

[17] Theuns DA, Klootwijk AP, Goedhart DM, et al. Prevention of inappropriate therapy in implantable cardioverter - defibrillators : results of a prospective, randomized study of tachyarrhythmia detection algorithms. J Am Coll Cardiol 2004 ; 44 : 2362-2367.

[18] Friedman PA, McClelland RL, Bamlet WR, et al. Dual - chamber versus single - chamber detection enhancements for implantable defibrillator rhythm diagnosis : the Detect SupraVentricular Tachycardia study. Circulation 2006 ; 113 : 2871-2879.

[19] Friedman PA, Bradley D, Koestler C, et al. A prospective randomized trial of single - or dual - chamber implantable cardioverterdefibrillators to minimize inappropriate shock risk in primary sudden cardiac death prevention. Europace 2014 ; 16(10) : 1460-1468.

[20] Kolb C, Sturmer M, Sick P, et al. Reduced risk for inappropriate implantable cardioverter - defibrillator

shocks with dual - chamber therapy compared with single - chamber therapy : results of the randomized OPTION study. J Am Coll Cardiol 2014 ; 2(6) : 611–619.

[21] Sweeney MO. Antitachycardia pacing for ventricular tachycardia using implantable cardioverter defibrillators. Pacing Clin Electrophysiol 2004 ; 27(9) : 1292–1305.

[22] Arias MA, Puchol A, Castellanos E, et al. Anti - tachycardia pacing for ventricular tachycardia : good even after being bad. Europace 2007 ; 9(11) : 1062–1063.

[23] Auricchio A, Schloss EJ, Kurita T, et al. Low inappropriate shock rates in patients with single - and dual/triple - chamber implantable cardioverter - defibrillators using a novel suite of detection algorithms : PainFree SST trial primary results. Heart Rhythm 2015 ; 12(5) : 926–936.

[24] Gulizia MM, Piraino L, Scherillo M, et al. A randomized study to compare ramp versus burst antitachycardia pacing therapies to treat fast ventricular tachyarrhythmias in patients with implantable cardioverter defibrillators : the PITAGORA ICD trial. Circ Arrhythm Electrophysiol 2009 ; 2(2) : 146–153.

[25] Cay S, Canpolat U, Ucar F, et al. Programming implantable cardioverter - defibrillator therapy zones to high ranges to prevent delivery of inappropriate device therapies in patients with primary prevention : results from the RISSY - ICD (Reduction of Inappropriate ShockS bY InCreaseD zones) trial. Am J Cardiol 2015 ; 115(9) : 1235–1243.

[26] Srivathsan K, Scott LR, Altemose GT. T - wave oversensing and inappropriate shocks : a case report. Europace 2008 ; 10(5) : 552–555.

[27] Gunderson BD, Swerdlow CD, Wilcox JM, et al. Causes of ventricular oversensing in implantable cardioverter - defibrillators : implications for diagnosis of lead fracture. Heart Rhythm 2010 ; 7(5) : 626–633.

[28] Swerdlow CD, Gunderson BD, Ousdigian KT, et al. Downloadable software algorithm reduces inappropriate shocks caused by implantable cardioverter - defibrillator lead fractures : a prospective study. Circulation 2010 ; 122(15) : 1449–1455.

[29] Borne RT, Varosy PD, Masoudi FA. Implantable cardioverter - defibrillator shocks : epidemiology, outcomes, and therapeutic approaches. JAMA Intern Med 2013 ; 173(10) : 859–865.

[30] Connolly SJ, Dorian P, Roberts RS, et al. Comparison of beta - blockers, amiodarone plus beta - blockers, or sotalol for prevention of shocks from implantable cardioverter defibrillators : the OPTIC Study : a randomized trial. JAMA 2006 ; 295(2) : 165–171.

[31] Lee CH, Nam GB, Park HG, et al. Effects of antiarrhythmic drugs on inappropriate shocks in patients with implantable cardioverter defibrillators. Circ J 2008 ; 72(1) : 102–105.

[32] Ruwald MH, Abu - Zeitone A, Jons C, et al. Impact of carvedilol and metoprolol on inappropriate implantable cardioverter - defibrillator therapy : the MADIT - CRT trial (Multicenter Automatic Defibrillator Implantation With Cardiac Resynchronization Therapy). J Am Coll Cardiol 2013 ; 62(15) : 1343–1350.

[33] Mainigi SK, Almuti K, Figueredo VM, et al. Usefulness of radiofrequency ablation of supraventricular

tachycardia to decrease inappropriate shocks from implantable cardioverter - defibrillators. Am J Cardiol 2012；109(2)：231–237.

[34] Korte T，Niehaus M，Meyer O，et al. Prospective evaluation of catheter ablation in patients with implantable cardioverter defibrillators and multiple inappropriate ICD therapies due to atrial fibrillation and type I atrial flutter. Pacing Clin Electrophysiol 2001；24(7)：1061–1066.

[35] Miyazaki S，Taniguchi H，Kusa S，et al. Catheter ablation of atrial tachyarrhythmias causing inappropriate implantable cardioverter - defibrillator shocks. Europace 2015；17(2)：289–294.

[36] Burke MC，Gold MR，Knight BP，et al. Safety and efficacy of the totally subcutaneous implantable defibrillator：2 - Year results from a pooled analysis of the IDE Study and EFFORTLESS Registry. J Am Coll Cardiol 2015；65(16)：1605–1615.

[37] Tan VH，Wilton SB，Kuriachan V，et al. Impact of programming strategies aimed at reducing nonessential implantable cardioverter defibrillator therapies on mortality：a systematic review and meta - analysis. Circ Arrhythm Electrophysiol 2014；7(1)：164–170.

[38] Mark DB，Anstrom KJ，Sun JL，et al. Quality of life with defibrillator therapy or amiodarone in heart failure. N Engl J Med 2008；359(10)：999–1008.

[39] Schron EB，Exner DV，Yao Q，et al. Quality of life in the antiarrhythmics versus implantable defibrillators trial：impact of therapy and influence of adverse symptoms and defibrillator shocks. Circulation 2002；105(5)：589–594.

[40] Poole JE，Johnson GW，Hellkamp AS，et al. Prognostic importance of defibrillator shocks in patients with heart failure. N Engl J Med 2008；359(10)：1009–1017.

[41] Moss AJ，Greenberg H，Case RB，et al. Long - term clinical course of patients after termination of ventricular tachyarrhythmia by an implanted defibrillator. Circulation 2004；110(25)：3760–3765.

24. 如何进行心脏再同步起搏治疗（CRT）优化

Kevin P. Jackson and James P. Daubert

Division of Clinical Cardiac Electrophysiology，Duke University Medical Center，Durham，NC，USA

充血性心力衰竭（CHF）是一种资源密集型且治疗费用高的慢性疾病。心脏再同步起搏治疗（CRT）的当前适应证包括严重心肌病的存在及心电图上心室传导延迟的证据，尽管有药物治疗但仍有充血性心力衰竭症状。许多研究证明了 CRT 在改善心血管血流动力学、心功能和降低死亡率方面的益处。然而，多达三分之一的患者在使用 CRT 后没有任何改善。CRT 无应答者的患者经常被送去进行超声心动图优化装置的房室和室间间期。本章回顾了 CRT 优化背后的数据和技术。

CRT 应答的定义

CRT 应答的定义在临床试验和临床实践中有所不同，这导致了国外报告的应答率范围广。在一项早期的 CRT 随机对照试验中，34% 的患者在对照组中感觉中度或显著改善，而 CRT 组则为 60%[1]。纽约心功能（NYHA）分级、6 分钟步行试验和心力衰竭的生活质量（HFQOL）的三个共同主要终点的改进在 CRT 组中都优于对照组，但在安慰剂组的这些主观测量中也有改善。对于更加客观的次要终点，例如最大耗氧量（峰值 VO$_2$）或超声心动图的左心室收缩末期容积的减少、对照组的平均改善可忽略不计。在 MADIT-CRT 试验中，1 年后，与基线水平相比，非 CRT 对照组的左心室收缩末期容积（18ml）平均值降低，但远低于 CRT 组（57ml）[2]。然而，当考虑是否归因于双心室起搏的应答率时，必须考虑 CRT 的安慰剂效应和 β 受体阻滞剂及其他药物治疗的持续作用。当考虑 CRT 的大型随机试验的应答率时，主观因素的，无应答率为 20% ~ 30%，超声心动图测量的无应答率为 30% ~ 50%（图 24-1）[3,4]。

不幸的是，CRT 的试验很少使用相同的应答标准，并且各种措施很少会达成共识[5]。在一项对 426 例 CRT 植入患者进行的前瞻性试验中，主观测量（NYHA 分级或 6 分钟步行试验）和超声心动图测量（射血分数或左心室容积）之间的应答标准一致性很差。在已发表的文献中 15 个最常用的应答标准中，根据所使用的标准，报告的应答率范围为 32% ~ 91%。与长期生存相关的短期措施或终点，例如心力衰竭住院治疗或其他显著的心血管事件的下降，在评估对 CRT 的真实应答时最有用。一些研究表明，CRT 后左心室逆向重塑的证据，以左心室舒张末期容量减少 > 10% 来衡量，预示着长期存活率提高[6]。因此，许多中心在 CRT 植入后 6 个月再次做超声心动图，仔细比较左心室大小与基线，与基线进行比较可作为 CRT 应答的可靠指标。

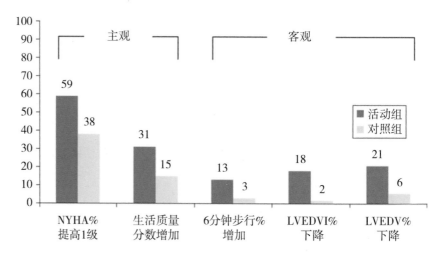

图 24-1   主要临床试验的活动（CRT）和对照（非 CRT）组的应答率。与客观测量相比，主观测量具有明显的安慰剂效应

许多因素可能导致 CRT 后无法改善，无论是持续晚期心力衰竭症状还是无法心室重构。从广义上讲，这些因素可以分为患者选择、装置植入技术及术后程控和患者管理等因素。CRT 反应不良的常见原因包括房室间期程控不当、心律失常（特别是室性早搏或心房颤动）、导线位置差、双心室起搏百分比不足、药物治疗不足及缺乏潜在的宽 QRS。可通过跨学科手段发现这些问题，并给予解决，这样可改善 CRT 应答[7]。在管理 CRT 患者时，优化每种因素并给予纠正措施可能会改善结果（表 24-1）。

表 24-1   优化 CRT 不同阶段的方法

手术前	●患者选择 ●非同步超声心动图识别最近激活的左心室段 ●心脏 MRI 以识别透壁瘢痕
手术中	●在最近机械激活的左心室部分放置导线 ●在最近电激活的左心室段放置导线 ●急性血流动力学评估（最大 dP/dt）
手术后	●循证药物滴定法 ●运动治疗 / 心脏康复 ●心律失常治疗（房颤、室性早搏）导致次优的双心室起搏百分比 ●超声心动图基础的设备时机优化 ●导线修复 ●检查方法包括：多部位左心室起搏，心内膜左心室起搏

植入前优化

2012 年由美国心脏病学会（ACC）、美国心脏协会（AHA）和心律协会（HRS）的管理机构更新了 CRT 植入指南，在很大程度上改进了患者选择标准。不断更新的指南反映了多项随机对照试验的证据，即 CRT 对于潜在的左束支传导阻滞和全 QRS（> 150 ms）的患者最有益。例如，在 MADIT-CRT 试验的回顾性亚组分析中，13% 的受试者具有右束支传导阻滞，17% 具有非特异性室内传导延迟（IVCD），但只有左束支传导阻滞患者在使用 CRT 后，其死亡风险、心力衰竭事件或室性心动过速发生风险显著降低[8]。

对于边缘（120～150 ms）或窄（< 120 ms）QRS持续时间的患者,研究了机械不同步的测量,包括基于心电图的左心室应变分析。在几个单中心研究中, 各种超声心动图测量显著机械不同步与改善的CRT应答相关。然而, 使用这些技术的随机对照试验显示未改善[9]。虽然没有指出使用超声心动图同步分析来选择适合于CRT植入的患者, 但有证据表明, 术前不同步评估可用于针对左心室导线并提高CRT应答率。在TARGET（左心室导线放置指导心脏再同步治疗）研究中, 将220例患者随机分配到标准左心室导线放置组和基于超声心动图斑点追踪分析的最新激活壁的靶向放置组。植入CRT后发现放置于激活壁附近或激活壁上的左心室导线比标准（非引导性）左心室导线放置更有可能导致左心室逆转重构（70% VS 55%；P = 0.031）[10]。类似地, STARTER（斑点追踪辅助电极区再同步治疗）研究发现, 与非引导型左心室导线放置相比, 引导型左心室导线放置患者的心力衰竭住院率（11% VS 22%；P = 0.031）较低[11]。

在缺血性心肌病患者中, 将左心室导线置于透壁心肌瘢痕区域与较差的预后相关。造影剂增强MRI（cMRI）提供出色的空间分辨率, 是CRT植入前最有效的瘢痕检测方式。超声心动图应变分析与cMRI进行比较, 能够充分确定瘢痕位置, 从而消除了CRT植入前多次成像研究的需求[12]。

植入优化

左心室电激活测量

在CRT植入的早期阶段, 在左心室导线的最终植入位置处测定电延迟是常见的做法。然而, 虽然后外侧或外侧左心室部位的数据更好, 严格的解剖学植入策略变得普遍。鉴于CRT对当前植入策略的应答不足, 因此人们对延迟电激活部位测量和放置左心室导线有了新的兴趣。左束支传导阻滞患者电激活的综合映射显示功能阻滞线的位置存在显著异质性[13]。通过测量表面心电图上的QRS起始和左心室导线上的局部电激活, 植入医生可以基于电延迟（QLV）的位置优化导线位置（图24-2）。尽管缺乏随

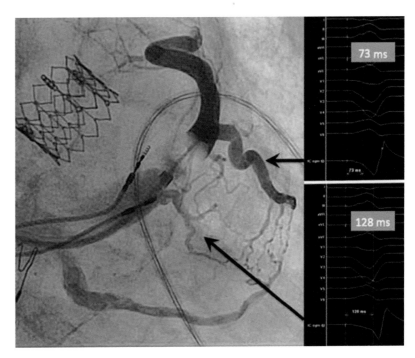

图24-2　QLV的测量示例

注: 识别出两个潜在的目标分支。将单极感知0.014英寸导线（VisionWire, Biotronik, Berlin, Germany）推进到两个分支中, 在单极信号（IC EGM）上分别进行测量, 起始位置是QRS起始, 终点位置是快速偏转起始。结果发现后外侧支的QLV（128 ms）比高外侧支（73 ms）要大许多, 因此, 后外侧支是左心室导线植入的目标部位。

机对照试验数据，但将左心室导线放置在显著电延迟位置上，无论是测量值作为绝对值（QLV>95 ms）还是QRS持续时间的百分比（>50%），都能改善急性血流动力学反应和长期临床结果[14, 15]。

CRT 的急性血流动力学反应

在CRT植入期间微调左心室导线位置的另一种方法是将开放式导线或压力导线放置到左心室腔室中，可实时评估双心室起搏的血流动力学，包括测量搏出功率和左心室压的最大上升速率。在小型研究中，将左心室导线定位于显示左心室血流动力学较基线有最大急性改善的区域后，发现可改善的长期临床反应率[16]。使用标准超声心动图可以对CRT植入期间的血流动力学变化进行非侵入性测量。然而，手术过程的无菌问题和长时间植入手术期间维持足够的成像窗口等技术问题限制了这种技术。

植入后优化

保证双心室夺获

CRT植入术后最简单和最重要的患者评估是仔细检查双心室起搏的百分比。研究表明，双心室起搏百分比应尽可能接近100%，以达到最佳应答效果。在一个包含8万多例患者的大型观察数据库中，40%患者的双心室起搏率<98%，11%患者的起搏率<90%[17]。心房颤动是CRT失败的最常见原因，但是，还必须考虑双心室起搏百分比降低的其他原因（表24-2）。

为了准确评估是否有足够的左心室夺获，12导联心电图是必不可少的。当通过装置查询确认

表 24-2　双心室起搏失败的原因

心律失常	房颤
	室性期前收缩
	窦性心动过速（导致上比率行为）
机械因素	导线脱落
	晚期出口阻滞
	由于膈神经刺激导致左心室导线功能异常
编程因素	房室间期程控设置得过长
	自身传导的融合或假融合
	房间传导延迟过度伴不充分的房室延迟

是否夺获时，应在术中或装置随访时获得基线心电图用于以后比较。前额平面轴的分析及整个心前导联的R波模式有助于识别正确的左心室起搏。在Ammann等人提出的一个算法中[18]，V_1导联中R/S≥1或I导联中R/S≤1的任一存在证实了左心室夺获的存在，灵敏度和特异度接近95%。当左心室导线处于外侧位置时，该算法效果最好。然而，由于下部或后部左心室导线位置的起搏，导致在很大比例的患者中缺乏I导联R/S≤1（24%~36%）。此外，如果右心室导线放置在流出道中，则双心室夺获在V_1显示主要为负向QRS复合波伴额面电轴左偏。

心律失常的处理

如果确定双心室起搏百分比的降低继发于房性心律失常或室性心律失常，及时处理对于恢复有效的CRT至关重要。已经开发了几种基于装置的算法来减轻双心室起搏的失败，包括在感知自身心室激动后进行双心室或左心室起搏，尽管一项小型研究显示这种类型的触发起搏会导致急性血流动力学变化，但尚未进行长期研究[19]。同样重要的是要意识到，通过装置的双心室起搏计数可能会无法识别房

颤融合波而高估起搏 QRS 数（图 24-3）。在 19 例 CRT 和永久性房颤患者的研究中，装置计数器显示
>90% 左心室起搏，连续 Holter 监测记录的分析显示完全双心室夺获率仅为 76%[20]。因此，房颤患者
在 CRT 植入后反应不良，报告适当的心室起搏百分比的装置计数器不可靠，应考虑房室结消融或窦性
心律恢复。

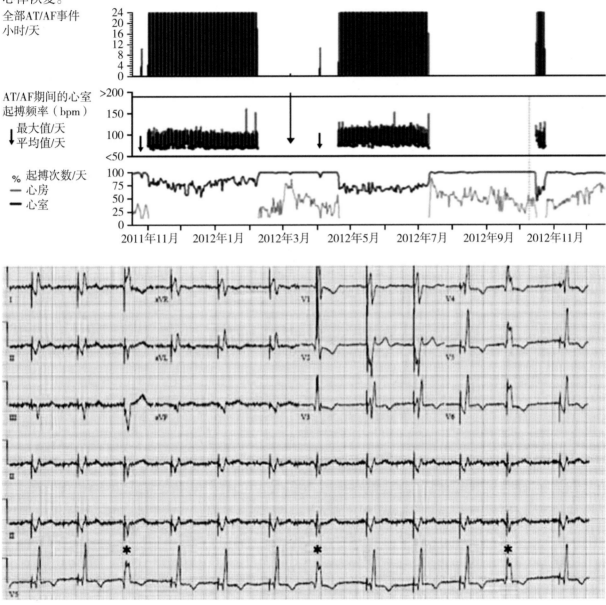

图 24-3　患有心房颤动的患者双心室起搏失败的例子

注：上图显示了设备询问，表明在长时间的心房颤动期间 CRT 不充分。下图显示 12 导联心电图，在房颤期间由于
有自身的搏动（星号）而没有触发双心室起搏。

　　由于快速的、生理传导的心脏跳动，房颤的存在可能会降低 CRT 的益处。在具有标准 CRT 植入
条件和房性心律失常病史的患者中，双心室起搏百分比是心衰住院和全因死亡率的强指标[21]。在一
项 1800 多例患者的研究中，双心室起搏 >92% 的患者与双心室起搏 <92% 的患者相比，在心衰住院率
和全因死亡率方面下降了 66%（P < 0.001）。慢型自身传导以允许足够的 CRT 起搏可能需要或具有有

害作用的高剂量或多种房室结药物。

对于符合 CRT 植入标准的房颤患者，采用房室结消融可以获得足够的速率控制和最大的 CRT 起搏百分比。尽管 CRT 的主要随机对照试验不支持房颤患者使用房室结消融术，但来自观察性研究的数据支持 CRT 植入术在该人群中辅助使用房室结消融术。Gasparini 等人[22]研究发现，与窦性心律 CRT 患者相比，植入 CRT 的房颤患者接受房室结消融术后，总体死亡风险减少了 3 年。同样，一次荟萃研究对三项研究进行了分析，发现植入 CRT 的永久性房颤患者在房室结消融术后，死亡风险降低了 58%[23]。

与房颤相似，频发室性早搏可能会通过降低双心室起搏的百分比并通过引起一些额外百分比的起搏节律融合来降低 CRT 的有效性[24]。尽管频发室性早搏的高负担在 CRT 接受者中相对常见，但是很少有人研究频发室性早搏负荷在预测 CRT 应答中的作用。在评估频发室性早搏消融对 CRT 无应答者影响的前瞻性研究中，研究对象包括在植入后 1 年没有临床或超声心动图 CRT 应答的受试者，Holter 监测每天有 > 10000 个频发室性早搏[25]。65 例患者在 6 个月后接受了频发室性早搏消融术和随访超声心动图检查显示平均频发室性早搏射血分数（LVEF；26.2% ~ 32.7%；$P < 0.001$），频发室性早搏收缩末期容积（145 ~ 178ml；$P < 0.001$），以及 NYHA 分级中位数（2.0 ~ 3.0；$P < 0.001$）。抗心律失常药物与 CRT 中频发室性早搏抑制的消融是否一样有效尚未研究。

心衰辅助治疗

优化心力衰竭药物，包括神经激素阻滞剂和利尿剂，通常在 CRT 植入后更容易，因为在 CRT 植入后血流动力学得到改善，使用药物后引起的心动过缓的风险降低。一项前瞻性研究通过方案驱动至诊所的心衰专家系统给药方案，结果发现药物给予可改善临床和超声心动图结果[26]。类似地，在 CRT 植入后的结构化运动训练导致对 CRT 的进一步反应，尽管尚未进行长时间研究[27]。在考虑基于超声心动图的优化之前，有必要对导致 CRT 无应答的所有因素进行全面分析（图 24-4）。

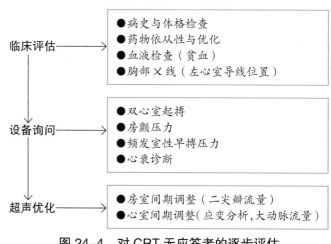

图 24-4　对 CRT 无应答者的逐步评估

以超声心动图为基础的 CRT 优化

最佳程控的房室延迟允许充分舒张期充盈（E 波）而不截断心房收缩（A 波）。超声心动图可进行直接可视化和实时调整间隔，以最大限度地增加左心室充盈，并通过无创血流动力学测量确认改善效果。最新的超声心动图技术，包括斑点跟踪应变分析，有助于程控设置最佳的室间间期。

房室间期优化

为了确保程控设置适当的房室间期，已经提出了许多不同的方法。最常见的技术是迭代方法，通过视觉观察二尖瓣流入模式来优化左心房收缩和舒张的时间。在 CRT 中，房室间期必须很短，以便双心室起搏均匀传递，但不要太短以致左心房收缩被抢占。使用迭代方法，第一步是确定仍然提供心室夺获的最大房室间期，由于心房舒张期的缩短，通常会导致 E 波和 A 波的融合。接下来，房室间期以 20 ms 的量缩短，直到在二尖瓣流入模式上看到 A 波截断，然后房室间隔以 10 ms 的增量增加，直到 E 波和 A 波变得分明（没有融合），并且没有 A 波截断（图 24-5）。

步骤 1
- 房室间期延长直到双心室起搏失败。
- 房室间期缩短 30 ms 以确保完全双心室夺获。

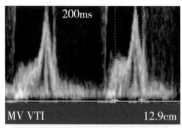

步骤 2
- 房室间期以 20 ms 的量逐渐缩短，直到注意到 A 波截断为止。

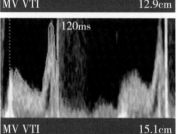

图 24-5 使用二尖瓣流入的迭代分析进行房室间期优化的步骤

注：右图显示 E 波和 A 波的融合，房室间隔延长至 200 ms，以 20 ms 的量使房室间期逐步缩短并在 120 ms 延迟时将 A 波截断（中间图）。房室间期以 10 ms 的量增加，直到没有 A 波截断，并且 E 波 /A 波变得分明。使用该方法通过血流速度 – 时间积分（MV VTI）值证实血流动力学得到改善。

步骤 3
- 房室间期延长 10 ms，直到 E 和 A 波分开，并且没有 A 波截断。

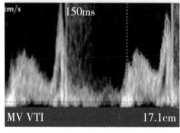

房室间期优化的另一种超声心动图方法检查左心室射血而不是充盈，比较主动脉速度时间积分（VTI），可表示不同程控设置房室间期的每搏输出量。这种方法受技术因素（即换能器角度）的限制，并且同一观察者不同次的观察结果和观察者之间的差异都很小[28]。在一项小型研究中，与主动脉 VTI 相比，二尖瓣血流 VTI 的测量值与侵入性测量的左心室 dP / dT 相关性更好[29]。二尖瓣或主动脉 VTI 测量心输出量也可用于补充或验证二尖瓣血流的迭代评估。

一些小型研究表明，超声的 CRT 优化可改善急性血流动力学和短期功能结果。例如，一个小型（n = 40）随机对照研究，比较了主动脉 VTI 优化房室间期法和经验性 120 ms 房室间期。有趣的是，平均最佳房室延迟为 119 ms；然而，最佳延迟的范围是 60 ~ 200 ms。3 个月后，优化组与对照组相比，NYHA 功能分级和 QOL 评分显著改善，超声心动图重塑有显著改善[30]。然而，更长时间的随访样本及更大的试验结果令人失望。在 SMART-AV 试验中，980 例患者按 1∶1∶1 的比例随机分配到固定房室延迟、超声优化的房室延迟（通过迭代方法），和装置心内电图优化三组。6 个月后随访时，在逆向重构的主要结果或 NYHA 分级、QOL 评分或 6 分钟步行试验的次要结果方面，各组之间没有差异[31]。

房室间期优化的一个重要方面涉及心房是否被跟踪或起搏。根据右心房导线的位置，右心房起搏可能引起显著的心房间传导延迟。从右心房游离壁或心耳起搏可以增加右心房导线激活时间和左心房机械事件之间的延迟。在急性血流动力学研究中，与使用 VDD 模式的心房跟踪相比，CRT 期间的心房起搏对 dP / dT 有不利影响[32]。然而，在比较心房感知程控（DDD-40 或 DDDR-40）与心房起搏程控（DDD-70）的随机研究中，1 年时没有显著的临床差异[33]。当使用心房起搏时，起搏房室延迟的微小或直接偏移似乎不充分，可能需要通过程控使其 > 70 ms，比优化的感知房室延迟要长 70 ms[34]。

心室间期优化

所有当前的 CRT 装置都允许通过调节心室间期来顺序激活右心室和左心室。通常情况下，应该避免右心室的预激发，因为可能导致左心室功能恶化[35]。最简单的超声心动图室间间期优化方法包括主动脉 VTI 的顺序分析（用于表示心最大输出量）。较新的技术结合斑点追踪分析和左心室应变模式分析为室间间期调整提供指导（图 24-6）。

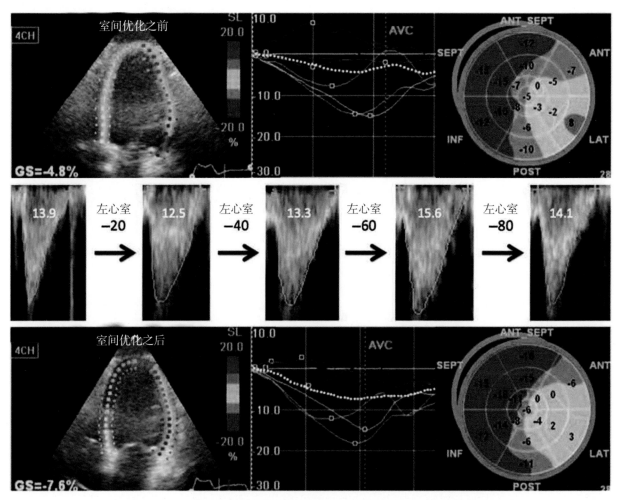

图 24-6 使用纵向左心室收缩的斑点跟踪应变分析优化室间间期

注：预优化图像（上图）显示基底和中侧壁的预拉伸和延迟收缩、区域应变为 -4.8%。左心室导线预激活 60 ms，达到了由 LVOT VTI 左心室流出道（中图）测定的最大心输出量。优化后的图像（下图）显示侧壁收缩得到改善，区域应变增加至 -7.6%，请注意，由于这些区域的透壁梗死，中段和心尖侧段基本保持不变。

虽然室间间期优化可能导致急性血流动力学改善，但长期临床益处不太清楚。在 RHYTHM II ICD

研究中，尽管有短期血流动力学改善，但与同时双心室起搏相比，室间间期的优化在 6 个月时没有带来额外的临床益处[36]。类似地，DECREASE-HF 对 306 例患者进行了研究，比较了同步、顺序和仅左心室起搏，发现双心室起搏队列之间的结果没有差异[37]。虽然没有必要对所有接受 CRT 的患者都进行常规心室优化，但来自 RESPONSE-HF 试验的初步数据表明，CRT 临床无应答者的室间间期调整可能会产生一些益处[38]。

美国超声心动图学会建议在 CRT 后要常规进行超声心动图评估；然而，根据目前可获得的证据，对于所有 CRT 装置接受者的房室间期的常规优化没有证据支持[39]。此外，基于超声的优化技术耗时长且劳动强度大。对 CRT 无应答的患者是否应该进行基于超声心动图的优化尚不清楚。使用协议驱动的方法，一项针对 75 例 CRT 无应答者的研究发现，近 50% 的患者由于房室延迟程控设置不当而导致不良事件。与没有房室优化的患者相比，研究者认为通过房室优化的患者获得了有利的干预（表24-3）[7]。

表 24-3　A-V 和 V-V 间期优化的随机对照试验

试验	房室 / 室间	优化技术	结果
Sawhney et al.[30]	房室	超声心动图（主动脉 VTI）	NYHA 分级 ≥ 1 没有进展
RESPONSE - HF[38]	室间	装置 (QuickOPT™)	复合终点没有改善（NYHA 分级 ≥ 1 且 6MWT ≥ 10% 增长）
RHYTHM ICD II[36]	室间	超声心动图 (LVOT VTI)	NYHA 分级 ≥ 1 没有进展
DECREASE - HF[37]	室间	装置 (Expert Ease™)	左心室逆转重构方面没有差异
Abraham et al.[40]	室间	超声心动图 (SPWMD)	临床心衰综合评分增加 11%
CLEAR[41]	房室 + 室间	装置 (SonR™)	复合终点没有改善（生存率 + 心衰 + 住院率 + 生活质量增加 10% 和 NYHA 分级 ≥ 1）
SMART - AV[31]	房室	装置 (SmartDelay™)	NYHA 分级 ≥ 1 没有进展
FREEDOM[42]	房室 + 室间	装置 (QuickOPT™)	临床心衰综合评分没有改善
ADAPTIV - CRT[43]	房室 + 室间	装置（自适应 CRT）vs. 超声心动图（迭代的）	装置和超声心动图优化在临床综合评分改善方面的非劣效性

注：SPWMD，间隔 - 至后壁室壁运动延迟。

以装置为基础的 CRT 优化

用于发现和程控最佳房室延迟的装置算法，可消除对超声心动图的需求，并且具有其他潜在优势，包括允许更频繁调整过程的自动化。SMART-AV 试验研究将 1000 多例患者随机分为三组并进行了比较：基于装置的心电图法，基于超声的二尖瓣流入迭代方法和 120 ms 的固定房室延迟[31]。基于装置的电指记图已经针对左心室 dp / dt 进行了验证，并且发现其优于基于超声心动图的优化技术。然而，在 SMART-AV 中，在主要终点（植入后 6 个月的左心室收缩末期容量）或其他超声心动图或临床次要结果中未发现显著差异。同样，FINEDOM 试验对 1647 例患者每 3 个月进行一次基于装置的房室优化与标准治疗（研究者自行决定的基于超声优化）的比较[44]。与SMART-AV类似，各组在改善心力衰竭临床综合评分的主要终点，心力衰竭分级及6分钟步行试验的次要终点方面，没有显著差异。

最近，自适应CRT试验比较了一种基于装置的新型优化算法与基于超声的优化法。该新算法旨在减少患者正常右束支传导中不必要的右心室起搏，同时融合左心室起搏于本身传导引起的RV收缩。此外，该装置基于心电图的定时测量可动态调整房室和室间间期。该研究的结果表明，这种自动算法并不逊于基于超声的优化；然而，这两种方法都没有与室间标称设置进行比较。还需要进一步的研究，以确定该方法和其他基于装置的优化方法的临床益处。

结论

随机对照试验显示，CRT植入后房室和室间间期的常规回声优化未显示出超过标称或立即设置的益处。对CRT无应答的患者，装置优化可能是对疑似影响因素进行综合评估。在未来，基于装置的算法具有自动、动态调整房室和室间间期的优势，可以进一步提高对CRT的应答率。

参考文献

［1］Abraham WT，Fisher WG，Smith AL，et al. Cardiac resynchronization in chronic heart failure. N Engl J Med 2002；346(24)：1845–1853.

［2］Moss AJ，Hall WJ，Cannom DS，et al. Cardiac - resynchronization therapy for the prevention of heart - failure events. N Engl J Med 2009；361(14)：1329–1338.

［3］Bristow MR，Saxon LA，Boehmer J，et al. Cardiac - resynchronization therapy with or without an implantable defibrillator in advanced chronic heart failure. N Engl J Med 2004；350(21)：2140–2150.

［4］Cleland JG，Daubert JC，Erdmann E，et al. The effect of cardiac resynchronization on morbidity and mortality in heart failure. N Engl J Med 2005；352(15)：1539–1549.

［5］Fornwalt BK，Sprague WW，BeDell P，et al. Agreement is poor among current criteria used to define response to cardiac resynchronization therapy. Circulation 2010；121(18)：1985–1991.

［6］Solomon SD，Foster E，Bourgoun M，et al. Effect of cardiac resynchronization therapy on reverse remodeling and relation to outcome：multicenter automatic defibrillator implantation trial：cardiac resynchronization therapy. Circulation 2010；122(10)：985–992.

［7］Mullens W，Grimm RA，Verga T，et al. Insights from a cardiac resynchronization optimization clinic as part of a heart failure disease management program. J Am Coll Cardiol 2009；53(9)：765–773.

［8］Zareba W，Klein H，Cygankiewicz I，et al. Effectiveness of cardiac resynchronization therapy by QRS morphology in the Multicenter Automatic Defibrillator Implantation Trial - Cardiac Resynchronization Therapy (MADIT - CRT)/Clinical Perspective. Circulation 2011；123(10)：1061–1072.

［9］Beshai JF，Grimm RA，Nagueh SF，et al. Cardiac - resynchronization therapy in heart failure with narrow

QRS complexes. N Engl J Med 2007；357(24)：2461–2471.

［10］Khan FZ，Virdee MS，Palmer CR，et al. Targeted left ventricular lead placement to guide cardiac resynchronization therapy：the TARGET study：a randomized，controlled trial. J Am Coll Cardiol 2012；59(17)：1509–1518.

［11］Saba S，Marek J，Schwartzman D，et al. Echocardiography - guided left ventricular lead placement for cardiac resynchronization therapy：results of the Speckle Tracking Assisted Resynchronization Therapy for Electrode Region trial. Circ Heart Fail 2013；6(3)：427–434.

［12］Delgado V，van Bommel RJ，Bertini M，et al. Relative merits of left ventricular dyssynchrony，left ventricular lead position，and myocardial scar to predict long - term survival of ischemic heart failure patients undergoing cardiac resynchronization therapy. Circulation 2011；123(1)：70–78.

［13］Auricchio A，Fantoni C，Regoli F，et al. Characterization of left ventricular activation in patients with heart failure and left bundle - branch block. Circulation 2004；109(9)：1133–1139.

［14］Gold MR，Yu Y，Singh JP，et al. The effect of left ventricular electrical delay on AV optimization for cardiac resynchronization therapy. Heart Rhythm 2013；10(7)：988–993.

［15］Singh JP，Fan D，Heist EK，et al. Left ventricular lead electrical delay predicts response to cardiac resynchronization therapy. Heart Rhythm 2006；3(11)：1285–1292.

［16］Duckett SG，Ginks M，Shetty AK，et al. Invasive acute hemodynamic response to guide left ventricular lead implantation predicts chronic remodeling in patients undergoing cardiac resynchronization therapy. J Am Coll Cardiol 2011；58(11)：1128–1136.

［17］Cheng A，Gold MR，Waggoner AD，et al. Potential mechanisms underlying the effect of gender on response to cardiac resynchronization therapy：insights from the SMART - AV multicenter trial. Heart Rhythm 2012；9(5)：736–741.

［18］Ammann P，Sticherling C，Kalusche D，et al. An electrocardiogrambased algorithm to detect loss of left ventricular capture during cardiac resynchronization therapy. Ann Intern Med 2005；142(12 Pt 1)：968–973.

［19］Aktas MK，Jeevanantham V，Sherazi S，et al. Effect of biventricular pacing during a ventricular sensed event. Am J Cardiol 2009；103(12)：1741–1745.

［20］Kamath G，Cotiga D，Koneru J，et al. The utility of 12 - lead holter monitoring in patients with permanent atrial fibrillation for the identification of nonresponders after cardiac resynchronization therapy. J Am Coll Cardiol 2009；53：1050–1055.

［21］Koplan BA，Kaplan AJ，Weiner S，et al. Heart failure decompensation and all - cause mortality in relation to percent biventricular pacing in patients with heart failureis a goal of 100% biventricular pacing necessary? J Am Coll Cardiol 2009；53(4)：355–360.

［22］Gasparini M，Auricchio A，Metra M，et al. Long - term survival in patients undergoing cardiac resynchronization therapy：the importance of performing atrio - ventricular junction ablation in patients with permanent atrial fibrillation. Eur Heart J 2008；29(13)：1644–1652.

［23］Ganesan AN，Brooks AG，Roberts - Thomson KC，et al. Role of AV nodal ablation in cardiac resynchronization in patients with coexistent atrial fibrillation and heart failure：a systematic review. J Am Coll Cardiol 2012；59(8)：719–726.

［24］Ruwald MH，Mittal S，Ruwald AC，et al. Association between frequency of atrial and ventricular ectopic beats and biventricular pacing percentage and outcomes in patients with cardiac resynchronization therapy. J Am Coll Cardiol 2014；64(10)：971–981.

［25］Lakkireddy D，Di Biase L，Ryschon K，et al. Radiofrequency ablation of premature ventricular ectopy improves the efficacy of cardiac resynchronization therapy in nonresponders. J Am Coll Cardiol 2012；60(16)：1531–1539.

［26］Mullens W，Kepa J，De Vusser P，et al. Importance of adjunctive heart failure optimization immediately after implantation to improve long - term outcomes with cardiac resynchronization therapy. Am J Cardiol 2011；108(3)：409–415.

［27］Patwala AY，Woods PR，Sharp L，et al. Maximizing patient benefit from cardiac resynchronization therapy with the addition of structured exercise training：a randomized controlled study. J Am Coll Cardiol 2009；53(25)：2332–2339.

［28］Valzania C，Biffi M，Martignani C，et al. Cardiac resynchronization therapy：variations in echo - guided optimized atrioventricular and interventricular delays during follow - up. Echocardiography 2007；24(9)：933–939.

［29］Jansen AH，Bracke FA，van Dantzig JM，et al. Correlation of echo - Doppler optimization of atrioventricular delay in cardiac resynchronization therapy with invasive hemodynamics in patients with heart failure secondary to ischemic or idiopathic dilated cardiomyopathy. Am J Cardiol 2006；97(4)：552–557.

［30］Sawhney NS，Waggoner AD，Garhwal S，et al. Randomized prospective trial of atrioventricular delay programming for cardiac resynchronization therapy. Heart Rhythm 2004；1(5)：562–567.

［31］Ellenbogen KA，Gold MR，Meyer TE，et al. Primary results from the SmartDelay determined AV optimization：a comparison to other AV delay methods used in cardiac resynchronization therapy (SMART - AV) trial：a randomized trial comparing empirical，echocardiography - guided，and algorithmic atrioventricular delay programming in cardiac resynchronization therapy. Circulation 2010；122(25)：2660–2668.

［32］Bernheim A，Ammann P，Sticherling C，et al. Right atrial pacing impairs cardiac function during resynchronization therapy：acute effects of DDD pacing compared to VDD pacing. J Am Coll Cardiol 2005；45(9)：1482–1487.

［33］Martin DO，Day JD，Lai PY，et al. Atrial support pacing in heart failure：results from the multicenter PEGASUS CRT trial. J Cardiovasc Electrophysiol. 2012；23(12)：1317–1325.

［34］Gold MR，Niazi I，Giudici M，et al. Acute hemodynamic effects of atrial pacing with cardiac resynchronization therapy. J Cardiovasc Electrophysiol 2009；20(8)：894-900.

［35］Sogaard P，Egeblad H，Pedersen AK，et al. Sequential versus simultaneous biventricular resynchronization for severe heart failure：evaluation by tissue Doppler imaging. Circulation 2002；106(16)：2078-2084.

［36］Boriani G，Muller CP，Seidl KH，et al. Randomized comparison of simultaneous biventricular stimulation versus optimized interventricular delay in cardiac resynchronization therapy. The Resynchronization for the HemodYnamic Treatment for Heart Failure Management II implantable cardioverter defibrillator (RHYTHM II ICD) study. Am Heart J 2006；151(5)：1050-1058.

［37］Rao RK，Kumar UN，Schafer J，et al. Reduced ventricular volumes and improved systolic function with cardiac resynchronization therapy：a randomized trial comparing simultaneous biventricular pacing，sequential biventricular pacing，and left ventricular pacing. Circulation 2007；115(16)：2136-2144.

［38］Weiss R. V - V Optimization in cardiac resynchronization therapy non - responders：RESPONSE - HF trial results. Abstract AB12-5，HRS. 2010.

［39］Gorcsan J 3rd，Abraham T，Agler DA，et al. Echocardiography for cardiac resynchronization therapy：recommendations for performance and reporting：a report from the American Society of Echocardiography Dyssynchrony Writing Group endorsed by the Heart Rhythm Society. J Am Soc Echocardiogr 2008；21(3)：191-213.

［40］Abraham WT，Leon AR，St John Sutton MG，et al. Randomized controlled trial comparing simultaneous versus optimized sequential interventricular stimulation during cardiac resynchronization therapy. Am Heart J 2012；164(5)：735-741.

［41］Ritter P，Delnoy PP，Padeletti L，et al. A randomized pilot study of optimization of cardiac resynchronization therapy in sinus rhythm patients using a peak endocardial acceleration sensor vs. standard methods. Europace 2012；14(9)：1324-1333.

［42］Vanderheyden M，Blommaert D，Abraham W，et al. Results from the FREEDOM trial：assess the safety and efficacity of frequent optimization of cardiac resynchronization therapy. Acta Cardiol 2010；65(5)：589.

［43］Martin DO，Lemke B，Birnie D，et al. Investigation of a novel algorithm for synchronized left - ventricular pacing and ambulatory optimization of cardiac resynchronization therapy：results of the adaptive CRT trial. Heart Rhythm 2012；9(11)：1807-1814.

［44］Abraham WT，Gras D，Yu CM，et al.Freedom Steering Committee. Rationale and design of a randomized clinical trial to assess the safety and efficacy of frequent optimization of cardiac resynchronization therapy：the Frequent Optimization Study using the QuickOpt Method (FREEDOM) trial. Am Heart J 2010；159(6)：944-948.

25. 如何处理装置感染及装置拔除后何时再植入

Giosu è Mascioli

Division of Clinical Cardiac Electrophysiology，Duke University Medical Center，Durham，NC，USA

在过去的 50 年中，心脏植入式电子装置（CIEDs）在改善许多严重心血管疾病的管理和患者的生活质量方面发挥了重要作用。这就解释了为什么规范使用的指南经常更新和扩大范围。在 1996 至 2004 年间，植入式心脏起搏器（PM）和植入式心律转复除颤器（ICD）的数量分别增加了 19% 和 60%。在过去的 20 年中，估计超过 450 万患者已经植入了 CIED，并且每年植入约 100 万个新的导线。因此，很容易理解，在受到多种合并症影响的老年人群中，如此大量的植入物会使相关的并发症增加。

与装置相关的并发症包括功能障碍（植入起搏器 10 年内，功能障碍发生率为 28%；植入 ICD 8 年内，功能障碍发生率为 40%）、静脉血栓形成（15% ~ 40%）、感染（0.5% ~ 12%）和召回。

在相关并发症中，心脏装置感染的发生率可能会被低估，与最差预后有关。不幸的是，一些报告显示感染的发生率比植入物增加率更快，并且在一些中心，CIED 心内膜炎的患病率在过去 10 年中从不到 5% 增加到超过 30%。

LExICon 试验[1]发现任何一种感染的死亡率都会超过导线拔除相关死亡率。研究结果表明，非感染患者的院内死亡率为 0.3%，但在局部感染患者（即仅限于装置囊袋）增加至 1.7%，患有装置相关性心内膜炎的患者上升至 4.3%。

重要的是要记住，在植入时要进行感染预防，对早期感染迹象保持警惕，以及诊断后及时干预，这不仅是治疗 CIED 感染的正确方法，而且是唯一可以给患者带来生存机会的方法。

尽管如此，仍然需要处理复杂患者的官方指南。最新文件是《心律协会（HRS）专家共识》，已得到美国心脏协会的认可，并于 2009 年 7 月发表于《心律杂志》[2]。

危险因素

植入假体材料的患者都可能发生感染，CIEDs 也不例外。这并不意味着没有办法进行处理和预防，但识别有更高风险的患者是具有挑战性的，与患者相关的风险因素包括多种合并症，尤其是慢性肾病（定义为肾小球滤过率 <60ml / min）和糖尿病，而慢性心力衰竭和慢性阻塞性肺疾病（COPD）仅应被视为轻微危险因素[3]。此外，任何降低免疫水平的因素（例如类固醇，肿瘤疾病，或仅仅是衰老的慢

性治疗)[4]。其他感染情况(即其他受感染的假体材料和口腔感染),进入手术室之前24小时内有发热,以及先前与CIED相关的干预(如更换、升级或修复导线或装置的情况),是潜在的危险情况。

其他因素与CIED本身有关:ICD和CRT装置更容易被感染,并且一般来说装置越复杂,感染风险越高,可能是因为手术时间较长并且需要更多的专业人员进行手术。手术前的临时起搏(植入、置换或导线拔除)是另一个重要的感染危险因素,因为可能让微生物很容易地进入静脉。术者的经验似乎也在感染中起作用,每年执行超过100次植入手术的中心感染风险较低。

最后,最重要和有争议的危险因素之一是使用抗血小板和/或抗凝治疗。在大多数试验中,使用药物,特别是药物的联合使用,与皮下血肿的发病率增加有关,皮下血肿可能为微生物的生长提供了环境,延迟组织愈合,去除皮下血肿的手术也有可能导致感染。

CIED 感染的临床表现

装置感染的类型有多种,但本章将其分为两类:装置囊袋感染和无明显囊袋感染特征的血管内感染。

第一类感染可以观察到所有典型的炎症特征:皮肤可出现红斑、发热、肿胀和疼痛,有时伴有浆液性、血液性或化脓性物质流出。偶尔会出现低热,血液炎症指标升高。可能发生的情况是,专家第一次接触时,发生器或导线已经侵蚀了皮肤,全部或部分出现在皮肤表面。侵蚀的原因可能是感染或仅仅是皮肤脆弱,如类固醇的长期使用、放射疗法或结缔组织的慢性疾病。然而,一旦暴露,该装置不可避免地被污染并且被认为已经发生感染。

在血管内感染中,患者通常会出现连续或间歇性发热(体温高于38℃并不罕见)。这种情况可能与血液培养结果阳性有关。对于血培养阴性结果,通常主要原因是经验性使用抗生素治疗。在某些情况下,经胸或经食管超声心动图检查显示赘生物黏附在导线或心脏瓣膜上;这些赘生物通常长度超过1cm,可能是因为右侧区低压使赘生物生长但不会对它们造成伤害。感染严重的表现之一是由于脆弱的心脏赘生物脱落进入循环系统导致的全身性栓塞,不幸的是,这有可能是赘生物最常见的表现,并且在许多情况下会致残。

然而,局部感染是最常见的表现。如果同时考虑是否有血流感染的情况,局部感染几乎占所有感染的70%[4]。

局部感染通常出现在术后6个月内[3],而全身性感染通常是晚期并发症;在后一种情况下,有时感染源位于CIED"远部",这种远部位感染在装置拔除之前或拔除的同时,就应该发现并处理好。

病因学

葡萄球菌是引起植入装置感染最常见的一类细菌,可导致全身感染和局限性皮下囊袋感染(有70%~80%的病例)[4]。在葡萄球菌中,表皮葡萄球菌和其他凝固酶阴性葡萄球菌较常见,其次是金黄色葡萄球菌。凝固酶阴性葡萄球菌感染的高发病率很容易理解,因为该类细菌是皮肤正常环境的一部分，可黏附于假体材料并构建一层保护性生物膜，使其免受宿主防御系统和抗生素的侵害。金黄色葡萄球菌是一种毒性较强的细菌，通常导致与中心静脉通路相关的大多数感染和金黄色葡萄球菌菌血症。即使不是来源于 CIED，因为在其他侵入性手术中，金黄色葡萄球菌也能够定植该装置。这就是为什么在细菌参与感染过程之前，将革兰氏阳性菌血症作为即时启动特定抗生素治疗并取出装置的指征（推荐类别 I；证据类别 B）[2]。一些研究表明，凝固酶阴性葡萄球菌和金黄色葡萄球菌的甲氧西林耐药率可高达 50%~60%。其他革兰氏阳性细菌，如链球菌和棒状杆菌，导致的感染不到 5%。革兰氏阴性细菌与近 10% 的装置感染有关。只有少数患者发生霉菌感染，主要是念珠菌，但这种情况只发生在严重免疫功能低下的受试者身上。大约 10% 的患者会发生多种微生物感染，另外 10% 的血液和囊袋培养结果均为阴性者，通常是先前接受过经验性抗生素治疗的。

诊断

如果怀疑 CIED 感染，应将患者转诊给具有特定治疗经验的医师，通过快速诊断评估。第一步是获得全血细胞计数（及各种血细胞计数）、炎症标记物（C-反应蛋白、红细胞沉降率和降钙素原）、血糖和血清肌酐浓度（作为最常见危险因素的标志物）。如果发生器囊袋内有脓性引流液，用拭子取样，送往实验室进行细菌培养和分析。应绝对避免用穿刺针从囊袋中抽吸，即使存在肿胀或波动，因为此处可能是污染源。来自囊袋内（和导线头端）的培养物仅可在无菌程度最高的手术室中进行取样。

应该进行至少两组（三组更好）血培养（即使没有发热）。必须从多个部位取样，并且如果患者有静脉导线，还应该对来自导线的血液进行取样和培养，因为导线也可能是感染源。如果在经验性使用抗生素期间或在感染的非常早期阶段进行血培养，培养结果可能为阴性，因此应该在几天后再次进行检查，同时还应考虑需不需要停止使用抗生素。对于同种细菌（具有相同的敏感性和抗微生物制剂）的两组培养结果均为阳性，以及仅一组中存在典型心内膜炎细菌（即金黄色葡萄球菌）是心内膜炎的诊断标准。

超声心动图在诊断评估中具有基础性作用，用于确定是否有赘生物及赘生物的部位。经食管超声心动图是寻找赘生物的金标准（图 25-1），以确定与导线、瓣膜和其他心脏结构的连接部位，以及赘生物的大小，赘生物大小这一点不容忽视，因为赘生物越大，导线拔除时，发生栓塞的风险越高。经食管超声心动图还能够显示心脏脓肿的存在。心脏脓肿是金黄色葡萄球菌感染最典型的

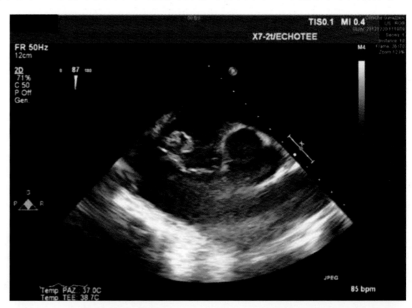

图 25-1 单腔植入式心律转复除颤器（ICD）患者发生全身感染，经食管造影术检查发现三尖瓣上有多个巨大赘生物（个体病例）

表现之一。但是，重要的是要记住，阴性经食管超声心动图不排除 CIED 感染的存在。很明显，经食管超声心动图在诊断中具有更好的作用，经胸超声心动图在抗菌治疗期间，监测赘生物和心脏功能中起重要作用。在拔除导线之后，这两种技术有时会显示出特征性表现，即导线路径上出现双轨特征，被一些研究者称为"幽灵"[5]，双轨特征提示是导线的纤维导管鞘，提示预后较差。

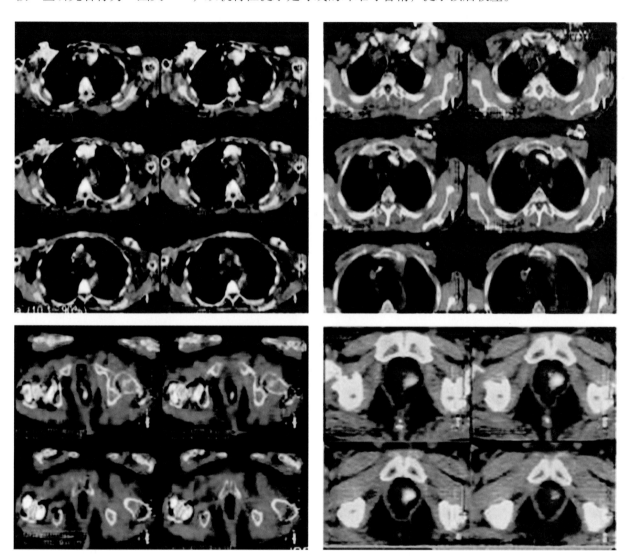

图 25-2   18F-FDG-PET

注：（a）起搏器囊袋感染和起搏系统的血管内局部感染患者（参见这些水平的金斑）。在该图下部，在髋关节假体（可能的感染起源部位）处也存在 18F-FDG 的摄取。（b）起搏器囊袋轻度肿胀但没有红斑或囊袋糜烂且没有任何全身感染迹象的患者，18F-FDG 摄取仅在装置囊袋处明显。在图的下半部分，前列腺内也有 18F-FDG 的摄取。患者在发现感染的 3 个月前接受了前列腺活检（个体病例）。

有许多因素会限制超声心动图的分辨能力（这些因素包括瓣膜假体、肥胖或肺气肿等导致的胸部高阻抗），因此一些研究者建议使用其他检查技术，如三维超声心动图、CT 扫描、血管内超声和 18F-FDG-PET 来检查心脏赘生物。在确定赘生物位置时，血管内超声尤其比经食管超声心动图更准确[6]。在这些技术中，18F-FDG-PET（图 25-2）似乎是最有作用的，因为其在识别早期阶段的 CIED 感染方面灵敏度和特异度都较高（分别为 89% 和 86%）。18F-FDG 是一种葡萄糖类似物，在较高代谢活性的细胞（如肿瘤细胞、白细胞）中合成，最初用于肿瘤治疗中转移性病变的定位，以及诊断骨髓炎、发现未知的感染部位。最近的研究证明了 ^{18}F–FDG–PET 在 CIED 感染诊断中的有效性，用于寻找感染的原始部位。

治疗

抗生素治疗

一旦有全身性感染迹象，患者应进行经验性抗生素治疗。药物治疗谱应涵盖革兰氏阳性菌和革兰氏阴性菌，以及耐甲氧西林金黄色葡萄球菌。然而，在局部感染中，需要等到即将手术时，才给予抗生素治疗，除非确诊局部感染 24 小时内装置不取出[7]。在选择最合适的抗菌药物时，可咨询感染专家。最常见的细菌是葡萄球菌和链球菌（即革兰氏阳性菌），因此对于甲氧西林敏感菌株，最有效的抗生素是苯唑西林和阿莫西林 / 克拉维酸，万古霉素用于甲氧西林耐药菌；达托霉素可用于这两类菌导致的感染。头孢他啶和哌拉西林 / 他唑巴坦对革兰氏阴性菌非常有效。对于重症患者，在初始治疗中使用这些抗生素是适当的。药物治疗的选择应基于患者特征，以尽可能避免药物相关毒性，以及根据血培养结果。不幸的是，只有少数有限的临床试验测试了抗生素治疗的最低持续时间，以及发现从静脉注射剂换为口服制剂的合适时机。然而，许多研究者建议参考治疗非 CIED 相关心内膜炎的指南。装置取出后抗菌治疗的持续时间应根据血培养结果和经食管超声心动图决定[7]。如果血培养阳性（或阴性，但经过一段时间的经验性抗菌治疗），出现全身性感染的临床体征和症状，以及经食管超声心动图显示导线上有赘生物，抗生素应给药 2 ~ 4 周。如果赘生物与骨髓炎、脓毒性静脉血栓形成等全身并发症相关，则应延长治疗 2 周。如果经食管超声心动图未发现赘生物，通常 2 周的治疗就足够了。但是，如果感染由金黄色葡萄球菌引起，应该延长治疗 2 周。当血培养结果为阴性时，感染应被视为局限于装置囊袋，并且在完全取出起搏器或 ICD 系统后使用 7 ~ 10 天的抗生素治疗应该是足够的。在装置取出术后开始服用抗生素 48 小时后，血培养结果为阴性，全身感染特征（发热、C- 反应蛋白和降钙素原指标下降）消失，则认为抗生素治疗有效。血培养结果出现第一个阴性后，不需要再进行其他血培养。

外科治疗

在进行 CIED 取出术之前，术者必须了解患者的临床状况、危险因素和合并症，所有装置和导线的情况和位置，包括之前弃用的装置。为了达到这个目的，完善的既往病历至关重要，必须包括装置的所有相关情况：品牌和型号、植入指征、之前的替换情况、修复和升级，以及所有手术的年份。应该查询患者抗生素使用史，既往心内膜炎或其他部位的感染史，以及是否有其他假体。如果术前不清楚导线的类型、数量和位置，必须进行胸部 X 线检查，甚至需要装置控制来记录设置并检查是否存在自身节律，因为起搏器依赖性的住院患者在旧装置取出，新装置植入的过程中，需要有临时起搏。

通过经食管超声心动图评估赘生物大小非常重要，因为经静脉拔除导线时，赘生物大小决定了栓塞的风险，以及是否需要手术干预。文献没有帮助确定赘生物大小的截止值，但有研究表明大于 40mm 的赘生物经皮取出时，不会有任何明显的并发症。应该记住，经皮取出导线是一种潜在的致命手术，因此应该只在具有适当经验的医院进行。正如美国心律协会文件[2]所述，心脏外科医生在场和重症监护病房是安全执行此手术的必要条件。目前的指南提出以下情况，导线拔除的益处超过了手术和感染的风险[2]：

Ⅰ类：推荐装置和导线全部取出：

●具有明确 CIED 系统感染的患者，如瓣膜性心内膜炎、导线心内膜炎或败血症（证据水平 B）；

●具有明确 CIED 囊袋感染的患者，由囊袋脓肿、装置侵蚀、皮肤粘连或慢性引流窦，临床上没有明显的导线系统经静脉部分参与（证据水平 B）；

●具有明确瓣膜性心内膜炎的患者，无导线和 / 或装置感染（证据水平 B）；

●隐匿性革兰氏阳性菌血症患者（证据水平 B）。

Ⅱ类：建议装置和导管全部取出：

●患有持续性隐匿性革兰氏阴性菌血症的患者（证据水平 B）。

Ⅲ类：不建议装置和导线全部取出：

●表面或切口感染而不累及装置和 / 或导线（证据水平 C）；

●治疗非 CIED 来源的慢性菌血症（证据水平 C）。

发生感染时，取出手术应该尽早进行；但应根据患者的临床情况具体决定：

●在严重脓毒症中，即使在微生物诊断之前，应紧急进行取出手术；

●在赘生物存在的情况下，应进行短时间的集中抗生素治疗，减少细菌负荷，并尽可能减少赘生物的大小后进行手术；

●对于局部感染，为了手术安全，要求所有专业人员在场，立即安排手术。

经静脉导线拔除

在定义方面，导线"取出"和导线"拔除"之间存在差异，前者是在没有任何特殊技术工具的情况下从心脏中取出导线（即仅有牵引力），而后者是通过专门拔除导线装置取出导线。植入持续时间在定义中没有涉及，但最近植入的导线更有可能是通过取出方式取出，这类导线植入时间通常不足 6 个月。

手术的成功是建立在预期临床结果达成的基础上。"手术完全成功"的定义为从血管内取出所有目标导线，没有出现任何永久性致残或并发症。"手术临床成功"是取出所有目标导线，仅保留一小部分导线（通常小于 5cm），不会对手术结果产生不良影响。"手术失败"是指未达到导线完整取出，或未达到临床成功的程度，或发出任何永久性致残并发症或手术相关性死亡。

拔除过程从拔除装置开始，并且尽可能靠近入口位置清理导线。一旦导线周围清理干净，可以在插入普通钢丝之后轻微施加温和的牵引力，尝试从心脏拔除导线。过大的牵引力会导致导线损坏，影响手术成功。如果牵引不成功，必须准备好导线以插入锁定钢丝：连接器被切断并且导体隔离。两种最常见的锁定钢丝（图 25-3）是在远端头端处具有锚尖的或者钢丝本身具有一种支架。该工具的目的是用于直接拉动导线的远端头端，而不会损坏导线本身。如果使用锁定钢丝进行牵引，则应使用扩张器。目前市场上的扩张器有多种，本章将其分为两组：机械扩张器和加强扩张器（图25-4）。机械导管鞘切除来破坏使导线和血管壁粘连的纤维黏附物；增强导管鞘使用不同能量源来实现这种分离效果，最常见的电位导管鞘是激光、射频和旋转螺纹导管鞘。

导线取出通路通常与植入通路相同，但如果这种方法失败，可采用其他已经成功的方法，主要使用股静脉或颈内静脉。如果在适当的医院环境并由有经验的术者进行，许多出版物中报道成功率（放射学和临床上的综合成功率）已高于95%。

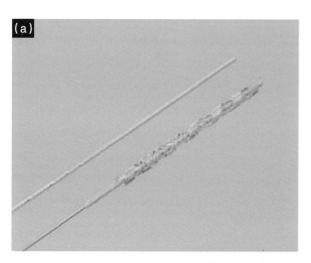
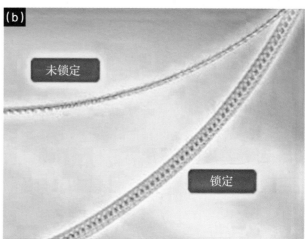

图 25-3 锁定钢丝（a）锚尖锁定钢丝；（b）支架锁定钢丝

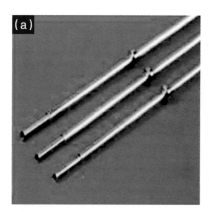
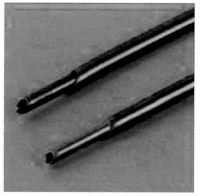
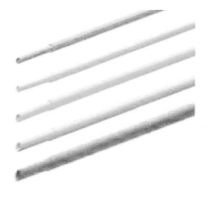

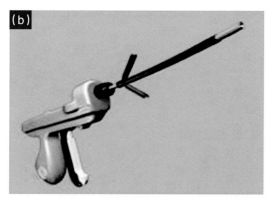
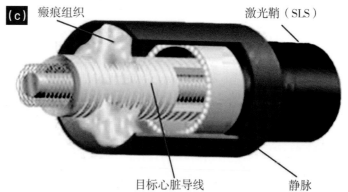

图 25-4 用于导线拔除的扩张器和导管鞘（a）不同类型的机械扩张器；（b）旋转螺纹导管鞘；（c）激光导管鞘 资料来源：经 The Spectranetics Corporation 许可转载

外科治疗并发症发生率高达 1.6%，但这主要与术者的手术经验有关。每年超过 300 次导线拔除手术的中心主要并发症发病率可降低至不到 1%。相关研究已发现四种主要危险因素与并发症较高的发病率有关：植入持续时间、女性、ICD 导线，以及使用激光导管鞘技术，但仍然存在争议。主要并发症包括死亡、需要立即侵入性干预的心脏或血管撕脱、肺栓塞、中风和以前未感染部位的起搏系统相关感染。被认为是轻微并发症的其他事件：心包积液、需要手术引流的血肿、手臂肿胀、没有后遗症的导线片段移位和输血。

在需要临时起搏的患者中，除了常规临时起搏导线外，一种新技术已被证明是安全有效的。永久性主动固定导线放置于右心室，导线另一端连接到固定于患者皮肤上的拔除装置。这样做的最大优点是允许患者活动，避免患者长时间卧床。

再植入时机

在拔除起搏 /ICD 系统后，应仔细评估植入新装置的指征，因为并非所有患者在拔除装置后仍有植入起搏器的指征（ICD 更少见）。一些研究表明，没有重新植入新装置的患者比例高达 30% ~ 60%。

应该记住，因感染将 CIED 拔除后，新装置的植入位置应该是原装置植入部位的对侧。出于这个原因，当感染风险降低到患者第一次手术的相同风险时，才能植入新装置，这样做的目的有两个：患者的安全性和避免损害胸部部位。即使新的无导线装置（如 Nanostim）或新的皮下 ICD 提供了新的可能性，对于已经使用过两个部位的患者，最简单和最安全的手术可能仍然是心外膜植入。使用对侧部位并重新评估对新 CIED 的需求被认为是再植入时间的 I 类推荐。相当令人惊讶的是，所有涉及该问题的指南证据等级均为 C，未发现发表的随机临床试验研究。Ⅱ 类推荐（证据水平 C）如下：

●如果瓣膜和导线上都没有赘生物，且没有进一步全身感染的临床证据，CIED 拔除后 24 小时内进行的血培养在至少 72 小时内结果为阴性，即使术前导线头端培养结果为阳性，也可为患者植入新装置。

●如果瓣膜或导线上有赘生物，植入新装置时间需要在 CIED 拔除后的至少 14 天。如果通过手术干预将赘生物清理干净，通过检查未发现赘生物，且血培养结果为阴性，植入时间可以缩短。

就抗生素治疗而言，其持续使用时间应根据相关章节中的信息确定。

参考文献

［1］Wazni O，Epstein LM，Carrillo RG，et al. Lead extraction in the contemporary setting. The LExICon study：an observational retrospective study of consecutive lead extractions. J Am Coll Cardiol 2010；55(6)：579-586.

［2］Wilkoff BL，Love CJ，Byrd CL，et al. Transvenous lead extraction：Heart Rhythm Society expert consensus on facilities，training，indications，and patients management (endorsed by the American Heart Association，AHA). Heart Rhythm 2009；6(7)：1085-1104.

［3］Greenspon AJ，Patel JD，Lau E，et al. 16 - year trends in the infection burden for pacemakers and implantable cardioverter - defibrillators in the United States：1993 to 2008. J Am Coll Cardiol 2011；58(10)：1001-1006.

［4］Sohail MR，Uslan DZ，Khan AH，et al. Management and outcome of permanent pacemaker and implantable cardioverterdefibrillator infections. J Am Coll Cardiol 2007；49(18)：1851-1859.

［5］Le Dolley Y，Thuny F，Mancini J，et al. Diagnosis of cardiac device - related infective endocarditis after device removal. JACC Cardiovasc Imaging 2010；37(7)：673-681.

［6］Bongiorni MG，Di Cori A，Soldati E，et al. Intracardiac echocardiography in patients with pacing and defibrillating leads：a feasibility study. Echocardiography 2008；25(6)：632-638.

［7］Dababneh AS，Sohail MR. Cardiovascular implantable electronic device infection：a stepwise approach to diagnosis and management. Cleve Clin J Med 2011；78(8)：529-537.

26. 如何对心脏植入式电子装置患者实施远程随访

George H. Crossley¹, *April Bain²*, *and Rachel Tidwell²*

1 Vanderbilt Heart and Vascular Institute, Nashville, TN, USA
2 Medtronic Inc., Nashville, TN, USA

2008 年，美国心律协会 / 欧洲心律协会（HRS / EHRA）专家共识文件认为心脏植入式电子装置（CIEDs）的远程随访方案可作为办公室随访的最佳替代方案，远程随访应与办公室访问随访结合进行[1]。从那时起，植入心脏起搏器和除颤器患者的远程随访已成为标准护理操作。虽然装置的功能和特征不同，但所有制造商现在都提供远程随访这样的程序。使用远程随访的基本原因很简单。首先，对患者及其家属来说更加方便，起搏器和除颤器患者随访中发现照顾者的负担比较大，因为患者常常需要家属放下工作将患者送到诊所，然后再将患者接回来。其次，已经清楚地证实远程随访比经电话远程数据采集（TTM）和间隔性办公室随访更有效[2-4]。TTM 在识别大多数起搏器更换指征方面效果较好，但在处理其他问题方面效果不是很好。通过远程随访，临床问题可较早得到解决，快速应对可以将影响减轻。当然，远程随访可以更有效地解决患者问题，如电击、心房颤动和电池耗尽服务管理。而且，远程随访对于装置诊所工作人员来说非常方便。期望装置诊所员工每小时在办公室处理三名以上患者是不合理的。然而，熟练的随访工作人员可以根据所使用的数据记录系统的"用户友好性"每小时处理 6 ~ 9 名患者。另外，该服务可以在办公室执行，也可在家执行。

远程随访获得的数据与在办公室获得的相同。工作人员可通过一个画面对可用数据进行查看（图 26-1），每位患者都对应有一个单独的屏幕，可以让临床医生对患者进行整体查询（图 26-2）。然后可以获得患者随访的详细数据（图 26-3）。

专业人员

各种规模的诊所都能够通过远程装置对装置植入患者进行远程随访。远程监控服务目前由各主要装置制造商免费提供，远程随访提供的服务范围因制造商不同而异。一些制造商只有新型号的装置安装有远程随访技术，而其他一些制造商几乎在所有装置上都安装了远程随访技术。装置制造商提供了安装有远程随访技术的装置详细列表。

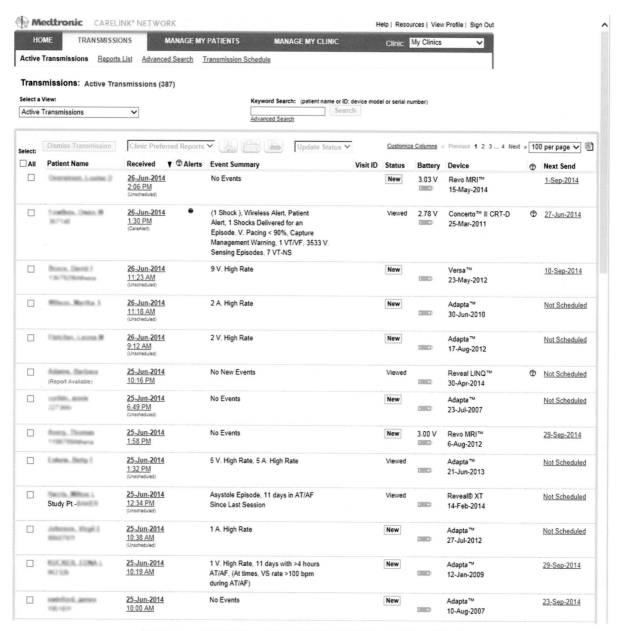

图26-1 显示美敦力系统的诊所查看随访患者情况的页面

注：注意红色和黄色警报提示的新信息。可以看到基本数据，以及预期下一次信息传送时间。

诊所工作人员需要根据诊所的装置植入患者人数和财务状况来开展远程随访服务。在较小的诊所中，经验丰富的装置工作人员可以在诊所管理患者，并可花费一部分工作时间管理远程随访患者。对于装置植入患者人数超过2000人的诊所，应聘用专职装置管理人员，装置管理人员的唯一责任是对CIED患者进行远程随访。装置工作人员不一定每天都在诊所上班，但可以在家里或其他地方工作。这种工作方式在当前的护理就业环境中可能更有吸引力。一些诊所可能会选择探索更具创造性的雇佣方式来远程管理患者。比如，与一名或多名可能无法全职工作的、有经验的护士签合同，可按工资支付，也可按工作数量支付。装置护士是一位经验丰富的护士，需要更灵活的工作时间或以前从事过装置行业，能快速准确地处理远程信息。

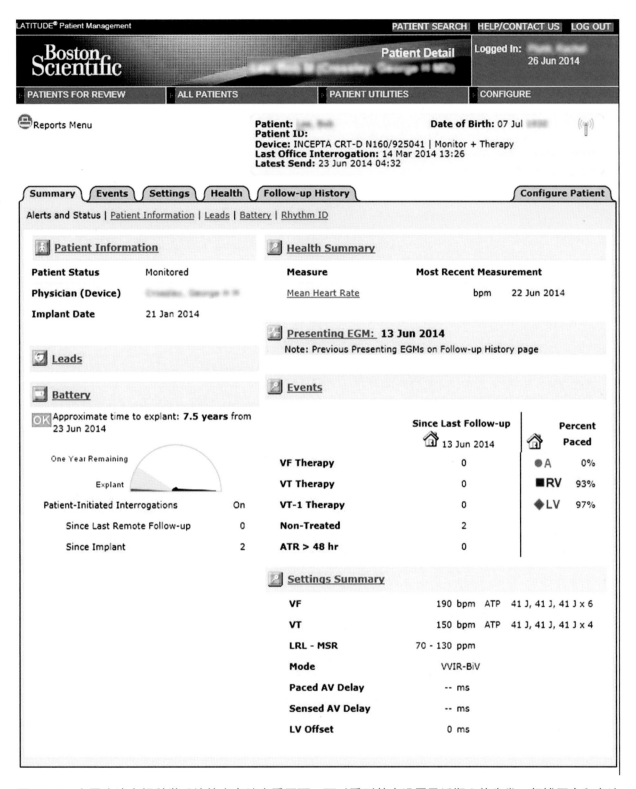

图 26-2　上图为波士顿科学系统的患者端查看画面，可以看到基本设置及近期心律失常、起搏历史和电池状态

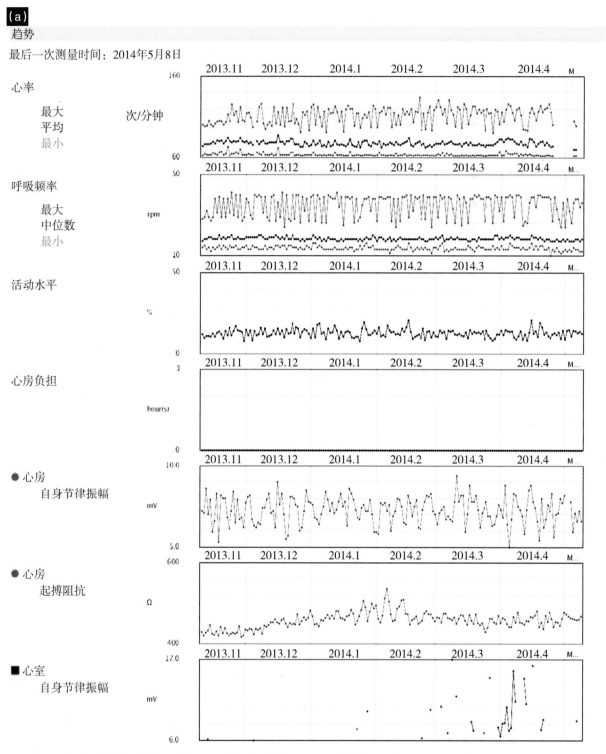

图 26-3 （a）波士顿科学系统中可以看到数据的时间依赖趋势图，根据时间绘制心率、呼吸频率和其他数据

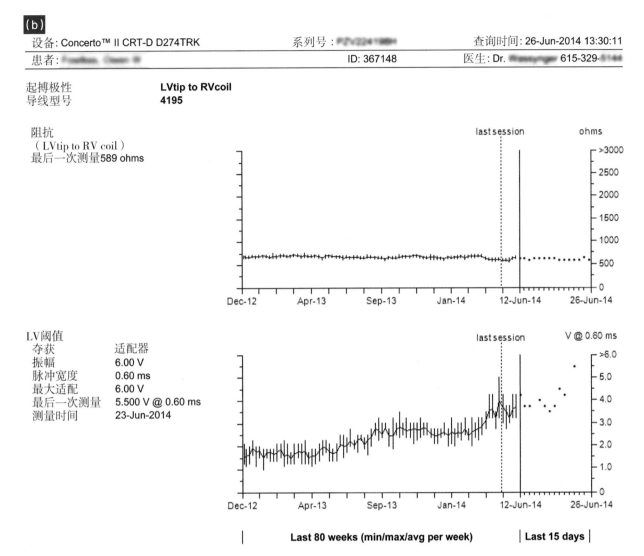

图 26-3（续）（b）美敦力系统中可以看到导线阻抗和刺激阈值随时间的变化情况

资质

　　成功执行远程随访服务要求工作人员是经验丰富的装置专家。一般来说，有一位经验丰富的护士或一位经验丰富的医疗助理或技术人员对信息进行整体查询。从事该行业的工作人员必须能够识别心律失常，发现装置的正常功能和异常功能，并能够发现异常程控。如果此技术人员只有下载并打印报告经历的经验，远程随访服务就会失败。最佳实践方法是让技术人员创建一个"红灯，绿灯"方法，红灯报告发送给医生，结合临床病历进行仔细审核；绿灯报告是结果预期正常的报告，发送给医生进行查看。15 年的实践中，初步审查均由在家工作的装置管理人员进行，绿灯直接向医生报告以供审查和签名；红灯报告给办公室护士，该护士将报告与相关的临床信息一并提供给医生。

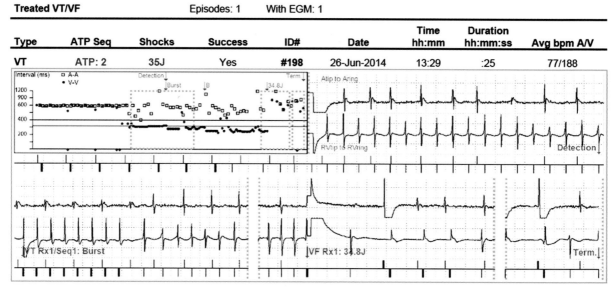

(c)
设备: Concerto™ II CRT-D D274TRK   系列号: PZV   查询日期: 26-Jun-2014 13:30:11
患者: ID: 367148   医生: Dr.   315-329-

图 26-3（续）（c）在美敦力系统中，可以看到存在持续性室性心动过速的发作，其中 ATP 失败，高能量电击有效

记录与数据处理

为了准确记录，有必要使用标准报告来总结远程随访信息。报告表格应包含患者姓名、病历号、远程数据传输日期，以及装置查询提供电活动和临床数据。表格可以是像附在图表上的简单纸质文档，也可以是电子文档。重要的是要记住（在美国）报告是独立的，因此，报告中应包括体格检查信息，如记录测量的体重、血压或体液指数。单独报告的定义是必须有一个单独的签名行。只要有单独的医生签名，就不需要电子病历（EMR）中有单独的一张纸或一个屏幕。

装置患者数据中心枢纽对于远程随访记录、日程安排和计费非常有用。Paceart™ 系统与所有装置制造商兼容，可作为办公室和远程随访的数据中心。该系统现在可用于管理所有装置数据并将适当的数据推送到患者的电子健康记录（EHR）。有两种方法可以自动推送数据，可以在 Paceart™ 系统和 EHR 之间创建一个界面，推动离散数据，在 EHR 上执行所有临床数据连接。虽然这很有吸引力，但却会产生巨大的持续性成本。每次更换装置数据时都会产生费用（带有新数据的新型号），并且将需要重建 HL-7 界面,这是非常昂贵的。另一种更具成本效益的方法是让更多的数据存于 Paceart™ 系统中,导出两页摘要,可以在 Paceart™ 系统或 EHR 中签名（图 26-4）。

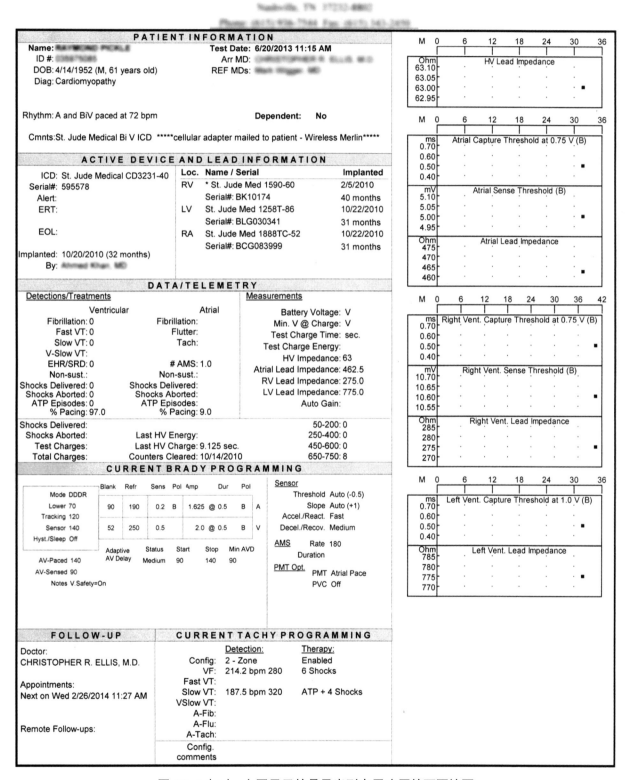

图 26-4（a） 上图显示的是导出到电子病历的两页摘要

Patient Name:	Test Date: 6/20/2013 11:15 AM	Page 2

THERAPIES

DETECTION	DETAILS
VF Detect: 214.2 bpm 280 ms Duration: 12 Redetect: Committed: False	On: 15.0J Biphasic B > AX On: 36.0J Biphasic B > AX On: 40.0J Biphasic B > AX On: 40.0J Biphasic B > AX On: 40.0J Biphasic B > AX On: 40.0J Biphasic B > AX
Slow VT Detect: 187.5 bpm 320 ms Duration: 12 Redetect: 6 EHR/SRD: Onset: 100 Stability: 80 Morphology: On (60%, 5)	On: Burst, 5 sequences On: 10.0J Biphasic B > AX On: 36.0J Biphasic B > AX On: 40.0J Biphasic B > AX On: Biphasic B > AX

THRESHOLDS	SUMMARY
Atrial **Sensing** #1 5.0 mV (B) **Capture** #1 0.75 V @ 0.5 ms (B) **Ventricular (R)** **Sensing** #1 10.6 mV (B) **Capture** #1 0.75 V @ 0.5 ms (B) **Ventricular (L)** **Sensing** **Capture** #1 1 V @ 0.5 ms (B)	Underlying Rhythm: Sinus rhythm with BBB at 64 bpm AT/AF Burden: since 3-25-13 none VT/VF episodes: none Estimated battery longevity: 4.4 years Follow up: followed in here for transplant evaluation

Printed on:
Thursday, September 11, 2014

Recorded by: RN MSN   Reviewed/Signed By:

图 26-4（b）上图显示导出到电子病历的两页摘要

传送装置

所有主要装置制造商都提供远程随访系统，通过陆地线路将数据传输到安全服务器。随着技术的不断进步，许多制造商已经开发出蜂窝适配器，通过蜂窝网络实现远程传输。事实上，大多数制造商现在正在分销可以兼容固定电话和蜂窝网络的远程随访盒。将来，装置可以通过不同的技术传输数据（图 26-5）。

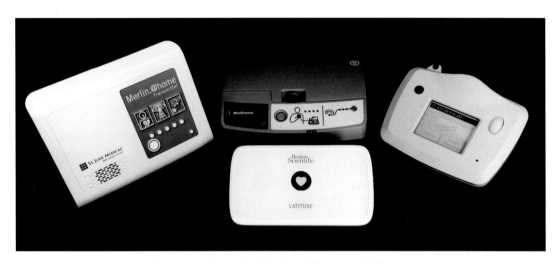

图 26-5　此处可以看到远程随访家用传输设备

远程随访服务的提供

远程随访并不能替代良好的医疗保健。然而，远程随访是一种为患者的心律失常提供有效方法和有效护理，以及监测 CIED 功能的好方法。任何临床治疗的第一步都是记录病史，通常在装置随访诊所中获得的病史是简短且有针对性，但查询心律失常症状和任何新的心脏症状是必要的。我们强烈认为，为患者提供良好的远程护理服务一个不可缺少的组成部分是通过电话查询获得相同的简单病史。最重要的是与患者保持双向沟通。当患者来诊室时，在检查装置之前医生要与患者交流。在远程随访中，这两个顺序通常会相反。首先查询装置，然后再与患者交流。患者不应该被排除在外。毕竟患者是整个问题的重要部分。

安排与处理患者期望

当对数百或数千例患者进行远程监测时，在收到信息的当天，就将信息分析完，并与每位患者完成交流这种可能性非常低。患者可能会认为有人坐在他们电话的另一端，会立即处理他们的信息，并期望对方立即做出反应。患者和家属的期望必须由临床医生确定。对于没有警报的常规数据传输，我们让患者在周末进行传输，并告诉他们会在下周末收到回信。明确告诉患者，当出现感知问题，需要手动传输信息时，我们会有另一套处理体系。我们的做法是如果传输信息时，患者有症状，应让患者知道在传输完信息后给诊所打电话，让诊所的医生知道传输的信息有异常情况，需要立即处理。

处理警报

警报通常分为红色警报（紧急）和黄色警报（重要但不紧急）。在我们的实践中，收到红色警报后，会立即打电话给工作人员，其中一些红色警报需要立即处理。这方面的一个例子是美敦力导线完整性警报（LIA），提示导线发生异常。远程系统每天至少监控几次，最好连续观察警报，这些警报的范围包括从未抗凝治疗的房性心律失常患者到装置程控设置不正确的患者。装置制造商不同，将警报传达给工作人员的方式不同，可以对通知时间进行程控设置，临床医生可以通过以下方式获得无线装置警报通知：仅限在线、传真、电子邮件、电话、文本或组合使用（图 26-6）。

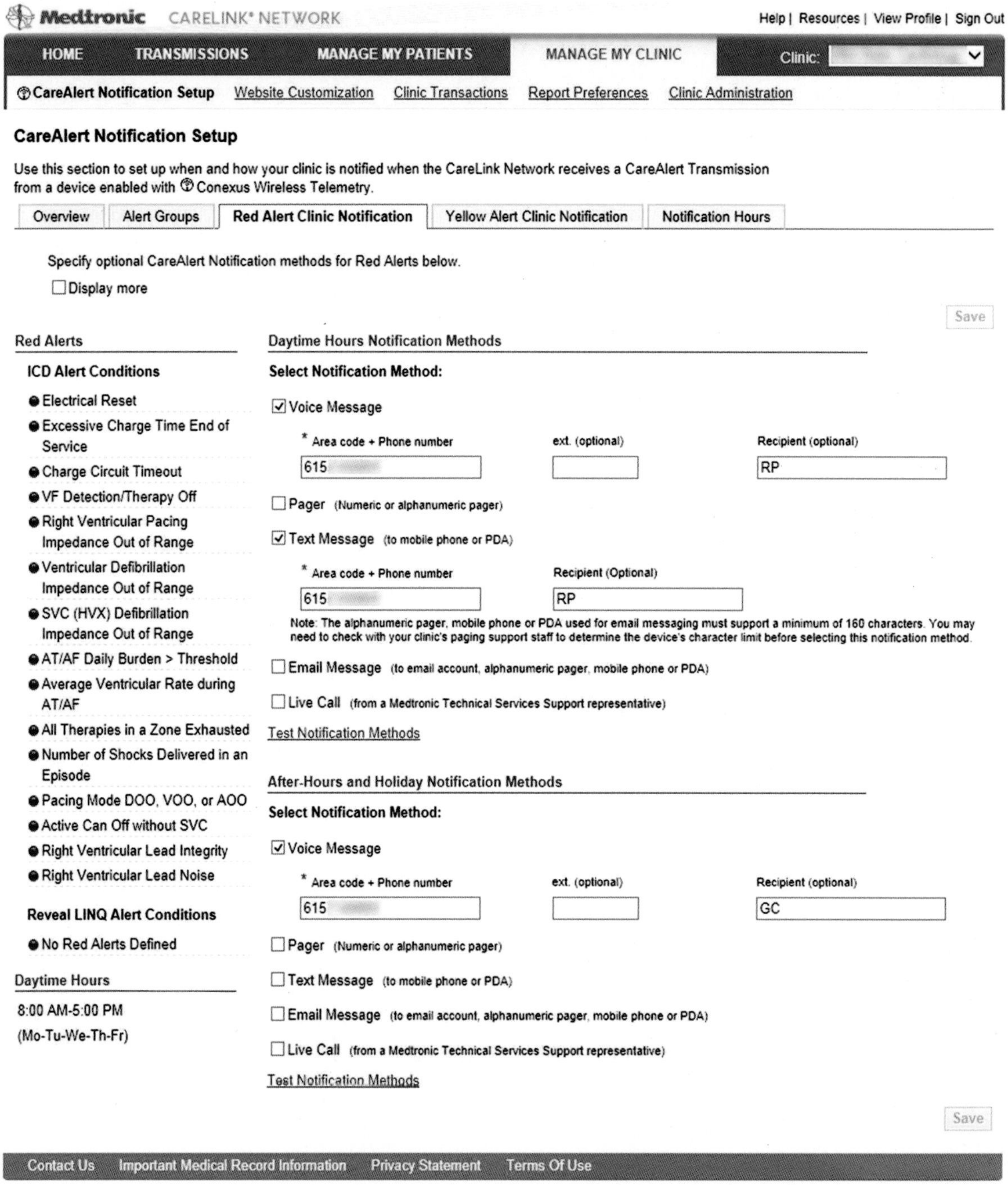

图 26-6　这是诊所通知程控屏幕，其中程控设置了通知的方法和时间

文本传递消息的一个重要限制是文本消息传送失败。如果发出文本消息，但接收电话无法接收该消息（例如在医院的屏蔽部分中），则发送消息最终不会收到。相反，如果语音消息失败，最终有极大的概率会收到。有些制造商配备有技术人员收到提醒的警报信息后，会给相应的人员打电话。如果医生不是装置专家，则提醒信息可能会有所帮助。

我们的做法是在工作时间将警报发送给办公室工作人员，晚上 10 点和周末将信息发送给医生。可以关闭所有程控警报的患者通知，除需要立即处理的警报，例如 LIA 警报。美敦力系统警报通知方案见表 26-1。

错过的信息传输

错过的远程信息传输等同于错过的诊所随访，如果患者信息传输计划安排

表 26-1　Medtronic 系统的警报通知

警报	红色警报	黄色警报	患者通知
右心室导线完整性	●		哔哔声
右心室导线噪声	●		哔哔声
电重置	●		哔哔声
电池循环超时	●		哔哔声
起搏模式设置为 DOO、VOO 或 AOO	●		哔哔声
不伴 SVC 的活动停止	●		哔哔声
除颤阻抗	●		
室颤治疗停止	●		
过多的充电时间	●		
治疗耗尽	●		
AT/ 房颤负担 > 阈值	●		
AT/ 房颤期间的快速心室率	●		
电击传递超过阈值	●		
超出范围的导线阻抗		●	
低电压		●	

在远程系统的日历上，当漏传输时，会发出提醒。一些诊所喜欢将这些信息视为 EMR。这两种方法都有效，只要临床医生能够远程监测患者，确保没有患者失访。诊所通常采取不同的方法来通知患者传输的信息。我们的解决方案是发送邮件给患者，要求患者回复信息，如果在两周内没有收到信息，则打电话给患者。记录和后期跟进是必不可少的，临床医生必须记录为获得远程信息所做的每一次努力，以便重新安排患者来诊所进行随访。

编码和报销

本节仅适用于美国（表 26-2）。远程随访报销代码是与时间相关的，也就是说，每个远程起搏器和除颤器代码都有从第一次远程跟进开始的 90 天期限的报销，该报销涵盖了下一个 90 天的所有远程随访活动。在此期间完全允许执行更频繁的信息传输，但报销仍然相同。同样，植入式心脏监测和植入式循环监测的后续代码期限为 30 天。这些时间框架内不限制患者进行远程信息的次数，只限制患者收到账单的次数。例如，如果患者在 5 月 1 日发送常规信息，然后在 6 月 15 日发送症状信息，则只应提交一个账单。另一个例子可能是患者犯了错误，在前一次传输后的 89 天才发送传输。不幸的是，这个传输费用仍然由原始费用覆盖，因为仍然在 90 天的时间范围内。因此，无线传输应该比每 91 天安

排一次的频率更高。重要的是，临床医生和计费部门都要了解远程计费代码的时间范围，CMS 认为欺诈行为的发生频率超过 90 天，即使错误也是如此。

Paceart™ 为远程传输提供了一种有效的方法。有一个 Visit ID 字段，可用于将标记传输为可计费或不可计费，美敦力护理链接（Medtronic Carelink）远程系统也有一个 Visit ID 字段，当远程信息下载到 Paceart 时，该字段将自动填充到 Paceart。其他公司的远程系统通常没有 Visit ID 字段，必须手动填充，可计费传输的报告可以根据需要经常运行。根据诊所的远程传输量，两周一次的账单发送可能更容易管理。

表 26-2　远程随访补偿代码

设备	起搏器	ICD	循环记录仪
专业	93294	93295	93298
技术	93296	93296	na
ICM	na	93297	na
TTM	93293	na	na

注：ICM，植入式心血管监测器；TTM，经电话数据传输技术。

大多数 CPT 代码都有一个方案，其中有一个全球代码，如 TTM 代码是 93293。通过使用 26 修饰符（93293-26）提示是专业组件，技术组件使用 TC 修饰符（93293-TC）。目前，起搏器患者 TTM 的平均专业费用约为 15 美元，技术费用为 39 美元。远程随访方案略有不同，期望标准做法是实施专业工作，并且某些商业实体将提供技术服务，这些服务有完全独立的代码。无论装置是 ICD 还是起搏器，代码 93296 都用于远程随访的技术支持，平均报销金额约为 30 美元，这是一个 90 天的代码。代码 93294 涵盖了起搏器远程随访的专业分析，平均报销金额约为 33 美元，也是一个 90 天的代码。类似的是，ICD 的代码是 93295，是一个 90 天的代码，平均报销金额约为 65 美元。远程单腔、双腔或多导线系统的报销金额没有区别。

植入式循环记录器远程随访代码 93298，这是一个 30 天的代码，没有相匹配的技术代码。目前，该代码的平均报销金额约为 25 美元。还有一个用于报告体格检查信息的附加代码，用于传输心脏衰竭信息，如 Optivol™ 和体重和血压，该代码是 93297，也是一个 30 天的代码。重要的是要知道这个代码仅适用于心力衰竭诊断的患者。虽然大多数 ICD 患者都有心衰，但并非所有 ICD 患者都患有心衰。如果您为长 QT 综合征患者体内植入可传输这类数据的装置，然后常规性地收集信息，并为此收费，这会被视为是一种欺诈行为。请记住，付费服务一定要有一份单独的报告。

TTM

90 天的时间范围也适用于跨电话数据传输技术，随着脉冲发生器老化，电源监测频次增加，时间范围仍然适用于报销。如果起搏器使用时间达到 10 年，应该每个月检查一次电源，但是报销代码是 90 天的代码。如果我们使用外部供应商提供的 TTM，就会出现很大的麻烦。TTM 的财务模型在季度和月度传输中运行良好，当我们需要每月进行数据传输时，供应商的财务模型就会崩溃。当我们达到几乎所有 TTM 传输涉及需要每月随访的装置时，我们期望更多的供应商暂停这项服务。

频率

起搏器远程数据传输频率在实践中略有不同。有人遵循每 6 个月随访 1 次，在远程随访和办公室随访之间轮流进行。也可以每 3 个月随访 1 次心脏起搏器情况，每季度进行 1 次远程随访，每年进行 1 次办公室随访。除颤器也应每季度随访 1 次，每年进行 1 次办公室随访。这些频率适用于具有新电池的装置。随着装置老化和 / 或电池电压降低，监测频率也应增加。幸运的是，利用当前的技术，装置可以估计电池寿命。可以帮助确定何时增加远程信息传输频率。在使用无线技术的装置中，没有必要增加随访的频率，因为当装置出现更换指征时，将自动通知诊所。

结论

远程随访是监测装置和患者的有效方法，可，以及时传输适当数据，肯定会提高装置诊所的效率。

参考文献

［1］Wilkoff BL，Auricchio A，Brugada J，et al. HRS/EHRA expert consensus on the monitoring of cardiovascular implantable electronic devices (CIEDs)：description of techniques，indications，personnel，frequency and ethical considerations. Heart Rhythm 2008；5(6)：907–925.

［2］Crossley GH，Chen J，Choucair W, et al. Clinical benefits of remote versus transtelephonic monitoring of implanted pacemakers. J Am Coll Cardiol 2009；54(22)：2012–2019.

［3］Crossley GH，Boyle A，Vitense H，et al. CONNECT Investigators. The CONNECT (Clinical Evaluation of Remote Notification to Reduce Time to Clinical Decision) Trial：the value of wireless remote monitoring with automatic clinician alerts. J Am Coll Cardiol 2011；j.

［4］Varma N，Michalski J，Epstein AE，et al. Automatic remote monitoring of implantable cardioverter - defibrillator lead and generator performance：the Lumos - T Safely RedUceS RouTine Office Device Follow - Up (TRUST) trial. Circ Arrhythm Electrophysiol 2010；3(5)：428–436.

27. 如何创建心衰监测服务

Edoardo Gronda[1]，*Emilio Vanoli*[1, 2]，*Margherita Padeletti*[3]，*and Alessio Gargaro*[4]

1 Cardiovascular Department，IRCCS MultiMedica，Sesto San Giovanni (Milan)，Italy

2 Department of Molecular Medicine，University of Pavia Margherita，Pavia，Italy

3 Cardiology Unit，Borgo San Lorenzo Hospital，Florence，Italy

4 Biotronik，Clinical Research Department，Vimodrone (MI)，Italy

心力衰竭（HF）是当今心脏病学的一个重要挑战。与经济和社会相关的主要负担是住院率，这是西方世界整个医疗保健管理计划中成本最高的一项，目前正在扩展到东部发展中国家。心衰是 65 岁以上患者住院治疗的最常见原因，在未来 50 年内，心衰患病人数会增加一倍[1]，会对全球医疗保健系统带来更多问题。患者在心衰原发疾病基础上并发糖尿病和肾功能衰竭等并发症，使经济和社会负担进一步加重。

在过去的几十年中，已经尝试了几种远程护理方式，旨在预防住院的同时改善患者的治疗效果。几种方式主要基于（图 27-1）：

● 通过电话自我报告监测生理数据（例如血压、体重和治疗依从性）；

● 通过植入式感知器进行侵入性监测；

● 基于心脏电子植入装置（CIED）的自动远程监测。

本章回顾了这些方式获得的主要结果，并从最近的证据和正在进行的试验中讨论了未来观点。

通过电话联系以自我报告为基础的监测

目前，通过电话对话或在线通信，患者与医疗保健提供者之间的高水平实时互动已经建立，并且可能是一种成功方法。然而，关键问题是证据文件在慢性心衰的远程管理中是否具有实际价值[2]。

到目前为止，远程监控已经通过基于电话的交互式操作员或基于语音响应系统的交谈来完成，以定期（每周一次）记录关于症状、体重和其他生理数据的信息，由患者的临床医生进行审查。

Cochrane 评价和荟萃分析显示，远程医疗（电话辅助或远程监测）显著减少了与心衰相关的住院率[3]，但这些结果未被随后的两项大型随机对照试验所证实[4, 5]。最近有一项研究对综述和荟萃分析进行了总结，在 65 个可能相关的出版文献中[6]，研究者仅发现 7 个高质量的综述。虽然荟萃分析得出的结论是"远程监测可降低全因素相对分析（0.52～0.96）和心力衰竭相关住院率（0.72～0.79）"的相对风险，但研究者也承认还需要进一步研究，然后再考虑广泛推广远程监控。最近的一项研究对602名心衰患者进行了为期6个月的远程随访，监测纽约心脏病协会（NYHA）心功能分级、左心室射血分数（LVEF）、6分钟步行距离（6MWD）和明尼苏达生活心力衰竭问卷（MLHFQ）的变化，并给予评分[7]。结果发现临床事件的显著减少与对该计划的有力应对相关（至少两种结果得到改善）。在这方面我们特别感兴趣的是在2002年和2004年之间进行的HHH（家庭或住院心力衰竭）研究[8]，在意大利、英国和波兰的11个中心登记了461名患有慢性心衰且平均NYHA分级为2.4＋0.6且LVEF为29%＋7%的患者。根据三个随机策略，包括使用每月电话联系、每周进行一次生命体征数据提交、每月一次24小时心肺功能记录，患者按1∶2随机分配到门诊护理或家庭监护组。经过12个月的随访，住院率、心衰住院持续时间和相关死亡率均未显著下降。事后分析显示意大利有下降的趋势，但其他参与国家没有。

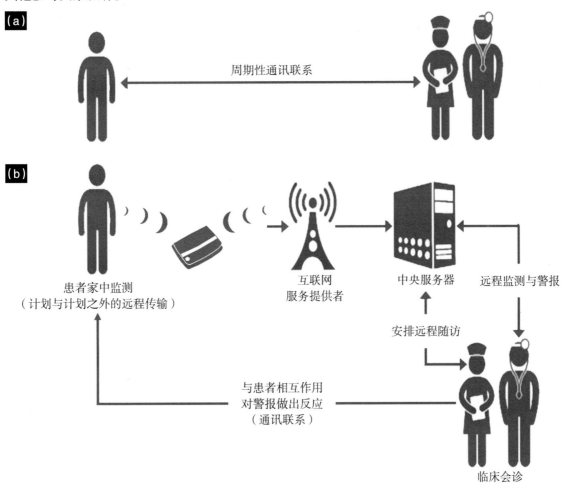

图 27-1　远程监控方式（a）非侵入性自我报告电话监测;（b）基于植入 / 可存储设备自动传输远程监测

来源：Boriani[9]

结果有差异的可能原因与患者对远程监测的依从性有关。在基于患者自我报告的监测方法中，患者通常具有积极作用，每日打电话或收集自我监测数据，可能会降低对监测计划的依从性。如在 Tele-HF 研究中，在 6 个月的短期随访中，完成研究过程的患者不足 80%[4]。

通过可植入感知器进行侵入性监测

Cardio MEMS Onampion 心力衰竭监测系统（CardioMEMS，亚特兰大，佐治亚州，美国）是植入心衰患者用于永久性压力测量的第一批可植入装置之一，可无线监测肺动脉压和心率。该系统由植入式感知器 / 监视器组成，这是一个永久性植入肺动脉的无电池电容式压力感知器。该装置通过经静脉传导系统部署在远端肺动脉中，并且 CardioMEMS Champion 心力衰竭监测系统获取并处理来自可植入感知器 / 监测器的信号，然后将信号传输到治疗医师可访问的安全数据库。该装置为广泛使用植入式监测来为心衰患者提供服务开辟了道路，但在广泛使用之前必须克服许多问题。COMPASS 心衰研究使用 Chronicle 装置[10] 研究右心压测量的概念，结果表明连续动脉压监测有助于改善心衰管理，但未达到主要疗效终点，因为 Chronicle 组与对照组相比，所有心衰相关事件的发生率降低 21%（$P = 0.33$）。右心参数在实施心衰管理方面可能有效，但可用的样本量可能不足以证明这一点。此外，Chronicle 装置需要植入技能，其大小是标准起搏器的大小。鉴于其非常小的尺寸和无须电源，CardioMEMS 装置提供了全新的前景。监测系统包括感知器、传输导线、查询系统和家庭监测装置，通过经皮手术将心衰感知器植入肺动脉的远端分支，可以使用外部装置监测肺动脉压力，该装置为心衰感知器供电并将血流动力学数据从患者家中传输到安全的互联网数据库。通过与标准右心导线插入术的比较，对系统的准确性进行了广泛的评估。目前尚未出现 CardioMEMS 的安全性问题，但是该装置获得食品和药物管理局（FDA）的批准，并且作为心衰患者的一种标准护理手段有不止一个研究的支持。

CHAMPION 试验招募了患有 NYHA Ⅲ 级的心衰患者，不论左心室射血分数如何，这些研究对象来自美国的 64 个中心接受心衰住院治疗患者[11]。这些患者被随机分配到无线植入血流动力学监测（WIHM）系统组（治疗组）管理或对照组，随访至少 6 个月，结论是"在临床症状和体征基础上添加有关肺动脉压的信息可以改善心衰管理。"该研究受到了 FDA 的一些批评[12]。值得注意的是，CardioMEMS 装置可检测肺动脉压力，但当肺血管阻力升高时，可能不会反映左心室充盈压的立即变化。

然而，连续肺压监测概念的病理生理机制非常简单：扩张的心脏变化曲线显示位置位于在压力 – 体积曲线的最末端。在这种情况下，循环容积的小幅增加足以产生显著的压力变化，导致急性失代偿和肺水肿。这就是为什么肺动脉压力测量可以比其他传统标记能更早地感知到即将出现的急性心衰风险。有人可能会说 CHAMPION 只是通过胸阻抗测量就能发现这个变化，甚至最近的研究也会支持这个假设。然而，胸阻抗可能受许多非特异性病症如肺炎或单纯急性支气管炎的影响，这种特异性缺乏构成了其使用的主要限制。此外，仅在携带装置的患者中可以有效地测量胸阻抗。

CHAMPION 试验的第二份报告提供了前瞻性发现左心室射血分数 ≥ 40% 的心衰患者亚组的细节信息，进一步评估了左心室射血分数 ≥ 50% 患者的临床结果[13]。随访 6 个月后，与对照组相比，治疗组的主要疗效终点住院率下降 46%。平均随访 17.6 个月后，治疗组的住院率降低了 50%。在响应肺动脉压力信息时，治疗组中利尿剂和血管扩张剂治疗的调整更多，因此，CardioMEMS 的预后与及时的适当治疗干预有关。

以心脏电子植入装置为基础的自动远程监测

可通过扩展植入式心律转复除颤器（ICD）和心脏再同步治疗（CRT）装置的功能，来监测和存储与心衰恶化相关的许多参数，这样这两个装置就会成为工具，有助于风险分层，从而有利于更有效的治疗干预，最终改善临床结果和降低成本。然而，远程监测的潜力目前尚未得到完全开发利用。

所有包含与患者报销状态相关信息的诊断变量都是众所周知的预测因子。

在 CIBIS II 试验中，Lechat 等人[14]发现 2 个月平均心率降低 1 次 / 分钟与心衰住院治疗风险降低 1.8% 相关。同样，在 SHIFT 研究中，Swedberg 等人[15]发现伊伐布雷定使心率降低后，射血分数 <35%、心率 >70 次 / 分钟患者其死亡率和住院率均下降，强调了心率在心衰病理生理学中的重要作用。最后但并非最不重要的是，在 IN-CHF 登记处，Opasich 等人[16]发现，最大心率（MHR）>100 次 / 分钟的患者短期失代偿风险增加了 61%。

近年来，心房颤动与心衰之间的密切关系得到了广泛的研究。房颤与心衰患者的不良后果相关，可显著增加心衰恶化的短期风险。早在 1991 年，Middlekauff 等人[17]发现房颤是晚期心衰患者总死亡率和猝死的独立预测因子。

一项研究对 352 例患者进行了长期观察，结果发现，在调整年龄、使用 β 受体阻滞剂、静息心电图检查结果、休息和心率峰值射血分数、收缩压和活动能力[18]等因素后，休息时，频繁室性早搏仍然会使心血管死亡风险增加 4.5 倍。

活动能力降低和总日间活动时间短可能被视为心衰恶化的潜在指标。Madsen 等人[19]发现，最大活动时间 ≤ 4 分钟，运动时心率增加不足 35 次 / 分钟，这些都是猝死和心力衰竭的独立危险因素。

心率可变性的降低与心衰患者心血管事件的风险增加有关。在窦性心律患者中，房间隔的标准偏差（SDANN）与交感神经 - 迷走神经平衡直接相关，可能是一个很好的预后指标。一般而言，SDANN下降是短期和长期预后不良的指标。Fantoni 等[20]观察到 SDANN 一般随着 CRT 应答者平均心率的降低而增加：未发现 SDANN 增加与 CRT 植入患者 2 年全因死亡风险、心血管原因住院和心脏移植需求相关的风险显著增加有关。对 InSync 意大利登记处队列[21]的分析还确定分别将 65 和 76 ms 确定为 1周和 4 周的下限阈值，以对心血管事件风险较高的患者进行分级。

现在，新装置可以估计胸阻抗，该变量与胸内液体增加相关[22]。可能的假说是胸阻抗可用于发现住院前心衰发作前体征。然而，值得注意的是，当前可植入装置实施胸阻抗诊断特征，不能真正测量整体胸阻抗，而仅仅是右心室导线和胸部装置之间组织的电阻抗。这种限制可能导致得到的数据无法反映流体浓度的真实变化。尽管最初的研究热情很高，仅通过单独的胸阻抗，不与其他信息相结合，敏感度和阳性预测值会有一定的准确度，但不会很准确。特别是，仍然需要定义特定阈值和与患者相匹配的特征设置。

上述研究证明了在心衰患者中监测这些参数的重要性，并强调了当今装置的价值。尽管如此，我们仍然需要定义要监控的参数及应该使用哪些特定的检测策略来预防患者住院。在心衰预测中监测几个参数的价值已在 PARTNERS 研究[23]和最近的荟萃分析[24]中得到证实。在这些研究中，强调了两个重要的见解：①与单独测量标准相比，使用基于多个标准的诊断算法增加了预测心衰住院治疗的概率；②监测越频繁，算法的预测能力就越高。但是，在 PNNERS 研究中获得的 3.9% 阳性预测值仍然需要优化，27 个中仅有 1 个正确的警报，每年每个患者会错误警报 2.7 个。另一方面，Home-CARE 研究中开发的预测因子敏感度为 65.4%，尽管需要 99.5% 的特异度，通过将每日采样的 7 个指数组合在 25 天的固定时间窗口和事件发生前的 3 天[25]。值得注意的是，65% 的敏感度仅略高于最近一项关于在家监测标准的大型观察研究的敏感度 60%。其中研究人员根据个人经验采取行动而没有任何预定义的算法或方案[26]。

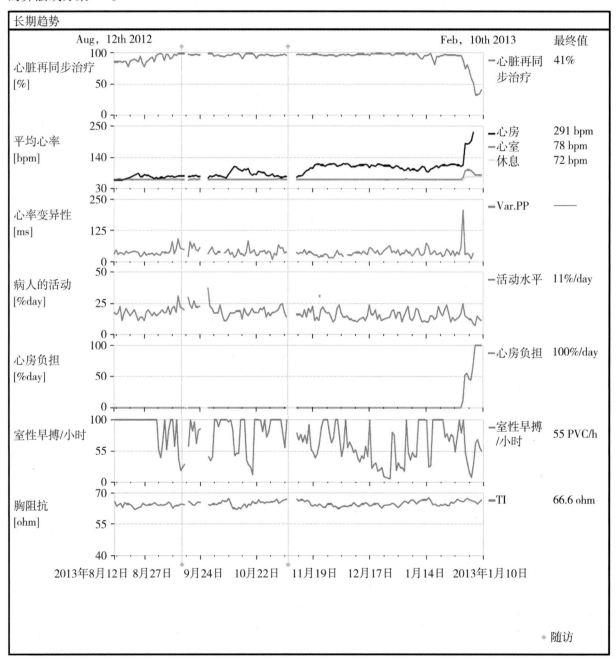

图 27-2 在心力衰竭恶化发作之前，使用 CRT 设备远程监测系统远程收集的心力衰竭相关变量的 6 个月趋势示例

注：注意从住院前 3 个月开始日常活动的平稳减少（图表的右边缘），入院前约 2 周突然发生 100% 的心房颤动负荷，

导致心房和心室率急剧增加，CRT 降低。2013 年 11 月观察到的心房率适度增加是由心室起搏引发的逆行传导的开始引起的。

表明尽管尚未开发出最佳算法，但远程监测在提高心衰管理和患者护理方面仍有潜力。最近在 In-TIME 试验[27]中获得了间接指示，664 名 ICD（有或没有 CRT）患者被随机分为两组，一组是实地随访组，另一组是多参数远程随访组，两组均进行了标准治疗和综合 Packer 评分，包括全因死亡率、心衰过夜入院治疗、NYHA 分级变化及患者全面自我评估的变化。经过 1 年的随访，结果发现，远程监测组综合评估恶化率不到 30%。有趣的是，主要原因是全因死亡率和心血管死亡率的下降，分别显著降低了 61% 和 60%。

不幸的是，研究方案没有包括在远程监测观察后相应的标准化治疗，研究者也没有记录在远程监测后，采取完整的临床指征。因此，该研究没有提供有关如何有效分析远程监测数据和及时触发治疗调整以优化临床益处的信息。研究者只能推测远程监测降低死亡率的三种可能机制：①早期发现心室和房性快速性心律失常的发生或进展；②早期识别次优的装置功能（CRT 最大化，预防不适当的发作等）；③增加患者依从性，诱导"患者随访提高了患者对相关发展的认识，并鼓励患者对自己的健康承担更多责任，包括遵医嘱"。

目前，我们仍然不知道如何可靠地解释心衰指标的远程传播趋势。可能关键在于参考更多的参数（图 27-2）和心衰指标的日采样率。正在进行的 Selene 心衰试验[28]正在探索这一假设。

参考文献

[1] Loh JC, Creaser J, Rourke DA, et al. Temporal trends in treatment and outcomes for advanced heart failure with reduced ejection fraction from 1993–2010 : findings from a university referral center. Circ Heart Fail 2013 ; 6 : 411–419.

[2] Wootton R. Twenty years of medicine in chronic disease management : an evidence synthesis. J Telemed Telecare 2012 ; 18 : 211–220.

[3] Inglis SC, Clark RA, McAlister FA, et al. Which components of heart failure programmes are effective? A systematic review and meta - analysis of the outcomes of structured telephone support or telemonitoring as the primary component of chronic heart failure management in 8323 patients : Abridged Cochrane Review. Eur J Heart Fail 2011 ; 13 : 1028–1040.

[4] Chaudhry SI, Mattera JA, Curtis JP, et al. Telemonitoring in patients with heart failure. N Engl J Med 2010 ; 363 : 2301–2309.

[5] Koehler F, Winkler S, Schieber M, et al. Telemedical Interventional Monitoring in Heart Failure Investigators. Impact of remote telemedical management on mortality and hospitalizations in ambulatory patients with chronic heart failure : the telemedical interventional monitoring in heart failure study. Circulation 2011 ; 123 : 1873–1880.

[6] Conway A, Inglis SC, Chang AM, et al. Not all systematic reviews are systematic : a meta - review of

the quality of systematic reviews for non - invasive remote monitoring in heart failure. J Telemed Telecare 2013 ; 19 : 326–337.

[7] Giordano A, Scalvini S, Paganoni AM, et al. Home - based telesurveillance program in chronic heart failure : effects on clinical status and implications for 1 - year prognosis. Telemed J E Health 2013 ; 19 : 605–612.

[8] Mortara A, Pinna GD, Johnson P, et al. HHH Investigators. Home telemonitoring in heart failure patients : the HHH study (Home or Hospital in Heart Failure). Eur J Heart Fail 2009 ; 11 : 312–318.

[9] Boriani G, Da Costa A, Ricci RP, et al. MORE - CARE Investigators. The MOnitoring Resynchronization dEvices and CARdiac patiEnts (MORE - CARE) randomized controlled trial : phase 1 results on dynamics of early intervention with remote monitoring. J Med Internet Res 2013 ; 15(8) : e167.

[10] Bourge RC, Abraham WT, Adamson PB, et al. COMPASS - HF Study Group. Randomized controlled trial of an implantable continuous hemodynamic monitor in patients with advanced heart failure : the COMPASS - HF study. J Am Coll Cardiol 2008 ; 51 : 1073–1079.

[11] Abraham WT, Adamson PB, Bourge RC, et al. CHAMPION Trial Study Group. Wireless pulmonary artery haemodynamic monitoring in chronic heart failure : a randomised controlled trial. Lancet 2011 ; 377 : 658–666.

[12] Loh JP, Barbash IM, Waksman R. Overview of the 2011 Food and Drug Administration Circulatory System Devices Panel of the Medical Devices Advisory Committee Meeting on the CardioMEMS Champion Heart Failure Monitoring System. J Am Coll Cardiol 2013 ; 61 : 1571–1576.

[13] Adamson PB, Abraham WT, Bourge RC, et al. Wireless pulmonary artery pressure monitoring guides management to reduce decompensation in heart failure with preserved ejection fraction. Circ Heart Fail 2014 ; 7 : 935–944.

[14] Lechat P, Hulot J - S, Escolano S, et al. CIBIS II Investigators. Heart rate and cardiac rhythm relationship with bisoprolol benefit in chronic heart failure in CIBIS II Trial. Circulation 2001 ; 103 : 1428–1433.

[15] Swedberg K, Komajda M, Böhm M, et al. SHIFT Investigators. Ivabradine and outcomes in chronic heart failure (SHIFT) : a randomised placebo - controlled study. Lancet 2010 ; 376(9744) : 875–885.

[16] Opasich C, Rapezzi C, Lucci D, et al. Italian Network on Congestive Heart Failure (IN - CHF) Investigators. Precipitating factors and decision - making processes of short - term worsening heart failure despite "optimal" treatment (from the IN - CHF Registry). Am J Cardiol 2001 ; 88(4) : 382–387.

[17] Middlekauff HR, Stevenson WG, Stevenson LW. Prognostic significance of atrial fibrillation in advanced heart failure : a study of 390 patients. Circulation 1991 ; 84 : 40–48.

[18] Le VV, Mitiku T, Hadley D, et al. Rest premature ventricular contractions on routine ECG and prognosis in heart failure patients. Ann Noninvasive Electrocardiol 2010 ; 15(1) : 56–62.

[19] Madsen BK, Rasmussen V, Hansen JF. Predictors of sudden death and death from pump failure in congestive heart failure are different : analysis of 24 h Holter monitoring, clinical variables, blood chemistry, exercise test and radionuclide angiography. Int J Cardiol 1997 ; 58(2) : 151–162.

[20] Fantoni C, Raffa S, Regoli F, et al. Cardiac resynchronization therapy improves heart rate profile and heart rate variability of patients with moderate to severe heart failure. J Am Coll Cardiol 2005 ; 46(10) : 1875–1882.

[21] Landolina M, Gasparini M, Lunati M, et al. InSync/InSync ICD Italian Registry Investigators. Heart rate variability monitored by the implanted device predicts response to CRT and long - term clinical outcome in patients with advanced heart failure. Eur J Heart Fail 2008 ; 10(11) : 1073–1079.

[22] Yu CM, Wang L, Chau E, et al. Intrathoracic impedance monitoring in patients with heart failure correlation with fluid status and feasibility of early warning preceding hospitalization. Circulation 2005 ; 112 : 841–848.

[23] Whellan DJ, Ousdigian KT, Al - Khatib SM, et al. PARTNERS Study Investigators. Combined heart failure device diagnostics identify patients at higher risk of subsequent heart failure hospitalizations : results from PARTNERS HF (Program to Access and Review Trending Information and Evaluate Correlation to Symptoms in Patients With Heart Failure) study. J Am Coll Cardiol 2010 ; 55(17) : 1803–1810.

[24] Cowie MR, Sarkar S, Koehler J, et al. Development and validation of an integrated diagnostic algorithm derived from parameters monitored in implantable devices for identifying patients at risk for heart failure hospitalization in an ambulatory setting. Eur Heart J 2013 ; 34(31) : 2472–2480.

[25] Sack S, Wende CM, Nägele H, et al. Potential value of automated daily screening of cardiac resynchronization therapy defibrillator diagnostics for prediction of major cardiovascular events : results from Home - CARE (Home Monitoring in Cardiac Resynchronization Therapy) study. Eur J Heart Fail 2011 ; 13(9) : 1019–1027.

[26] Ricci RP, Morichelli L, D'Onofrio A, et al. Effectiveness of remote monitoring of CIEDs in detection and treatment of clinical and device - related cardiovascular events in daily practice : the HomeGuide Registry. Europace 2013 ; 15(7) : 970–977.

[27] Hindricks G, Taborsky M, Glikson M, et al. IN - TIME study group. Implant - based multiparameter telemonitoring of patients with heart failure (IN - TIME) : a randomised controlled trial. Lancet 2014 ; 384(9943) : 583–590.

[28] Padeletti L, Botto GL, Curnis A, et al. Selection of potential predictors of worsening heart failure : rational and design of the SELENE HF study. J Cardiovasc Med (Hagerstown) 2015 ; 16(11) : 782–789.

图书在版编目（CIP）数据

起搏器与 ICD 装置操作手册 /（美）阿明·艾哈迈德
（Amin Al-Ahmad）等著；林兆恒，安松涛主译 . — 太原：
山西科学技术出版社，2023.1

ISBN 978-7-5377-6221-2

Ⅰ . ①起… Ⅱ . ①阿… ②林… ③安… Ⅲ . ①心脏起
搏器—手册②心脏除颤器—手册 Ⅳ . ① R318.11-62

中国版本图书馆 CIP 数据核字（2022）第 191414 号

起搏器与 ICD 装置操作手册
QIBOQI YU ICD ZHUANGZHI CAOZUO SHOUCE

出　版　人	阎文凯	
著　　　者	[美]阿明·艾哈迈德	[美]安德里亚·纳塔莱
	[美]保罗·J·王	[美]詹姆斯·P·道伯特
	[意]路易吉·帕德莱蒂	
主　　　译	林兆恒　安松涛	
策 划 编 辑	宋　伟	
责 任 编 辑	翟　昕　杨兴华	
助 理 编 辑	文世虹	
封 面 设 计	杨宇光	

出 版 发 行	山西出版传媒集团·山西科学技术出版社
	地址：太原市建设南路 21 号　邮编　030012
编辑部电话	0351-4922078
发行部电话	0351-4922121
经　　　销	各地新华书店
印　　　刷	山西基因包装印刷科技股份有限公司

开　　本	890mm×1240mm　　1/16
印　　张	17.5
字　　数	437 千字
版　　次	2023 年 1 月第 1 版
印　　次	2023 年 1 月山西第 1 次印刷
书　　号	ISBN 978-7-5377-6221-2
定　　价	680.00 元